医学助记图表与歌诀丛书

药理学助记图表与歌诀

主　编　余承高　白　融　陈栋梁　杨友华
副主编　高红杰　张　伟　尹盟盟　杨　蓉
编　委　（按姓名汉语拼音排序）
　　　　白　融　陈　曦　陈栋梁　陈宗海
　　　　杜　鸣　高红杰　刘　畅　刘　翔
　　　　莫朝晖　王育斌　熊　哲　晏汉姣
　　　　杨　蓉　杨友华　尹盟盟　余承高
　　　　余国春　张　伟

北京大学医学出版社

YAOLIXUE ZHUJI TUBIAO YU GEJUE

图书在版编目（CIP）数据

药理学助记图表与歌诀 / 余承高等主编．—北京：
北京大学医学出版社，2016.4（2019.5 重印）
（医学助记图表与歌诀丛书）
ISBN 978-7-5659-1350-1

Ⅰ．①药…　Ⅱ．①余…　Ⅲ．①药理学 – 基本知识
Ⅳ．① R96

中国版本图书馆 CIP 数据核字（2016）第 046194 号

药理学助记图表与歌诀

主　　编：余承高　白　融　陈栋梁　杨友华
出版发行：北京大学医学出版社
地　　址：（100191）北京市海淀区学院路 38 号　北京大学医学部院内
电　　话：发行部 010-82802230；图书邮购 010-82802495
网　　址：http://www.pumpress.com.cn
E-mail：booksale@bjmu.edu.cn
印　　刷：中煤（北京）印务有限公司
经　　销：新华书店
责任编辑：王　霞　郭　颖　　责任校对：金彤文　　责任印制：李　啸
开　　本：710mm×1000mm　1/16　　印张：19.25　　字数：337 千字
版　　次：2016 年 4 月第 1 版　2019 年 5 月第 2 次印刷
书　　号：ISBN 978-7-5659-1350-1
定　　价：42.00 元
版权所有，违者必究
（凡属质量问题请与本社发行部联系退换）

前　言

药理学是一门重要的医学基础理论课，其内容十分丰富。学习、记忆并掌握药理学的基本知识，需要采取一些行之有效的方法。在许多辅助记忆的方法中，使用歌诀已被证明是收效显著的方法之一。以歌诀为体裁的医学著作在我国古代颇为多见，其特点是内容简要，文从语趣，富有韵律，朗读上口，记忆入心。

在多年的教学工作中，我们体会到，总结性图表具有提纲挈领、概括性强，条理分明、逻辑性强，直观形象、易于理解，简明扼要、便于记忆等特点，通过对比分析，将知识融会贯通，从而启发思维，培养能力。将歌诀与总结性图表结合起来学习，可以收到珠联璧合、相得益彰的良好效果。有鉴于此，我们也试将药理学的基本内容编成歌诀，并用总结性图表加以注释，旨在为广大医学生提供一种新颖、独特、有效的药理学学习方法。

随着医学的不断发展，现在的医学书籍和教材已很难用歌诀体裁来系统描述和阐明相关知识，但我国语言博大精深，为编写药理学歌诀提供了深厚的基础。鲁迅先生曾说："地上本没有路，走的人多了，也便成了路。"我们殷切地希望有更多的同仁和我们一道，将药理学歌诀编写得越来越好，共同开辟出一条用歌诀的方式学习药理学的新途径。

在华中科技大学、首都医科大学、武汉科技大学、武汉肽类物质研究所和北京大学医学出版社等单位的大力支持和鼓励下，本书才能得以顺利出版，在此致以衷心的感谢！

为满足更多读者的需求，我们在编写过程中参考了多种教科书。此外，因药理学这门课程涉及的药名繁多，为行文规范起见，本书中出现的药名均采用药品的标准名。由于我们的水平有限，错误、疏漏和不妥之处难免，敬希广大同仁和读者不吝指正。

余承高

目 录

第一章　绪论 …………………………………………………………………… 1
第二章　药动学 ………………………………………………………………… 3
第三章　药效学 ………………………………………………………………… 10
第四章　影响药物效应的因素 ………………………………………………… 22
第五章　传出神经系统药理概论 ……………………………………………… 25
第六章　M胆碱受体激动药 …………………………………………………… 31
第七章　抗胆碱酯酶药和胆碱酯酶复活药 …………………………………… 33
第八章　胆碱受体阻滞药（Ⅰ）-M胆碱受体阻滞药 ………………………… 37
第九章　胆碱受体阻滞药（Ⅱ）-N胆碱受体阻滞药 ………………………… 39
第十章　肾上腺素受体激动药（拟肾上腺素药） …………………………… 42
第十一章　肾上腺素受体阻滞药（抗肾上腺素药） ………………………… 47
第十二章　中枢神经系统药理学概论 ………………………………………… 52
第十三章　局部麻醉药与全身麻醉药 ………………………………………… 56
第十四章　镇静催眠药 ………………………………………………………… 62
第十五章　中枢神经兴奋药与促智药 ………………………………………… 66
第十六章　抗癫痫药和抗惊厥药 ……………………………………………… 69
第十七章　治疗中枢神经系统退行性疾病药 ………………………………… 74
第十八章　抗精神病药 ………………………………………………………… 78
第十九章　镇痛药 ……………………………………………………………… 83
第二十章　解热镇痛抗炎药 …………………………………………………… 88
第二十一章　离子通道药 ……………………………………………………… 94
第二十二章　抗心律失常药 …………………………………………………… 101
第二十三章　肾素-血管紧张素系统药理 ……………………………………… 109

第二十四章	作用于泌尿系统的药物	113
第二十五章	抗高血压药	119
第二十六章	治疗心力衰竭的药物	127
第二十七章	降血脂药与抗动脉粥样硬化药	134
第二十八章	抗心绞痛药	139
第二十九章	作用于血液及造血器官的药物	143
第三十章	影响自体活性物质的药物	150
第三十一章	作用于呼吸系统的药物	157
第三十二章	作用于消化系统的药物	167
第三十三章	子宫平滑肌兴奋药和抑制药	179
第三十四章	性激素类药及避孕药	182
第三十五章	肾上腺皮质激素类药物	187
第三十六章	甲状腺激素、抗甲状腺药及调节钙磷代谢的激素	192
第三十七章	胰岛素及其他降血糖药	197
第三十八章	抗菌药物概论	202
第三十九章	β-内酰胺类抗生素	207
第四十章	大环内酯类、林可霉素类及多肽类抗生素	216
第四十一章	氨基糖苷类抗生素	222
第四十二章	四环素类及氯霉素类抗生素	226
第四十三章	人工合成抗菌药	229
第四十四章	抗病毒药和抗真菌药	235
第四十五章	抗结核药及抗麻风药	241
第四十六章	抗寄生虫药	246
第四十七章	抗肿瘤药	254
第四十八章	影响免疫功能的药物	266
附录一	常用名词术语	272
附录二	孕妇禁用药	297
附录三	运动员禁用药	300
主要参考文献		301

第一章 绪 论

学科概述

药理学科四内容,药动学与药效学,临床药理治疗学,第四研究毒理学。

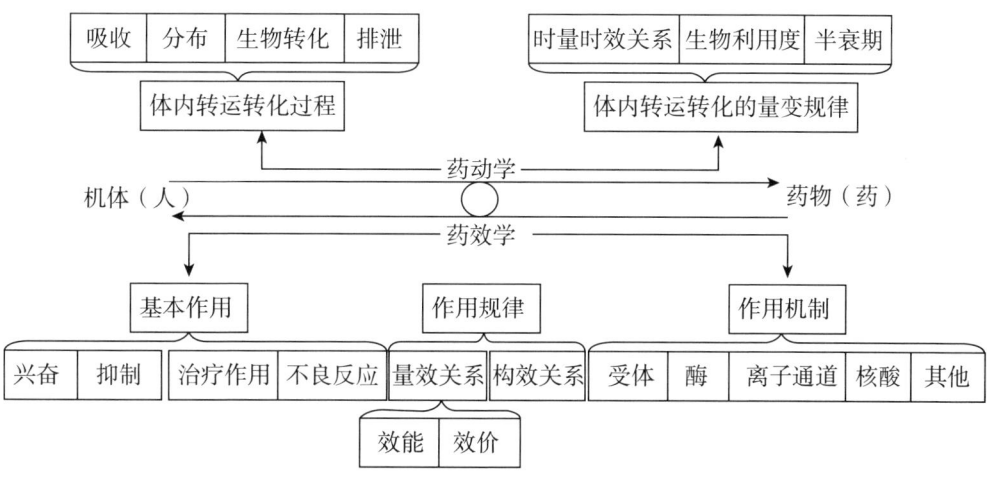

图1-1 药动学和药效学的基本内容

表1-1 药理学的研究内容

研究内容	说明
药效学	研究药物对机体的作用及作用原理
药动学	研究药物在人体内的吸收、分布、代谢和排泄等过程
临床药理学和治疗学	研究药物用于预防、诊断及治疗基本的科学
毒理学	研究药物及工业、农业或环境中的化学物质对人体产生的毒性作用等

药理学科的任务

药理学科三任务:药物作用及机制,开发研究新药物,服务其他众学科。

表 1-2　药理学的学科任务

学科任务	说明
阐明药物的作用及作用机制	为临床合理用药、发挥药物最佳疗效、防治不良反应提供理论依据
研究开发新药	发挥药物新用途
为其他生命科学服务	为其他生命科学的研究探索提供科学依据和方法

药理学的研究方法

药理研究方法三：实验治疗与临床。

表 1-3　药理学的研究方法

研究方法	说明
实验药理学方法	以健康动物和正常器官、组织、细胞、亚细胞、受体分子和离子通道等为实验对象，进行药效学和药动学研究
实验治疗学方法	以病理模型动物或组织器官为实验对象，观察药物治疗作用
临床药理学方法	以健康志愿者或患者为对象，研究药物的药效学、药动学和药物的不良反应，并对药物的疗效和安全性进行评价

第二章 药动学

概述

药动学科分两翼,体内过程与转归,前者吸布转泄四,后者时量效关系。

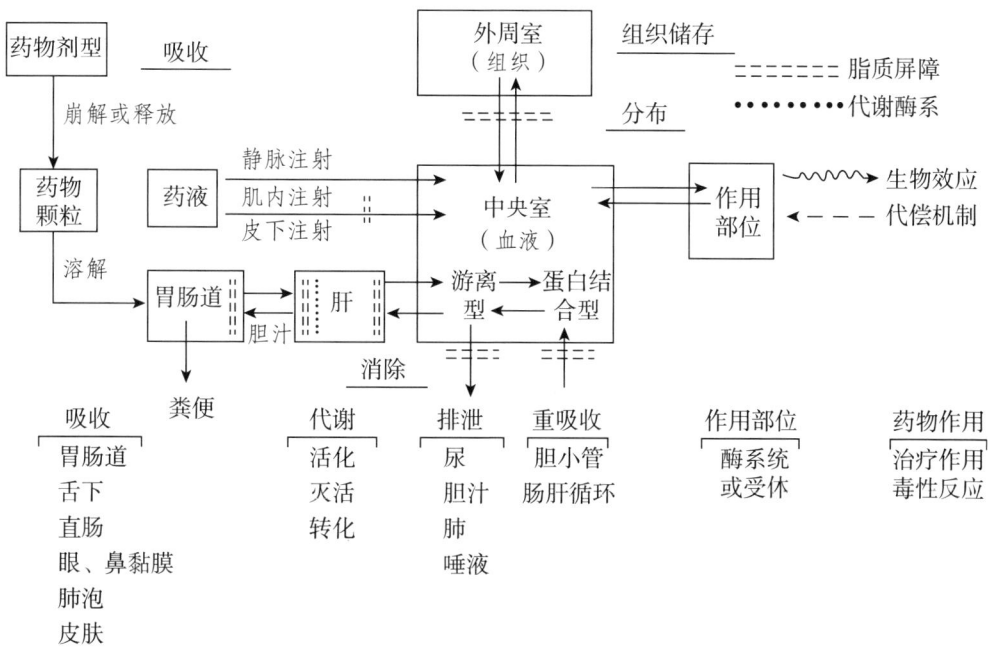

图 2-1 药物在体内的转运与转化情况

表 2-1 药物的体内过程

	定义	方式	影响因素
吸收	药物从用药部位进入血液循环的过程	①口服:消化道吸收 ②吸入:肺吸收 ③局部用药:皮肤、黏膜 ④舌下给药 ⑤注射给药:静脉、肌内、皮下	药物理化性质,制剂类型,吸收环境
分布	药物经血液循环到达各组织器官的过程		血浆蛋白结合率,器官血流量,组织细胞结合,体液pH和药物解离度,体内屏障(血-脑、胎盘、血-眼屏障)

续表

	定义	方式	影响因素
生物转化	药物在体内发生的生物转化，又称为药物代谢	Ⅰ相反应：氧化、还原、水解反应 Ⅱ相反应：结合反应	肝药酶，药物影响，药酶诱导剂（苯巴比妥等），药酶抑制剂（氯霉素等）
排泄	药物从体内排至体外的过程	主要经尿排泄，其次经粪便排泄，其他途径包括汗液、唾液、泪液、乳汁、头发、皮肤等，量较少	肾为主要排泄器官，肾功能受损时药物易蓄积，经同一机制在肾小管分泌的药物可发生竞争性抑制，尿液的pH可影响弱酸或弱碱性药物在肾小管的重吸收，肠肝循环

药物跨膜转运方式

跨膜转运四方式：简单扩散及滤过；易化扩散有两种，离子通道与载体；主动转运逆浓差，需要载体耗能量。

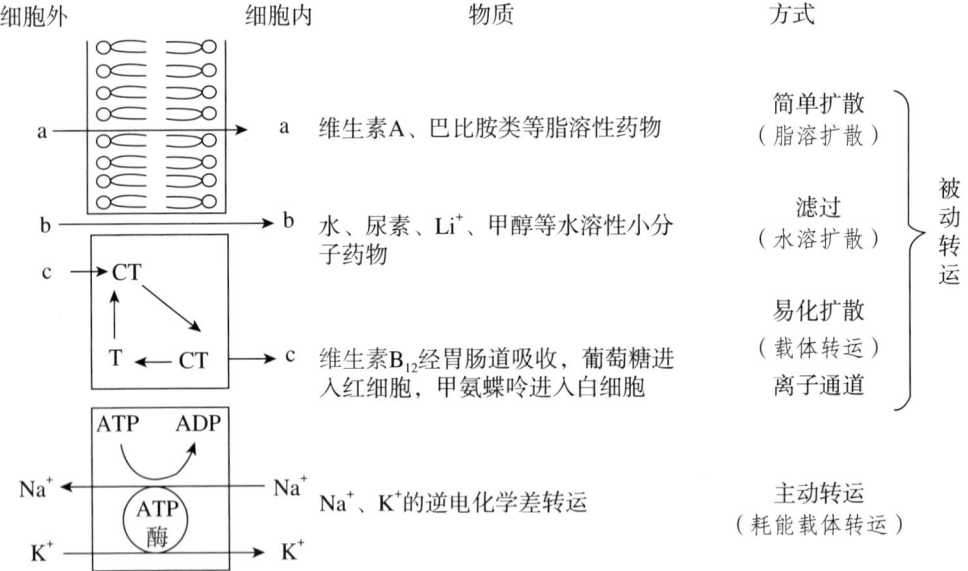

图 2-2　药物跨膜转运方式模式图
T 为脂膜上的载体蛋白

常用给药途径

给药途径分三类；消化给药最方便，注射给药起效快，其他途径有特点。

表 2-2 给药途径

分类	给药方式	特点	举例
消化道给药	舌下给药	直接进入血循环，避免首关效应（first pass effect）和消化酶作用，起效快，消化道副作用小	硝酸甘油
	口服给药	经过肠道吸收和肝的代谢，活性和浓度发生改变，但方便、安全、经济，易于接受	大多数药物
	直肠吸收	直接进入血循环，避免肝的代谢和消化酶作用，起效快，消化道副作用小，尤其适于气味不佳的药物	消炎痛栓，少数治疗泌尿系、生殖系疾病的药物
注射给药	静脉注射	起效快，血药浓度可以控制，但有创，安全性比口服差	大多数治疗药物
	动脉注射	获得局部治疗高浓度，可用于急性或长期置管给药	局部化疗药
	皮下注射	吸收较皮下注射更快，安全性高，易于控制，但是局部疼痛剧烈，损伤大	胰岛素
	肌内注射	吸收快，安全性高，易于控制，但是局部疼痛剧烈，损伤大	多数治疗药物
	鞘内/脑室内注射	避开血-脑脊液屏障，直接作用于CNS，效果好，但危险性高，小心使用	部分CNS疾病的治疗，如结核性脑膜炎
其他途径	吸入给药	直接作用于呼吸道或进入血液，对于呼吸道疾病效果最佳，也是全身麻醉药的一种重要给药方式	哮喘治疗
	经皮透入	新兴的方式，特别适合缓释药物	缓释避孕药
	鼻黏膜吸收	少用	部分镇痛药
	局部外用	局部作用有限，对全身作用小	治疗皮肤病的药物

注释：CNS 即中枢神经系统（central nervous system）。

 影响药物经消化道吸收的因素

药从消化道吸收，影响因素有多种。
药物生物等因素，首关效应亦为重。

表 2-3　影响药物经消化道吸收的因素

主要影响因素	举例或说明
药物制剂因素	药物的崩解、释放、溶物剂型、粒径的大小、添加剂等,均能影响药物的溶解和吸收
生物学因素	
胃肠道 pH	胃内容物为酸性,肠内容物为弱酸性至弱碱性。弱酸性药易在胃内吸收,弱碱性药易在肠内吸收
胃排空速度和肠蠕动	胃排空速度影响药物到达小肠的速度,肠蠕动加快可缩短药物在肠内停留时间,使其吸收减少
胃肠内容物	胃肠内容物可使某些药物吸收减少或减慢,高脂肪食物能增加脂溶性药物(如维生素 A)的吸收等
首关效应(首关消除)	某些药物首次通过肠壁或经门静脉进入肝时被其中的酶所代谢,使进入体循环的药量减少

影响药物在体内分布的因素

药物分布在体内,影响因素六方面。

表 2-4　影响药物在体内分布的因素

影响因素	说明
血浆蛋白结合率	结合型药物暂时失去药理学活性,成为药物在血液中的一种暂时储存形式;同时应用两种血浆蛋白结合率高的药物,会发生竞争性置换作用,从而使被置换药的活性增强
器官血流量	药物由血液向组织器官的分布速度主要取决于该组织器官的血流量和膜的通透性
组织细胞结合	药物与某些组织细胞成分有特殊的亲和力,可使这些组织中的药物浓度高于血浆游离药物浓度
体液 pH 和药物解离度	弱酸性药物在较碱性的细胞外液分布较细胞内液多,升高血液 pH 可使药物由细胞内向细胞外转移;弱碱性药物则与之相反
体内屏障	体内某些组织对药物的通透有特殊的屏障作用,如血-脑屏障、胎盘屏障、血-眼屏障等
药物理化性质	例如,硫喷妥钠脂溶性高,能迅速进入脑内立即产生麻醉作用,又能进入脂肪组织而蓄积,血药浓度降低后患者可很快苏醒

药物转化方式

Ⅰ相氧还及水解,结合反应为Ⅱ相。

表 2-5 药物的转化方式

药物转化方式	说明
I 相反应	
氧化	芳香环羟化，烷基侧链羟化，烷基不饱和化，N-、O-、S-脱烷基化，异种原子（S-N-）的氧化，脱氨基化，脱硫化-乙醇醛基的氧化
还原	偶氮化合物的还原，硝基化合物的还原
水解	酯的水解，酰胺的水解，酰肼和氨基甲酸酯的水解
II 相反应	
结合	葡糖醛酸结合，葡萄糖结合，氨基酸结合，谷胱甘肽结合，甲基化，乙酰化

药酶的类型

药酶分为两大类，专一性酶肝药酶。

表 2-6 药酶的类型

药酶的类型	举例或说明
专一性酶	胆碱酯酶能水解乙酰胆碱，单胺氧化酶能转化单胺类药物
非专一性酶（肝药酶）	
细胞色素 P_{450} 酶系	参与多种药物的生物转化
含黄素单氧化酶系	主要参与水溶性药物代谢物的反应
环氧化物水解酶系	某些药物经细胞色素 P_{450} 酶系代谢后生成的环氧化物，再经此类酶进一步水解成无毒的或毒性很弱的代谢物
结合酶系	参与 II 相药物结合反应，如葡糖醛酸转移酶、硫酸转移酶、乙酰转移酶等

影响药物转化的因素

药酶诱导与抑制，肝的功能勿忽视。

表 2-7 影响药物转化的因素及结果

影响药物转化的因素	结果
药酶诱导剂	能增强肝药酶的活性或使其合成加速，使某些药物的降解加快而出现疗效下降
药酶抑制剂	能抑制肝药酶的活性或使其合成减慢，使某些药物的降解减慢而血药浓度升高、作用增强，甚至引起毒性反应
肝功能状态	肝功能不全或出现肝病时，药物代谢减慢、减弱，临床上用药需酌情减量

体内药物排泄的途径

药物排泄有多种,经肾排泄最为重。

表 2-8 体内药物排泄的途径

药物排泄途径	说明
经肾排泄	肾是最重要的药物排泄器官,排泄方式为肾小球滤过和肾小管分泌。肾功能受损时,以肾排泄为主要消除途径的药物,消除速度减慢,给药量应相应减少,以避免蓄积作用
经消化道排泄	当碱性药物在血中形成很高浓度时,消化道排泄途径十分重要,分泌到胆汁内的药物及其代谢产物可经肠肝循环延长药物的半衰期和作用维持时间
经其他途径排泄	药物可经汗液、唾液、泪液、头发和皮肤排泄,但量很少。有的药物可经乳汁排泄,哺乳期用药注意对吸奶婴幼儿的影响。挥发性药物可经呼吸道(肺)排泄

药物消除动力学

药物消除动力学,可以分为三类型:一级消除等比例,等量消除是零级,米曼速率排第三,高浓零级低一级。

药动学参数

药代动力学参数,常用参数要记忆,重要参数利用度,尤其药物半衰期。

表 2-9 药动学参数

药动学参数	公式	意义
峰浓度(C_{max})		血药浓度峰值或稳态血药浓度(C_{ss})波动高值,反映药物吸收的程度和速度
达峰时间(T_{max})		表示药物达到峰浓度的时间
曲线下面积(AUC)	$AUC = \dfrac{F \cdot D}{K_e \cdot V_d}$	表示药物在一段时间内在血浆中的相对累积量
生物利用度(F)		表示药物吸收进入体循环的相对量和速度
绝对生物利用度	$F = \dfrac{AUC(血管外给药)}{AUC(血管内给药)} \times 100\%$	评价同一种药物不同给药途径的吸收情况

续表

药动学参数	公式	意义
相对生物利用度	$F = \dfrac{AUC(试药)}{AUC(标准药)} \times 100\%$	评价相同药物不同制剂或同一制剂不同厂家、不同批号的吸收情况，是生物等效性评价参数
表观分布容积（V_d）	$V_d = \dfrac{D}{C_0}$（血管内给药） $V_d = \dfrac{F \cdot D}{C}$（血管外给药）	分布平衡时，体内药量与血药浓度的比值。衡量药物在体内分布范围的理论值：V_d=5L，分布于血浆；10～20L，分布于体液；＞40L，分布于组织器官；＞100L，富集到某器官组织
清除率（CL）	$CL = CL_H + CL_R + \cdots\cdots$	机体消除器官在单位时间内清除药物的血浆容积，是体内肝、肾和其他所有消除器官清除药物的总和
半衰期（$t_{1/2}$） （一级动力学）	$t_{1/2} = \dfrac{0.693}{K_e}$（消除 $t_{1/2}$） $t_{1/2} = \dfrac{0.693}{\beta}$（分布 $t_{1/2}$）	血浆药物浓度下降一半所需时间，是常数。①一次给药，5个 $t_{1/2}$ 药物基本消除（97%）；②恒时恒量反复多次给药，5个 $t_{1/2}$ 达稳态浓度（97%）；③与剂量、给药途径、血药浓度无关；④与机体状态（肝、肾、营养）有关；⑤可反映体内药物消除速度

注释：D 为给药剂量，K_e 为消除速率常数，C 为药物浓度，C_0 为初始药物浓度，CL_H 为肝清除率，CL_R 为肾清除率。

第三章 药效学

药效学的基本内容

药物效应动力学，研究药效及机制。

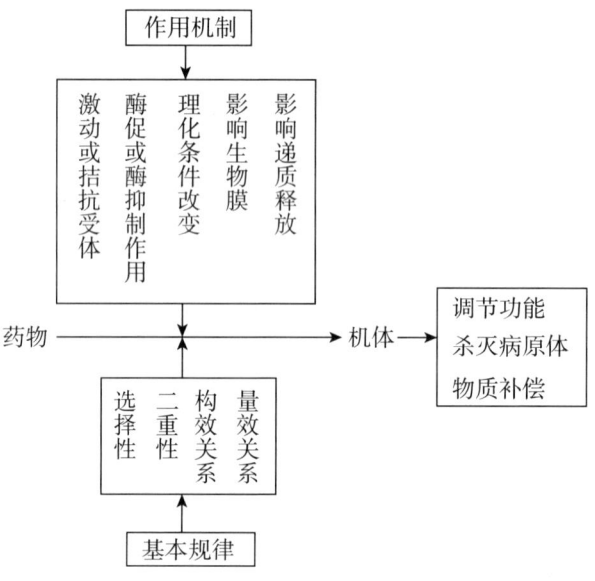

图 3-1 药效学的基本内容

一、药物的基本作用

药物基本作用的类型

兴奋抑制最基本，作用类型四六分，局部吸收选择非，专一特异不平行，不良反应有六种，副毒遗停二过敏。

表 3-1 选择作用与普遍作用的概念及临床意义的比较

	选择作用	普遍作用
定义	药物在一定剂量下对某组织或器官产生特别明显的作用，称药物选择作用，又称选择性	药物对机体各种组织都产生类似的作用，称普遍作用
机制	组织器官反应性高，药物对脏器的选择性不同，药物分布不均匀	影响酶活性，干扰组织、细胞代谢，普遍细胞作用
临床意义	确定药物的不同适应证与临床用途，药物分类的依据，临床用药的基础	副作用产生较多的原因，某些药物只能外用的原理，如消毒防腐药苯酚、甲酚等

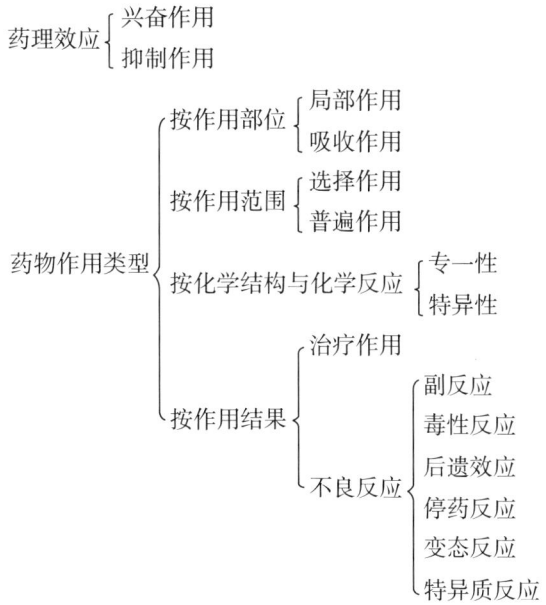

图 3-2 药物基本作用和药物作用类型

治疗效果

按照疗效药分三，对因对症及替代。

表 3-2 治疗效果

分类	说明	举例
对因治疗	用药目的在于消除原发致病因子，彻底治愈疾病	用抗生素杀灭体内致病菌
对症治疗	用药目的在于改善症状	疼痛时用止痛药，发热时用退热药
补充治疗（替代治疗）	补充营养物或代谢物质的不足	甲状腺功能减退服用甲状腺素片

药物不良反应

不良反应常四种，常量不适副反应，过量过度可中毒，变态抗原药来充。
基因异常酶缺失，特殊翻译不同众，顾此失彼为继发，菌群失调是其中。

表 3-3　药物不良反应的分类和特点

种类	用药	发生人群	严重性	发生原因	特征
副反应	治疗量	多数患者	轻度不适	药物选择性降低，治疗目的不一致	药物本身固有
毒性反应		少数患者	较严重	长期大量，机体敏感性升高	比较严重，但可预知
急性毒性	短期内过量	少数患者	较严重	损害循环、呼吸、神经系统功能	
慢性毒性	长期用药	少数患者	较严重	损害肝、肾、骨髓、内分泌功能	
致畸作用	孕妇用药	妊娠早期	危险度难判（缺乏资料）	胚胎细胞基因突变	
致癌作用	重复用药	极少患者	严重	体细胞基因突变	
后遗效应	治疗量，停药后	多数患者	短暂或持久	阈浓度下残存效应，增加 Cl^- 内流，引起超极化	
继发反应	连续用药	少数患者	严重	治疗矛盾	
停药反应	长期用药突然停药	多数患者	原有疾病加重	受体上调、受体增敏	负反馈所致
变态反应	任何剂量	极少患者	较严重	过敏体质	与剂量无关，反应程度差异大
特异质反应	任何剂量	极少患者	较严重	遗传变异	与剂量正相关
依赖性	连续用药	少数患者	严重（社会问题）		
精神依赖性				心理渴求	
生理依赖性				生理适应	

表 3-4　由药物引起的病态反应

病态反应	特点	药物举例
习惯性（habituation）	精神上对药物产生依赖性，中断药物时会出现主观不适感，渴望再次用药	咖啡因等
耐受性（tolerance）	必须逐渐增加药物剂量才能保证药效不减	巴比妥类、苯丙胺、乙醇、阿片
成瘾性（addiction）或依赖性（dependence）	长期使用某药后，个体对该药产生生理上的欲求，一旦停药会产生戒断现象或脱瘾症状	吗啡类阿片制剂、哌替啶、乙醇、苯丙胺、可卡因、香烟的尼古丁
戒断现象（abstinance syndrome）	吗啡成瘾后，突然停药会出现流涎、哈欠、周身不适，严重者可致休克	吗啡
快速耐受（tachyphylaxis）	在短期内连续注射数次后立即发生耐药现象	麻黄碱、垂体后叶素等

二、药物剂量与效应关系

药物量 - 效关系

量效曲线定关系，特定位点要牢记，最小最大半等效，效能效价含义异，
治疗指数质反应，安全范围为依据。

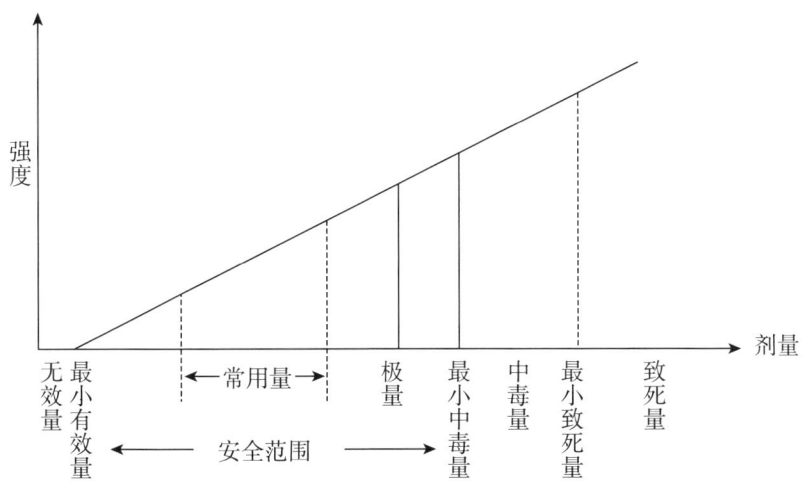

图 3-3　剂量与药物作用关系示意图

表 3-5　量反应的参数

参数	相近名词	定义
阈剂量	最小有效量	引起效应的最小药物剂量
阈浓度	最低有效浓度	刚能引起效应的最小药物浓度
极量	最大有效量	国家药典规定的某些药物的用药极限量
常用量	治疗量	大于阈剂量，小于极量
最大效应（E_{max}）	效能内在活性	药物产生的最大效应，衡量药物产生效应的能力，衡量药物与受体结合后产生效应的能力
效价强度	半效浓度 EC_{50}	等效反应（50% E_{max}）所对应的浓度或剂量，EC_{50} 越大，强度越小
亲和力	解离常数 K_D pD_2 pA_2 pA_2'	与50%受体结合的药物游离摩尔浓度，表示药物与受体结合能力 激动药的亲和力：$pD_2 = -\lg K_D$ 竞争性阻断药的亲和力：使激动药 K_D 增加一倍时竞争性阻断药的摩尔浓度负对数 非竞争性阻断药的亲和力：使激动药 E_{max} 降低一半时非竞争性阻断药的摩尔浓度负对数

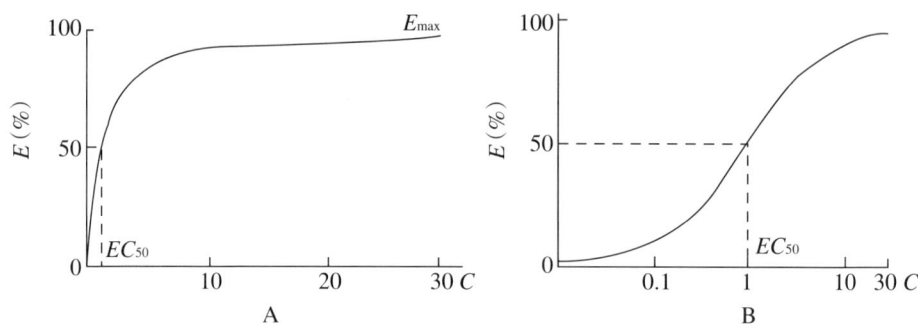

图 3-4　药物作用的量 - 效关系曲线
A．药量用真数剂量表示；B．药量用对数剂量表示
E，效应强度；C，药物浓度

以药物的剂量（整体动物实验）或浓度（体外实验）为横坐标，以效应强度为纵坐标作图，可获得直方双曲线（rectangular hyperbola）；如将药物浓度改为对数值作图则呈典型的对称 S 形曲线，这就是通常所称量反应的量 - 效曲线

表 3-6　药物量 - 效曲线的意义

意义	说明
可反映药物作用强度	可反映在一定范围内不同药量引起的药理效应（质反应或量反应）的程度
可比较药物的效价与效能	可反映药物对受体的亲和力和内在活性的大小
可反映药物安全度与毒性的大小	
量效曲线中段斜率最大	此段药效或毒性对剂量的改变最为敏感
可反映药物的阈剂量	药物必须达到阈剂量时才能生效
可反映最大效应（E_{max}）	
可反映半最大效应药物浓度（EC_{50}）	

三、药物的作用机制

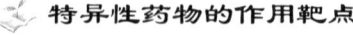

特异药物靶点广，蛋白脂质与核酸。

表 3-7　特异性药物的作用靶点

药物作用靶点	机制	代表药物
蛋白质		
酶	抑制酶反应	抗生素（青霉素）、抗癌药（5-氟尿嘧啶）、抗凝血药（华法林）、抗痛风药（别嘌醇）、非类固醇抗炎药（阿司匹林）
受体	激动	支气管哮喘治疗药（沙丁胺醇）
	拮抗	高血压治疗药（普萘洛尔）
离子通道	阻滞 Na^+、K^+ 通透	局麻药（利多卡因）、抗心律失常药（胺碘酮）
	阻滞 Ca^{2+} 通透	钙拮抗药（硝苯地平）
转运系统	Na^+ 转运	利尿药（呋塞米）、强心药（洋地黄）
	抑制递质重吸收	抗抑郁药（丙咪嗪、甲丙咪嗪）
脂质	离子载体	抗真菌药（制霉菌素、两性霉素B）、肽类抗菌药（多黏菌素B）
	非特异性作用	全身麻醉药（氟烷、氧化亚氮）、乙醇
核酸	致DNA功能障碍	抗癌药（环磷酰胺、丝裂霉素）
		抗病毒药（碘苷、阿昔洛韦）

通过抑制酶活性而产生药理作用的药物

有些药物治疾病，通过抑制酶活性。

表 3-8　通过抑制酶活性而产生药理作用的药物

酶	药物	临床用途
乙酰胆碱酯酶	新斯的明 毒扁豆碱	重症肌无力 青光眼
碳酸酐酶	乙酰唑胺	利尿剂、青光眼、抗癫痫辅助药
单胺氧化酶 B	司来吉兰	帕金森病
单胺氧化酶	硫酸苯乙肼、异卡波肼	抑郁症
环氧酶	乙酰水杨酸（阿司匹林）	解热、镇痛、消炎
磷酸二酯酶	咖啡因 茶碱 氨力农	中枢兴奋药 支气管扩张药 强心药
黄嘌呤氧化酶	别嘌醇	痛风

续表

酶	药物	临床用途
多巴脱羧酶	卡比多巴	辅助左旋多巴治疗帕金森病
血管紧张素转化酶	卡托普利	高血压
乙醛脱氢酶	双硫仑（戒酒硫）	慢性乙醇中毒
HMG-CoA 还原酶	洛伐他汀	高血脂
β-内酰胺酶	克拉维酸、舒巴坦	延长青霉素药效

非特异性药物作用机制

有些药物非特异，作用机制有多种。

表 3-9 非特异性药物作用机制

作用机制	药物举例
升高渗透压	甘露醇升高血浆胶体渗透压，可使肿胀的脑组织脱水；右旋糖酐升高血浆胶体渗透压，可扩充血容量
影响 pH	碳酸氢钠碱化血液，纠正代谢性酸中毒
氧化还原	高锰酸钾释放新生氧，氧化杀菌，小剂量亚甲蓝可将高铁血红蛋白还原为血红蛋白
沉淀蛋白	醇、酚、酸、醛可致细菌蛋白变性、沉淀而杀菌
表面活性	氯己定通过表面活性基团，改变细菌胞质膜通透性而杀菌
脂溶性	乙醚油/水分配系数高，溶于类脂，可抑制中枢神经
螯合作用	二巯丙醇能螯合砷与汞，解除砷、汞中毒
其他-补充成分	补充机体所需的维生素（B_1、B_6等）、无机元素（铁、锌、硅、钙等）

药物效应的协同或拮抗

几种药物同时用，作用拮抗或协同。

表 3-10 药物效应协同作用举例

A 药	B 药	相互作用结果
抗胆碱药	抗胆碱药（抗帕金森病药，丁酰苯类、吩噻嗪类、三环类抗抑郁药等）	抗胆碱作用增强，在湿热环境中中暑，麻痹性肠梗阻，中毒性精神病
降血压药	引起低血压的药物（抗心绞痛药、血管扩张药、吩噻嗪类药）	增加降压作用，直立性低血压

A 药	B 药	相互作用结果
中枢神经抑制药	中枢神经抑制药（乙醇、镇吐药、抗组胺药、镇静催眠药和抗惊厥药等）	损害精神运动功能，降低灵敏性，困倦，木僵，呼吸抑制，昏迷和死亡
甲氨蝶呤	复方新诺明	骨髓巨幼红细胞症
肾毒性药物	肾毒性药物（庆大霉素、妥布霉素和头孢噻吩）	增加精神毒性
神经肌肉阻滞药	有神经肌肉阻滞作用的药物（如氨基糖苷类）	增加神经肌肉阻滞，延长窒息时间
补钾药	留钾利尿药（氨苯蝶啶）	高钾血症

表 3-11 药物效应拮抗作用举例

受影响药物	影响药物	相互作用结果
抗凝药	维生素 K	抗凝作用下降
甘珀酸（生胃酮）	螺内酯（安体舒通）	妨碍溃疡愈合
降血糖药	糖皮质激素	影响降糖作用
催眠药	咖啡因	阻碍催眠
左旋多巴	抗精神病药（有震颤麻痹副作用者）	抗震颤麻痹作用下降

四、药物作用的受体机制

受体

受体特殊蛋白质，生理活动有特性。

表 3-12 受体的特征

特征	说明
饱和性	每一细胞或每一定量组织内，受体的数量是有限的。当配体达到某一浓度时，最大结合值不再随配体浓度增加而加大
特异性	一种特定受体只与其特定配体结合，产生特定的生理效应，而不被其他生理信号干扰
可逆性	配体与受体的结合是可逆的。从配体-受体结合物中解离出的配体仍为原来形式，且配体与受体的结合可被其他特异配体置换
高亲和力	受体对配体的高亲和力应相当于内源性配体的生理浓度，其表观解离常数 K_d 值一般在 nmol/L 水平
结构专一性	受体对其配体具有高度识别能力，只与其结构相适应的配体结合。同类受体不同亚型的分子量、亚细胞或分子特性也各有特点

续表

特征	说明
立体选择性	受体与配体的结合,对双方均有严格的构象要求。同一化合物的不同光学异构体与受体的亲和力相差很大
区域分布性	不同组织或同一组织的不同区域,受体密度不同
竞争性抑制	与配基相似的化学物质也可与配基竞争性地结合受体
配体结合试验资料与药理活性的相关性	受体与药物结合的强度与产生生物效应的药效强度相关
生物体存在内源性配体	如内源性递质、激素、自身活性物质或化学结构特异性物质
强大的生物学效应	配体与受体结合的信号在细胞内的传递过程中有逐级放大作用,因此,最终都能产生强大的生物学效应
多样性	同一受体可广泛分布于不同的细胞而产生不同的效应

受体的分类

受体可分两大类,胞膜受体及胞内。

表 3-13 受体的分类及其主要特点

类型	分子结构特点	效应特点	受体举例
膜受体			
G 蛋白偶联受体	由单一肽链形成 7 个 α-螺旋往返穿透细胞膜,并与多巴异源三聚体 G 蛋白偶联	缓慢而复杂,通过改变胞内第二信使的浓度,赋予反应系统敏感性、灵活性及多样化	α 肾上腺素、β 肾上腺素、多巴胺(DA_{1-5})、$GABA_B$、腺苷、M-乙酰胆碱、神经肽、组胺($H_{1,2}$)、阿片肽(μ、δ、κ)
含离子通道受体(配体门控通道型)	由 4～5 个肽链组成,每一肽链反复 4 次或 2 次穿透细胞膜组成跨膜离子通道	介导可兴奋性信号的快速转导	$GABA_B$、甘氨酸、NMDA、非 NMDA、AMPA、N-乙酰胆碱
酶活性受体	由单一肽链组成,1 次穿透细胞膜,胞外有识别部位,胞内含酶活性或偶联蛋白激酶	发动胞内级联蛋白磷酸化反应,调节细胞内信号转导和基因转录	胰岛素、各种细胞因子、各种生长因子、神经营养因子
胞内受体核内受体	有配体识别区域和由大约 70 个氨基酸残基组成的 DNA 结合区域,形成"锌指"结构	调节核内信号转导和基因转录过程,但细胞效应很慢,需若干小时	糖皮质激素、性激素等甾体激素、甲状腺激素、维生素 D_3、维 A 酸

受体学说

作用机制多方面，受体学说最关键。药分激动拮抗药，前者部分与完全，脱敏增敏常用到，密度下调上调节。

表 3-14　受体结合药物按不同受体学说的分类

	占领学说		速率学说		二态模型	
	亲和力	内在活性	结合 K_1	解离 K_2	活化态	失活态
完全激动药	＋	＋＋	＋	＋＋	＋＋	－
部分激动药	＋	＋	＋	＋	＋＋	＋
负性激动药	＋	＋＋	＋	＋＋	＋	＋＋
竞争性拮抗药	＋	－	＋	＋	＋	＋
非竞争性拮抗药	＋	－	＋＋	＋	＋＋	＋＋

注释：占领学说指药物效应与其结合受体的数量成正比，不但与其结合受体的能力（亲和力）有关，还与其产生效应的能力（内在活性）有关。速率学说指药物效应与其结合（亲和力）和解离（内在活性）的速率均有关。二态模型指受体的活化态（R_a）和失活态（R_i）处于动态平衡。完全激动药对 R_a 有强大的亲和力，在有足够药量时，可以使受体模型完全转为 R_a；部分激动药对 R_a 的亲和力大于对 R_i 的亲和力，可使平衡趋向 R_a；拮抗药对 R_a 及 R_i 亲和力相等，并不改变两种受体状态的平衡；反向激动药对 R_i 亲和力大于 R_a，引起与激动药相反的效应。

表 3-15　竞争性、非竞争性拮抗药与部分激动药的比较

	竞争性拮抗药	非竞争性拮抗药	部分激动药
与受体结合特点	不牢固，可逆，与激动药竞争	牢固，不（难）逆，不与激动药竞争	同竞争性拮抗药
对激动药 E_{max} 影响	无影响，增加激动药药量仍然可达单用激动药时的 E_{max}	降低，增加激动药药量不可达单用激动药时的 E_{max}	同竞争性拮抗药
对激动药强度影响	降低	降低	与激动药浓度有关，低浓度时协同，高浓度时拮抗
对激动药量-效曲线影响	平行右移	向右下移	激动药低浓度时向左上移，高浓度时向右下移

注释：拮抗药本身并无生理活性，其作用强度要根据其对激动药活性的抑制程度来判断。当拮抗药竞争性作用于受体时，拮抗药存在下的激动药的量-效曲线平行右移，但最大效能不变。

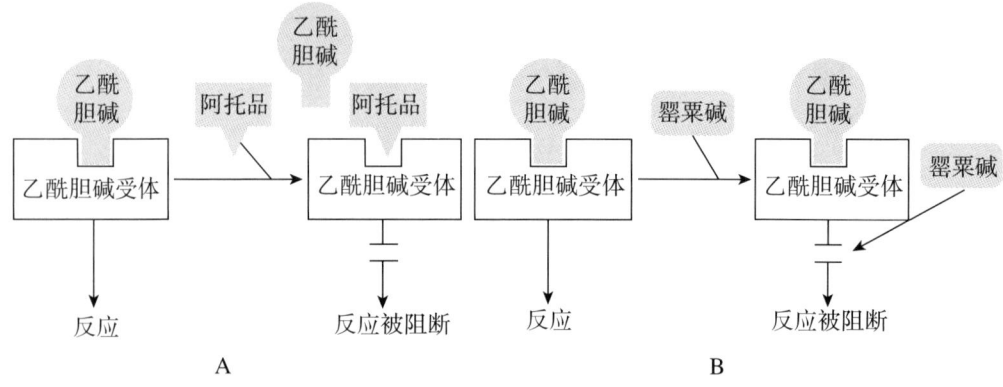

图 3-5 竞争性拮抗与非竞争性拮抗
A. 竞争性拮抗；B. 非竞争性拮抗

表 3-16 受体激动药、拮抗药和部分激动药的比较

	受体激动药	部分激动药	受体拮抗药
对受体亲和力	有（=1）	有（≤1）	有（≤1）
内在活性 α	有且强（α=1）	不强（α<1）	无（α=0）
与受体结合产生的效应	能产生效应（=1）	<1，若与激动药并用还可拮抗激动药的部分效应	不产生效应且可拮抗激动药的效应

受体的调节方式

受体调节两方式，降低或增敏感性。

表 3-17 受体的调节方式

调节方式	说明
受体增敏	指组织对药物的敏感性增高，可因受体激动药水平降低或长期应用拮抗药所致。受体增敏若只涉及受体密度增高，则称为上调
受体脱敏	长期使用一种激动药后，组织细胞对激动药的敏感性和反应性下降的现象。受体脱敏若只涉及受体密度减小，则称为下调
激动药特异性脱敏	指仅对一种类型的受体激动药的反应性下降，而对其他类型受体激动药的反应性不变
激动药非特异性脱敏	指组织细胞对一种类型激动药脱敏，同时对其他类型受体激动药也不敏感

膜受体的信号转导

信号转导跨胞膜，转导途径比较多。

表 3-18 膜受体的信号转导

主要的跨膜信号转导途径	配体	说明
cAMP-蛋白激酶途径	胰高血糖素、肾上腺素、促肾上腺皮质激素	激素调节物质代谢的主要途径
Ca^{2+} 依赖性蛋白激酶途径	促甲状腺素释放激素、去甲肾上腺素、血管升压素	以靶细胞内 Ca^{2+} 浓度变化为特征，激活蛋白激酶 C
cGMP-蛋白激酶系统	心房钠尿肽（ANP）、NO、CO	蛋白激酶 G（PKG）是单位酶，分子中有一个 cGMP 结合位点
酪氨酸蛋白激酶（TPK）体系		
细胞膜受体型 TPK	胰岛素受体、表皮生长因子受体、某些原癌基因编码的 TPK	产生受体型-Ras-MAPK 途径
胰腺中的非受体型 TPK	底物酶 JAK 和某些原癌基因编码的 TPK	产生 JAKs-STAT 途径
核因子 κB 途径		主要涉及机体防御组织损伤、应激分化、凋亡及肿瘤生长抑制过程的信息传递
TGF-β 途径		转化因子家族，能调节增殖、分化、迁移和凋亡等多种细胞反应

第四章　影响药物效应的因素

🌿 影响药物效应的因素

药物机制两方面，前者剂量配伍见，后者具体七因素，年龄性别与遗传，异质疾病心理态，长期用药反应变。

表 4-1　药物方面影响药物效应的因素

影响因素	说明
药物制剂和给药途径	注射药比口服药吸收快，水溶性注射剂比脂溶性制剂吸收快，口服溶液剂比片剂、胶囊剂容易吸收
药物的相互作用（可能发生协同作用或拮抗作用）	直接的理化反应，如注射液混合后发生沉淀，吸收后发生结合、电荷中和等，影响肠道吸收，影响药物与血浆蛋白结合，影响药物与受体结合，影响生物转化，影响药物排泄

表 4-2　机体方面影响药物效应的因素

影响因素	说明
年龄	小儿对药物反应较敏感，老年人的药动学及药效学与青年人有差异
性别	男、女性器官对性激素的反应不同，月经期、妊娠期及分娩哺乳期对药物反应有许多特殊情况
遗传	遗传是药物代谢和效应的决定因素，药物反应有种族差异，遗传具有多态性
特异质反应	通常与遗传变异有关，常因先天性缺乏某些酶，对药物代谢可能发生异常
疾病状态	疾病或同时存在其他疾病可影响药动学和药效学
心理因素-安慰剂效应	患者精神状态与药物的疗效关系密切
长期用药引起机体反应性变化	可产生耐受性和耐药性，可产生依赖性的停药症状（或停药综合征）

🌿 常用给药途径

常用给药途径多，口服吸入及注射，注射方法分五种，少数药物可外用。

表 4-3　常用给药途径及特点

途径	吸收速度	优点	缺点
消化道给药			
口服（po）	胃肠黏膜吸收的差异大，受许多因素影响	最常用、简便、安全、经济，可用合剂、片剂、胶囊剂、溶液等剂型	吸收较慢，部分药物吸收不规则；刺激性强或易在消化道破坏的药不宜用；胃肠道内容物及pH可影响吸收；危急或昏迷患者不宜应用
舌下给药	脂溶性药物经毛细血管迅速吸收	无首过效应，不受胃肠道破坏	适用于极少数药物，如硝酸甘油
直肠给药	经直肠黏膜吸收入血液循环	无首过效应	大分子药物、脂肪、蛋白质、多糖类营养品不能吸收，不方便
注射给药			
皮下注射	经毛细血管吸收均匀而缓慢	水溶液吸收较快，植入片吸收缓慢而持久，常被采用	刺激性药物、油剂不宜应用，不宜注射大容量药液，易引起疼痛、发炎、化脓
肌内注射（im）	血管较丰富，吸收较皮下快	经常用，适用于水溶液、混悬剂、油剂等刺激性小的药物	矿物油难吸收且可致癌，刺激性较强的药物引起局部坏死，不宜使用
静脉注射（iv）	直接注入血液即可生效	用于急救、昏迷患者，剂量容易控制，刺激性药物可稀释后静脉注射，大量溶液可静脉滴注	较易产生不良反应，溶液须等渗、透明澄清、无致热原，不得使用油剂、混悬剂，溶血、凝血或凝固蛋白质的药物
动脉注射	直接随血流到达作用部位	用于肿瘤化疗的局部给药，减轻全身性不良反应	操作复杂，不常用
局部注射	药物注入蛛网膜下隙、浆膜腔、关节腔	用于不易透过血-脑屏障的局部麻醉药或消炎药	注意药液浓度及剂量
呼吸道吸入	经呼吸道黏膜吸收	产生局部作用或全身作用	需要特殊设备，对气雾剂颗粒大小有要求
局部外用	慢	对全身作用小	局部作用有限

机体对药物的病态反应

病态反应有多种，过敏反应耐受性，习惯性与成瘾性，滥用药物耐抗性。

表 4-4　机体对药物的反应

反应	定义
致敏反应	过敏体质的患者服用非肽类药物作为半抗原与机体蛋白结合为抗原后，经过 10 天左右的敏化过程而发生的反应，也称为变态反应
快速耐受性	药物在短时间内反复应用数次后药效递减直至消失
耐受性	连续用药后机体对药物的反应强度递减，其程度较快速耐受轻，反应发生也较慢，增加剂量可保持药效不减，这种现象称为耐受性
习惯性	产生药物耐受性后，如果停药患者会产生主观不适感，出现精神上想再用药的现象
成瘾性	用麻醉药、中枢镇痛药时产生欣快感，停药后会出现严重的生理功能紊乱，称为成瘾性
药物滥用	无病情根据地大量长期自我用药
耐抗性	病原体及肿瘤细胞等对化疗药物敏感性降低的现象

合理用药的原则

合理用药很重要，基本原则有六条。

表 4-5　合理用药的原则

原则	说明
明确诊断，严格掌握药物适应证	明确诊断才能对所选药物的适应证作出全面科学的判断，才能确保治疗安全、有效、经济、适当
根据药理学知识选药	应用适当的剂型、剂量、给药途径和疗程
采用科学的联合用药	不要采用不必要的多种药物联合应用，选药时，应首先选用"国家基本药物"
对症治疗和对因治疗相结合	急则治其标，缓则治其本，任何时候都应标本兼治
个体化治疗	应根据患者的具体情况选药，掌握特殊人群的生理特征、药动学和药效学规律，了解小儿、老年人、哺乳期妇女的药物作用特点，做到合理用药
科学负责的工作态度，实行治疗药物监测	对患者高度负责，严密观察病情变化及药物反应，及时调整药物剂量或更换治疗药物，做到科学合理用药

第五章 传出神经系统药理概论

📖 传出神经系统药理概论

传出神经药两类：肾上腺素胆碱能，一为拟似一拮抗，MNαβ 及亚型，
另有胆碱酯酶药，抑制复活两阵营。

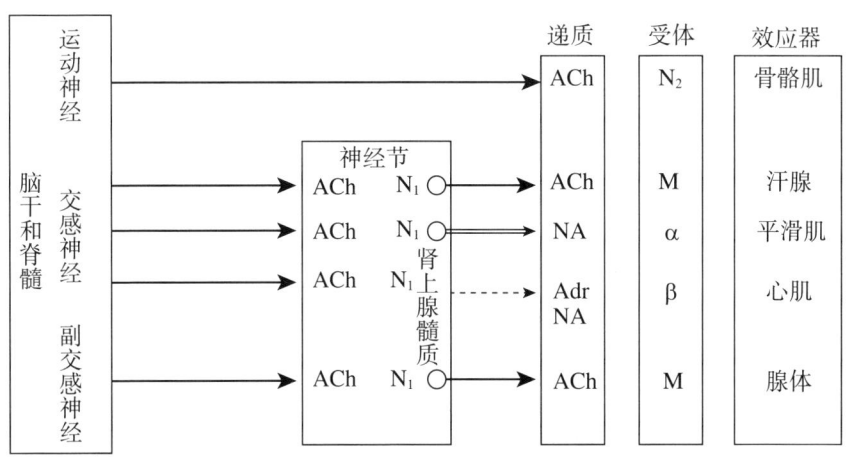

图 5-1 传出神经系统作用方式

⟶ 表示胆碱能神经　　⟹ 表示肾上腺素能神经　　----▶ 表示经血液运输
N_1、N_2、M，胆碱受体；α、β，肾上腺素受体；ACh，乙酰胆碱；NA，去甲肾上腺素；Adr，肾上腺素

📖 传出神经药物作用的基本方式

作用方式有两种，影响受体及递质。

表 5-1 传出神经药物作用的基本方式

作用方式	说明
直接作用于受体	药物与相应受体结合，激动药产生与递质相似的效应，拮抗药产生与递质相反的效应
影响递质	
影响递质的合成	此类药物仅作为药理学研究工具药
影响递质的释放	有的药物促进递质释放，有的药物抑制递质释放

续表

作用方式	说明
影响药物的转运和贮存	有的药物可干扰递质的再摄取
影响递质的生物转化	例如，胆碱酯酶抑制 ACh 的水解，造成 ACh 在突触间隙堆积，从而产生效应

外周神经递质

（1）

外周递质主为二，乙酰胆碱和去甲，大部交感节后纤，释放递质为去甲，其余多为胆碱能，极少肽类或嘌呤。

（2）

外周递质有两样，交感节后为肾上，其余均是放胆碱，还有汗泌血管张。

表 5-2　传出神经纤维按末梢释放的递质分类

分类	传出神经
胆碱能神经纤维	全部躯体运动神经纤维，全部副交感神经节前纤维，全部交感神经节前纤维，绝大多数副交感节后纤维，少数交感神经节后纤维（支配汗腺、立毛肌和骨骼肌中交感舒血管纤维）
肾上腺素能神经纤维	大多数交感神经节后纤维（除外支配汗腺、立毛肌和骨骼肌中交感舒血管纤维）

传出神经递质作用后的消除方式

递质发挥作用后，消除方式有三种：一是被酶来降解，二是弥散入血中，三是重新被摄取，留待下次再使用。

表 5-3　传出神经递质作用后的消除方式

消除方式	乙酰胆碱	去甲肾上腺素
酶降解	被突触间隙胆碱酯酶水解	
从突触间隙扩散入血	少量	少量
重摄取		
摄取 1		被神经末梢重摄取进入囊泡再利用，少量未进入囊泡的被 MAO 降解
摄取 2		被效应器细胞摄取，经 MAO 和 COMT 降解

注释：MAO，单胺氧化酶；COMT，儿茶酚氧位甲基转移酶。

胆碱神经受体

胆碱 MN 两型分，副交节后 M 为本，经节肌肉均为 N，缩肌来自 N 兴奋。

肾上腺素受体

肾上腺素能受体，分为 αβ 两类型。

α 受体

多数血管平滑肌，α 受体分布密，血管收缩增外阻，全身血压明显升，眼的瞳孔开大肌，兴奋收缩能扩瞳。

β 受体

心肌受体 $β_1$，兴奋收缩力增强，频率增加心率快，普萘洛尔能拮抗。
其他许多平滑肌，存在 $β_2$ 受体，受体兴奋抑收缩，肌肉表现为舒张。

表 5-4　传出神经的受体类型、分布及效应

受体类型			分布	效应
胆碱能受体	M 受体	M_1 受体	中枢和胃壁细胞	中枢兴奋，胃酸分泌增加
		M_2 受体	心肌	心率减慢，传导减慢，收缩力减弱
		M_3 受体	平滑肌、腺体、血管、眼	平滑肌收缩，腺体分泌，血管扩张，缩瞳
	N 受体	N_N 受体	自主神经节、肾上腺髓质	神经节兴奋，肾上腺髓质分泌
		N_M 受体	骨骼肌	骨骼肌收缩
肾上腺素能受体	α 受体	$α_1$ 受体	血管（皮肤、黏膜、内脏）、瞳孔	血管收缩，血压升高，瞳孔开大
		$α_2$ 受体	突触前膜	去甲肾上腺素释放减少
	β 受体	$β_1$ 受体	心脏	收缩力加强，心率和传导加快
		$β_2$ 受体	支气管、平滑肌、血管（冠状动脉、骨骼肌血管）、肝、骨骼肌	支气管扩张，平滑肌松弛，血管扩张，糖原分解，促进糖异生，血糖升高

交感神经兴奋的表现

（1）

怒发冲冠瞪大眼，心跳加快呼吸粗，肠蠕动慢二便免；内脏血管多收缩，骨骼肌血管舒张；全身出汗唾液黏，力量来自肝糖原；孕妇兴奋太过度，子宫收缩易流产。

（2）

散瞳外周血管缩,兴奋心脏冠脉扩。松弛胃肠支气管,肝内糖原被分解。
肾上髓质促分泌,毛发竖起出汗多。非妊子宫被抑制,妊娠子宫促收缩。

（3）

交感加强管应急,心速高压张支气,收缩血管促分解,扩瞳竖毛汗分泌,
抑制消化和泌尿,舒张平滑括约肌。

副交感神经兴奋的表现

副交主要管休息,多与交感相对应,促进吸收与排泄,保存能量利生殖。

表5-5 传出神经系统效应器及其生理功能

器官	交感神经		副交感神经	
	效应	受体	效应	受体
眼				
虹膜				
辐射肌	收缩	α_1[2]		
环状肌			收缩	M_3
睫状肌	[舒张][1]	β	收缩	M_3
心脏				
窦房结	加速	β_1, β_2	减慢	M_2
异位起搏点	加速	β_1, β_2		
收缩	增强	β_1, β_2	减弱[心房]	M_2
血管				
皮肤、内脏血管	收缩	α		
骨骼肌血管	舒张	β_2		
	[收缩]	α		
	舒张	M[3]		
内皮			释放EDRF	M_3[4]
支气管平滑肌	舒张	β_2	收缩	M_3
胃肠道平滑肌				
胃肠壁	舒张	α_2, β_2[5]	收缩	M_3
括约肌	收缩	α_1	舒张	M_3
分泌			分泌增加	M_3

续表

器官	生理效应			
	交感神经		副交感神经	
	效应	受体	效应	受体
肠肌丛			激活	M_1
泌尿生殖道平滑肌				
膀胱壁	舒张	β_2	收缩	M_3
括约肌	收缩	α_1	舒张	M_3
子宫（妊娠）	舒张	β_2		
	收缩	α	收缩	M_3
阴茎、精囊	射精	α	勃起	M
皮肤				
竖毛肌	收缩	α		
汗腺				
体温调节	增加	M		
顶泌汗腺分泌（紧张）	增加	α		
代谢活动				
肝	糖异生	β_2, α		
	糖原分解	β_2, α		
脂肪细胞	脂肪分解	β_3		
肾	肾素释放	β_1		
自主神经末梢				
交感			减少 NA 释放	$M^{[6]}$
副交感	减少 ACh 释放	α		

注释：[1] 括号内为弱势反应。

[2] 特定受体类型，α=alpha，β=beta，M=muscarinic。

[3] 骨骼肌的血管平滑肌上存在交感胆碱能舒张纤维。

[4] 大多数血管内皮分泌 EDRF（内皮依赖性舒张因子），在毒蕈碱作用下，可引起明显的血管舒张。然而，与分布于骨骼肌血管胆碱能交感神经纤维上受体不同，这些受体无胆碱能交感神经支配，且只受循环中毒蕈碱样物质影响。

[5] 可能通过副交感神经突触前抑制发挥作用。

[6] 可能是 M_1，而 M_2 仅在某些情况下参与。

神经递质受体的激动药和阻滞药

外周递质有两种，相应受体来对应，受体均有激动药，还有特异阻滞剂，临床应用十分广，防治疾病显威力。

表 5-6　常用传出神经系统药物的分类

激动药	拮抗药
胆碱受体激动药 　M、N 受体激动药（卡巴胆碱） 　M 受体激动药（毛果芸香碱） 　N 受体激动药（烟碱） 抗胆碱酯酶药（新斯的明） 肾上腺素受体激动药 　α 受体激动药 　　α_1、α_2 受体激动药（去甲肾上腺素） 　　α_1 受体激动药（去氧肾上腺素） 　　α_2 受体激动药（可乐定） 　α、β 受体激动药（肾上腺素） 　β 受体激动药 　　β_1、β_2 受体激动药（异丙肾上腺素） 　　β_1 受体激动药（多巴酚丁胺） 　　β_2 受体激动药（沙丁胺醇）	胆碱受体阻滞药 　M 受体阻滞药 　　非选择性 M 受体阻滞药（阿托品） 　　M_1 受体阻滞药（哌仑西平） 　　M_2 受体阻滞药（戈拉碘铵） 　　M_3 受体阻滞药（hexahydrosiladifenidol） 　N 受体阻滞药 　　N_N 受体阻滞药（六甲双铵） 　　N_M 受体阻滞药（琥珀胆碱） 胆碱酯酶复活药（碘解磷定） 肾上腺素受体阻滞药 　α 受体阻滞药 　　α_1、α_2 受体阻滞药（非选择性 α 受体阻滞药） 　　　短效类（酚妥拉明） 　　　长效类（酚苄明） 　　α_1 受体阻滞药（哌唑嗪） 　　α_2 受体阻滞药（育亨宾） 　β 受体阻滞药 　　β_1、β_2 受体阻滞药（普萘洛尔） 　　β_1 受体阻滞药（阿替洛尔） 　　β_2 受体阻滞药（布他沙明） 　α_1、α_2、β_1、β_2 受体阻滞药（拉贝洛尔）

第六章 M 胆碱受体激动药

M 胆碱受体的分型

M 胆碱能受体，可以分为三亚型。

表 6-1 M 胆碱受体亚型和分布

受体亚型	分布
M_1	胃壁细胞、自主神经节和中枢神经系统
M_2	心脏、脑、自主神经节和平滑肌
M_3	外分泌腺、平滑肌、血管内皮、脑和自主神经节

注释：哌仑西平阻断 M_1 受体作用强，对 M_2、M_3 受体作用弱。阿托品对 3 种 M 受体作用无选择性。

M 胆碱受体激动药的分类

胆碱受体激动药，可以分为两类型：胆碱酯类生物碱，毛果芸碱是重点，缩瞳降压调痉宁，主治闭角青光眼。

表 6-2 常见 M 胆碱受体激动药的分类及其临床应用

药物分类	临床应用
胆碱酯类	
乙酰胆碱	实验工具药
醋甲胆碱	口腔黏膜干燥症
卡巴胆碱	青光眼
贝胆碱	术后腹气胀、胃张力缺乏症、胃滞留
天然拟胆碱生物碱	
毛果芸香碱	青光眼、虹膜炎
毒蕈碱	无临床应用，但在民间经常发生中毒

治疗青光眼的药物

治疗青光眼药物，重在降低颅内压，作用机制不相同，治疗效果均不差。

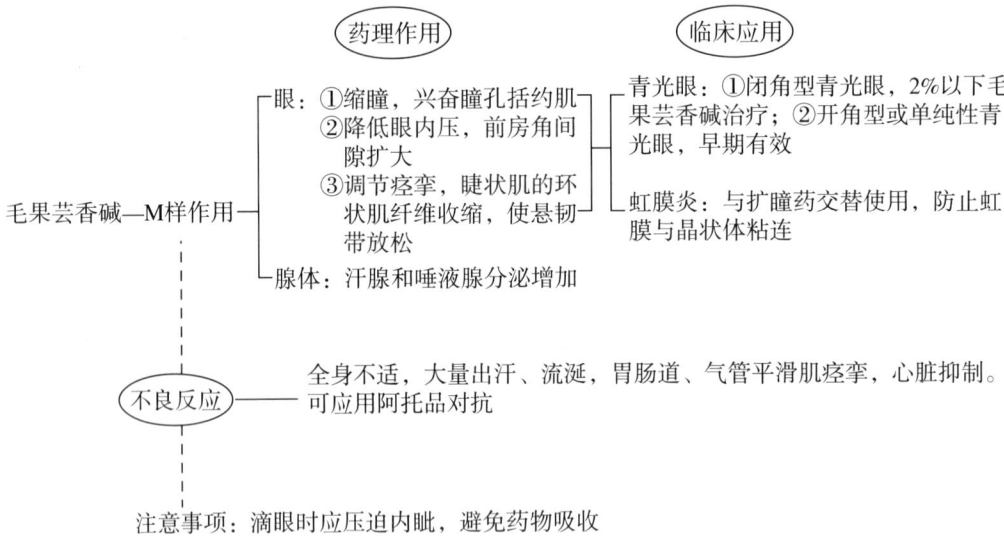

图 6-1 毛果芸香碱的药理作用、临床应用与不良反应

表 6-3 治疗青光眼的常用药物及作用特点

常用药物	作用特点
毛果芸香碱	M 受体激动药，缩瞳，降低眼内压
毒扁豆碱	胆碱酯酶抑制药，抑制胆碱酯酶，兴奋 M 受体
噻吗洛尔	β 受体阻滞药，可减少房水生成
乙酰唑胺	碳酸酐酶抑制药，抑制碳酸酐酶，减少房水生成
甘露醇	脱水剂，使血容量下降，眼内压降低

第七章　抗胆碱酯酶药和胆碱酯酶复活药

概述

易逆难逆两类分，后者中毒有机磷，治疗要用解磷定；新斯的明前者用，治疗重症肌无力，腹胀"室上速"亦行。

抗胆碱酯酶药
- 易逆性抗胆碱酯酶药
  - 新斯的明—治疗重症肌无力，腹气胀和尿潴留，阵发性室上性心动过速及竞争性神经肌肉阻滞药筒箭毒碱过量的解毒
  - 吡斯的明—治疗重症肌无力，麻痹性肠梗阻和术后尿潴留
  - 毒扁豆碱—治疗青光眼
  - 安贝氯铵（酶抑宁）—治疗重症肌无力
  - 依酚氯铵—鉴别诊断重症肌无力
  - 加兰他敏—用于重症肌无力、脊髓灰质炎后遗症的治疗
  - 地美溴铵—治疗开角型青光眼
- 难逆性抗胆碱酯酶药—有机磷酸酯类—农业杀虫剂

图 7-1　抗胆碱酯酶药物分类、代表药及其主要用途

表 7-1　易逆性抗胆碱酯酶药的临床应用

临床应用	说明
重症肌无力	吡斯的明和安贝氯铵为常规使用药物
腹气胀和尿潴留	以新斯的明疗效好
青光眼	以毒扁豆碱、地美溴铵较为多用
解毒	主要用新斯的明、依酚氯铵和加兰他敏
阿尔茨海默病	可用多奈哌齐、利斯的明、加兰他敏

表 7-2　易逆性抗胆碱酯酶药

药物	药理作用	临床应用	不良反应及注意事项
新斯的明	对骨骼肌、胃肠道平滑肌、膀胱平滑肌作用较强，对其他器官作用较弱	重症肌无力，手术后腹气胀和尿潴留，阵发性室上性心动过速，解救筒箭毒碱和阿托品中毒	胆碱能神经过度兴奋
毒扁豆碱	缩瞳、促进胃肠运动、膀胱逼尿肌收缩、促分泌、骨骼肌收缩，对中枢小量兴奋、大量抑制，中毒可致呼吸肌麻痹	局部用于青光眼，缩瞳、降低眼内压，阿托品中毒解救	睫状肌收缩作用强，常致头痛、眼痛、视物模糊

药物	药理作用	临床应用	不良反应及注意事项
吡斯的明	作用类似新斯的明	重症肌无力，麻痹性肠梗阻，术后尿潴留	不良反应与新斯的明相似
加兰他敏	短暂的乙酰胆碱酯酶（AChE）抑制药，对运动终板 N_M 型受体有直接兴奋作用	小儿麻痹，肌无力，神经炎，筒箭毒碱中毒，阿尔茨海默病	恶心、呕吐、腹泻常见
依酚氯铵	胆碱酯酶抑制作用弱，有直接兴奋终板 N_M 型受体作用	鉴别诊断重症肌无力	显效快、持续时间短，需常备阿托品作为解救药
石杉碱甲	易透过血-脑屏障，改善缺氧、电休克及药物产生的记忆障碍	治疗阿尔茨海默病，单纯记忆障碍	

新斯的明与毛果芸香碱的比较

新斯的明毛果碱，药理作用相类似，作用机制不相同，作用强度有差异。

表 7-3　新斯的明与毛果芸香碱的比较

	新斯的明	毛果芸香碱
药理作用	间接激动 M 受体：抑制胆碱酯酶活性而呈现拟胆碱作用，对骨骼肌及胃肠平滑肌兴奋作用较强，对腺体、眼、心血管及支气管平滑肌作用弱	直接激动 M 受体：对眼的作用尤其明显，缩瞳、降眼压、调节痉挛，对汗腺、唾液腺分泌也有明显的促进作用
临床用途	治疗重症肌无力，术后或其他原因引起的腹胀及尿潴留，阵发性室上性心动过速	青光眼，包括闭角型青光眼和早期开角型青光眼；治疗虹膜炎与扩瞳药交替应用，阿托品类药物中毒

有机磷中毒的症状

四流一小心跳慢[1]，全身肌肉时时颤[2]，

注释：[1] 有机磷抑制胆碱酯酶活性，导致乙酰胆碱大量堆积，M 受体过度兴奋，引起流汗、流涎、流屎、流尿（二便失禁），瞳孔缩小和心跳减慢。

[2] 骨骼肌 N_2 受体兴奋，引起肌肉颤动。

表 7-4　有机磷酸酯类急性中毒的临床表现

作用	中毒表现
M 样作用	
虹膜括约肌及睫状肌收缩	瞳孔缩小、视物模糊、眼痛、结膜充血
腺体分泌增加	流涎、流泪、流涕、口吐白沫、多汗、呼吸道分泌物增加
呼吸道平滑肌收缩	胸闷、气短、呼吸困难，严重者肺水肿
胃肠道平滑肌收缩	恶心、呕吐、腹痛、腹泻、大便失禁
膀胱括约肌松弛	小便失禁
心脏抑制	心动过缓、脉细
血管扩张	血压下降
N 样作用	
N_M 受体兴奋	肌肉震颤、抽搐，严重者肌无力甚至麻痹
N_N 受体兴奋	心动过速，血压升高，自主神经节先兴奋后抑制
中枢神经系统反应	
先兴奋后抑制	不安、失眠、谵妄、昏迷、呼吸困难、循环衰竭

急性有机磷农药中毒的治疗措施

消除毒物应抓紧，早期使用解毒剂，阿托品与解磷定，对症治疗也紧跟。

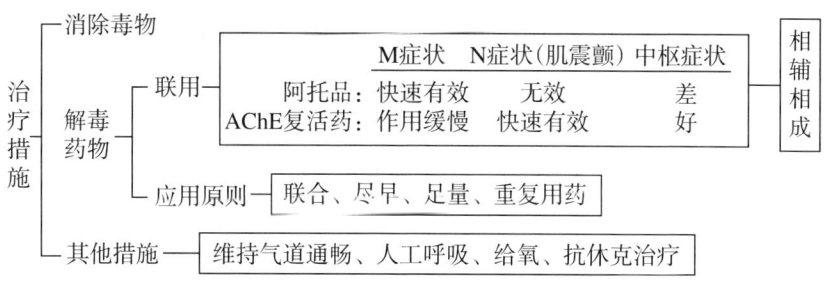

图 7-2　有机磷酸酯类中毒的治疗

表 7-5　急性有机磷农药中毒的治疗措施

治疗措施	说明
消除毒物	①将患者移出现场，去除污染的衣物 ②经皮肤吸收者，用温水和肥皂清洗皮肤 ③口服中毒者洗口或导泻
解毒药物	
阿托品	大剂量注射，对抗体内乙酰胆碱（ACh）的毒蕈碱样作用
AChE 复活药	使被有机磷酸酯类抑制的 AChE 恢复活性
其他措施	对症治疗，维持呼吸、循环，支持疗法等

常见的胆碱酯酶复活药

胆碱酯酶复活药,解磷定与双复磷。

表 7-6 常见的胆碱酯酶复活药

药物	作用特点
氯解磷定	缓解烟碱样症状快,对缓解中枢症状有一定疗效;缓解毒蕈碱样症状作用差
碘解磷定(派姆)	作用同上,但本品含肟仅51.9%,临床常被氯解磷定替代。对内吸磷、马拉硫磷、对硫酸中毒的解毒效果较好,对美曲膦酯、敌敌畏中毒效果差,对乐果中毒无效
双复磷	解毒作用快、强、持久,易透过血-脑屏障;对缓解烟碱样、毒蕈碱样及中枢中毒症状均有效;对有机磷军事毒剂解救也有效

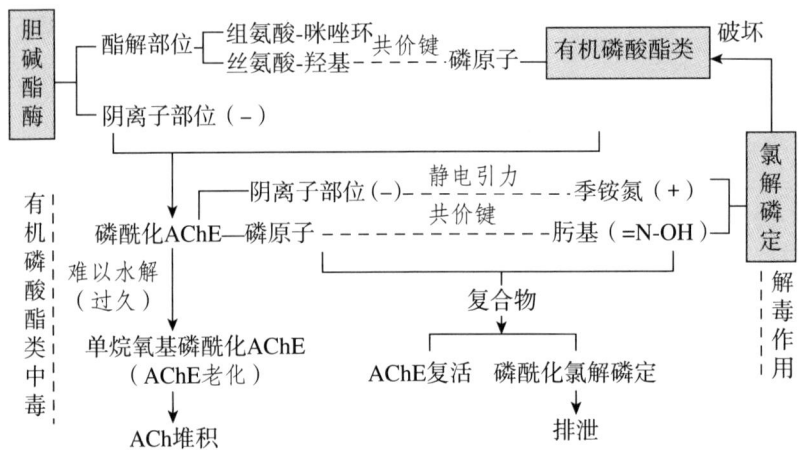

图 7-3 有机磷酸酯类中毒和氯解磷定解毒的机制

氯解磷定可与磷酰化 AChE 结合使 AChE 复活,但对老化的单烷氧基磷酰化 AChE 无复活作用,另外氯解磷定还可直接结合有机磷酸酯类,成为无毒的磷酰化氯解磷定

第八章 胆碱受体阻滞药（Ⅰ）-M 胆碱受体阻滞药

阿托品

（1）

兴奋心脑血管红，肌松抑泌又扩瞳，调节麻痹眼压增，治疗虹膜脏绞痛，缓慢心率抗休克，解救中毒有机磷。

（2）

莨菪颠茄阿托品，散瞳扩管松平肌，解痉止痛抗休克，口干汗少和心悸。

表 8-1 阿托品的作用、用途、不良反应及禁忌证

作用	用途	禁忌证	不良反应
松弛内脏平滑肌（胃肠、膀胱明显）	治疗胃肠道绞痛及膀胱刺激征、胆绞痛、肾绞痛	前列腺肥大，麻痹性肠梗阻	便秘，排尿困难
对眼的影响（扩瞳、增高眼压、调节麻痹）	治疗虹膜睫状体炎，眼底检查、验光	青光眼	远视、畏光、眼压增高
抑制腺体分泌（唾液腺、汗腺＞支气管腺体）	做术前准备，预防呼吸道腺体的分泌物阻塞呼吸道，用于流涎和盗汗	高热（慎）	口干、皮肤干燥
解除迷走神经对心脏的抑制	治疗房室传导阻滞和窦性心动过缓	心动过速	心悸
对抗 M 样症状	解除有机磷中毒		
大剂量扩张血管，改善微循环（与阻断 M 受体无关）	治疗感染性休克		面色潮红
中枢兴奋（过量）			严重者转为中枢抑制

其他 M 胆碱受体阻滞药

颠茄莨菪哌仑平，丙胺太林贝那嗪，感染休克山莨碱，东莨麻前晕动病，丙胺太林饭前用，哌仑西平毒副轻。

表 8-2 其他 M 胆碱受体阻滞药

药物	作用特点	应用
异丙托溴铵	①非选择性 M 受体阻滞药 ②注射给药可扩张支气管平滑肌 ③无中枢作用 ④作用持续 4～6h ⑤常气雾剂吸入给药	慢性阻塞性肺疾病
溴甲东莨菪碱	①无中枢作用 ②药效弱于阿托品 ③口服吸收少，作用时间长于阿托品	胃肠道疾病
山莨菪碱	①解痉作用较东莨菪碱强 ②无中枢抑制作用	感染中毒性休克、内脏绞痛、血管神经性头痛、眩晕
溴甲后马托品	①抗毒蕈碱作用弱于阿托品 ②神经节阻滞作用较强	镇咳、缓解胃肠道绞痛及辅助治疗消化性溃疡
溴丙胺太林（普鲁本辛）	①口服吸收不完全，宜在饭前 0.5～1h 服用 ②非选择性 M 受体阻滞药 ③治疗量明显抑制胃肠平滑肌 ④减少胃酸分泌	胃、十二指肠溃疡，胃肠痉挛和泌尿道痉挛、遗尿症、妊娠呕吐
叔胺类		
盐酸黄酮哌酯	非选择性直接松弛平滑肌	减轻胃肠道、胆道、输尿管和子宫平滑肌痉挛
氯化奥昔布宁	非选择性直接松弛平滑肌	减轻胃肠道、胆道、输尿管和子宫平滑肌痉挛
贝那替嗪（胃复康）	口服较易吸收	兼有焦虑症的溃疡、肠蠕动亢进、膀胱刺激征
哌仑西平（吡疡平）	选择性阻断胃壁细胞上的 M_1 胆碱受体，抑制胃酸分泌	胃、十二指肠溃疡、急性胃黏膜出血、胃泌素瘤

第九章　胆碱受体阻滞药（Ⅱ）-N胆碱受体阻滞药

一、神经节阻滞药

神经节阻滞药的作用机制

神经节的阻滞药，结合细胞N受体，影响节细胞兴奋，兴奋传导受阻滞。

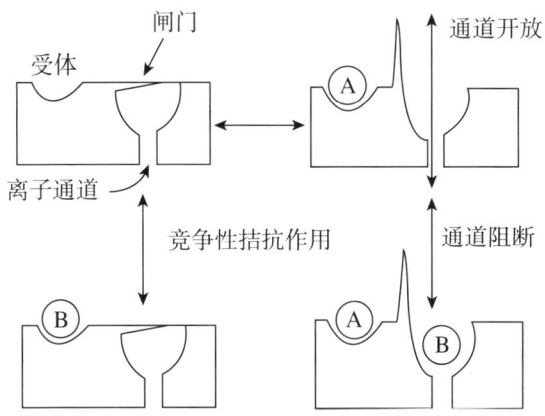

图 9-1　神经节阻滞药拮抗 ACh 作用的机制
A．ACh 分子；B．阻滞药分子

神经节阻滞药能选择性地与神经节细胞的 N 胆碱受体结合，竞争性阻断 ACh 与受体结合，使 ACh 不能引起神经节细胞去极化，从而阻断神经冲动在神经节中的传递

自主神经节阻滞后的效应

自主交感副交感，节前纤维中枢连，到达外周换元后，节后纤维布肌腺。
两者作用可同靶，产生效应可拮抗，综合效应之表现，优势支配者明显。
神经节若被阻滞，优势效应被取消，毒副作用比较大，临床应用比较少。

表 9-1　自主神经的优势支配和神经节阻滞后效应

效应器	占优势的神经支配（正常时）	神经节阻滞效应
血管		
动脉	交感	动脉舒张，外周血流增加，血压下降
静脉	交感	静脉舒张，回心血量减少，心排血量下降，血压下降，直立性低血压

续表

效应器	占优势的神经支配（正常时）	神经节阻滞效应
心脏		
窦房结	副交感	心率加快→心动过速
心肌	交感	每搏输出量减少→血压下降
瞳孔括约肌	副交感	瞳孔放大
睫状肌	副交感	调节麻痹→适于远视，近物模糊
消化道	副交感	蠕动减少，便秘，胃和胰腺分泌减少
膀胱	副交感	膀胱括约肌松弛→尿潴留
唾液腺	副交感	分泌减少→口干
汗腺	交感	分泌减少→无汗
生殖器	交感和副交感	兴奋性减退

注释：神经节被阻滞后对交感神经节和副交感神经节都有阻滞作用，其综合效应根据两类神经对器官支配的优势者而定。

骨骼肌松弛药（神经肌肉阻滞药）

琥珀胆碱之结构，乙酰胆碱相类似，与 NM 受体结合，产生持久去极化。

筒箭毒碱则不同，能与 ACh 竞争，NM 受体受阻断，骨骼肌难去极化，乙酰胆碱无作用，骨骼肌松易手术。

表 9-2　琥珀胆碱与筒箭毒碱比较

	琥珀胆碱 去极化型肌松药	筒箭毒碱 非去极化型肌松药
前期给予氯化筒箭毒碱	拮抗效果	增强效果
前期给予琥珀胆碱	有时产生快速耐受，可能出现增强效果	无效，或拮抗效果
胆碱酯酶抑制药作用效果	无拮抗效果	逆转效果
对运动终板的作用	部分、持久去极化	提高乙酰胆碱的作用阈值，无去极化作用
对横纹肌的初始兴奋效果	短暂的肌束震颤	无
药理作用	肌肉松弛	肌肉松弛，神经节阻断，释放组胺
肌肉松弛先后顺序	颈部肌肉→肩胛、腹部和四肢	眼肌→四肢、颈部和躯干肌肉→肋间肌→膈肌

续表

	琥珀胆碱 去极化型肌松药	筒箭毒碱 非去极化型肌松药
临床应用	气管内插管、气管镜、食管镜检查等短时操作,辅助麻醉	麻醉辅助药,用于胸腹手术和气管插管等
不良反应	窒息,眼内压升高,肌束颤动,血钾升高,腺体分泌增加,组胺释放,恶性高热	心率减慢,血压下降,支气管痉挛,唾液分泌增多,大剂量可致呼吸肌麻痹
禁忌证	大面积软组织损伤,如烧伤、恶性肿瘤、肾功能损害、脑血管意外等可致血钾升高的疾患,青光眼、白内障晶状体摘除术	重症肌无力,支气管哮喘,严重休克
中毒解救	常备人工呼吸机	人工呼吸 + 新斯的明

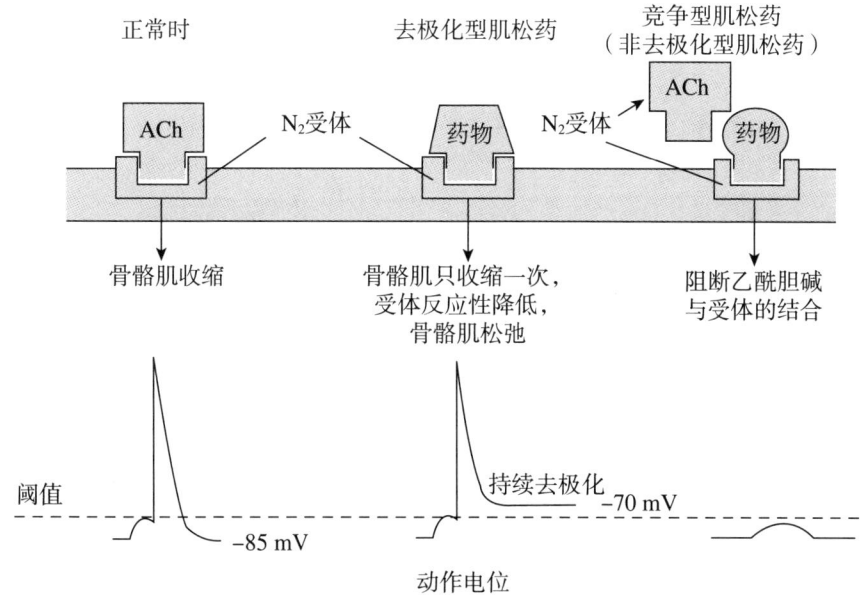

图 9-2 肌松药作用模式图

①去极化型肌松药的结构与 ACh 相似,与 N_2 受体牢固结合,不易被胆碱酯酶分解,产生持久去极化,使 N_2 受体不能对 ACh 起反应,从而使骨骼肌松弛。这是因为肌膜上电压门控钠通道具有激活→失活→备用三种状态,只有在激活状态才开放,允许 Na^+ 内流而产生动作电位。钠通道失活后必须恢复到备用状态才能再次被激活,而只有当膜复极化达相当程度时,钠通道才能从失活状态恢复到备用状态。如果持久去极化,则不能由失活状态恢复到备用状态,就不能再次激活开放,因而不能引起骨骼肌兴奋和收缩
②非去极化型肌松药与 ACh 竞争 N_2 受体,但不激活该受体,竞争性阻断 ACh 的去极化作用,使骨骼肌松弛

第十章 肾上腺素受体激动药（拟肾上腺素药）

一、概述

拟肾上腺素药

拟肾上腺素药物，可以分为三类型。α激动药有四种，去甲间羟较常用。

αβ激动药有三，常用多巴胺副肾。β激动药有多种，常用沙丁异丙肾。

注释："去甲"指去甲肾上腺素，"副肾"指肾上腺素，"沙丁"指沙丁胺醇，"异丙肾"指异丙肾上腺素。

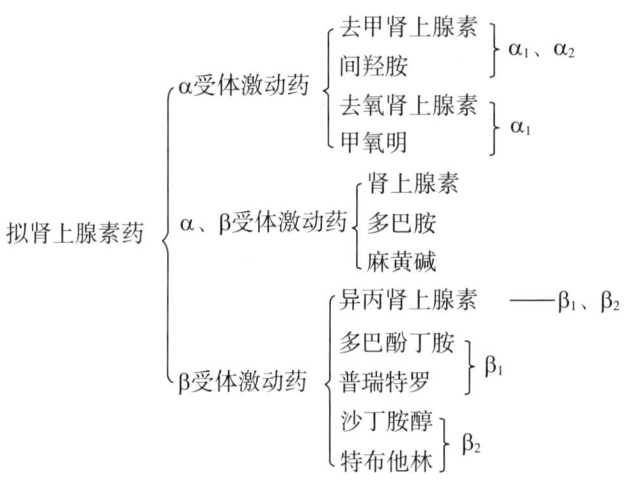

图 10-1 拟肾上腺素药类型

表 10-1 拟肾上腺素药分类及基本作用的比较

分类	药物	对不同肾上腺素受体作用的比较			作用方式	
		α受体	$β_1$受体	$β_2$受体	直接作用于受体	释放递质
α受体激动药	去甲肾上腺素	+++	++	±	+	
	间羟胺	++	+	+	+	+
	去氧肾上腺素	++	±	±	+	±
	甲氧明	++	−	−	+	−
α、β受体激动药	肾上腺素	++++	+++	+++	+	
	多巴胺	+	++	±	+	+
	麻黄碱	++	++	+	+	+

分类	药物	对不同肾上腺素受体作用的比较			作用方式	
		α受体	β₁受体	β₂受体	直接作用于受体	释放递质
β受体激动药	异丙肾上腺素	−	+++	+++	+	
	多巴酚丁胺	+	++	+	+	±

注释：−表示无作用，±、+、++、+++分别表示作用不定、弱、中、强。多巴胺还作用于多巴胺受体。

常用的拟肾上腺素药

肾上异丙与去甲，麻黄间羟和多巴。加速心率解支痉，收缩血管升血压。
抢救心停疗哮喘，过敏休克可局麻。心脑肾肠血管扩，感染休克用多巴。

二、α受体激动药

概述

正肾[1]普遍缩血管，血压升高反扩冠。心率加快传导速，抢救休克神经源。
稀释口服治呕血，作用缓久间羟胺。

注释：[1]指去甲肾上腺素。

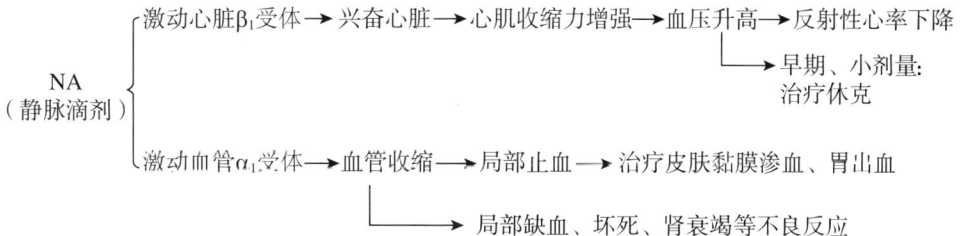

图 10-2　去甲肾上腺素（NA）的作用、应用及不良反应

表 10-1　常用的 α 受体激动药的比较

	去甲肾上腺素	间羟胺（阿拉明）	去氧肾上腺素
作用机制	激动α受体，通过DG、IP₃调节细胞功能，有弱的β₁受体激动作用	激动α受体，促进儿茶酚胺释放	激动α受体，促进儿茶酚胺释放
药理作用	有强α、弱β₂效应，增加腺苷，扩张冠状动脉，对心率、心排血量作用不大	主要有α效应，升压和缩肾血管作用弱	主要有α效应，散瞳作用快而短暂，不升高眼压
给药方式	静脉滴注	静脉滴注或肌内注射	注射、滴眼、滴鼻

续表

	去甲肾上腺素	间羟胺（阿拉明）	去氧肾上腺素
适应证	某些休克，如神经源性休克，药物性低血压，如麻醉药、催眠药等，上消化道出血，止血	适用于各种休克早期的治疗，药物性低血压（去甲肾上腺素的替代品）	某些休克，如过敏性、中毒性休克，药物性低血压，阵发性室上性心动过速，缓解鼻充血，眼科检查扩瞳
禁忌证	高血压、动脉硬化、冠心病、孕妇、严重肾功能不全、微循环障碍的休克	高血压、动脉硬化、心力衰竭、甲状腺功能亢进、糖尿病	高血压、动脉硬化、冠心病、婴儿、孕妇、青光眼、甲状腺功能亢进、糖尿病
不良反应	局部组织缺血坏死，急性肾衰竭，皮肤发凉、苍白，大剂量致心律失常	心律失常和肾衰竭都很少见，有蓄积性，过量导致高血压	高血压、头痛、呕吐、心动过缓，幻觉、躁狂，局部不适
特点	性质不稳定，忌与碱性药配伍，避光	性质稳定，作用持久，可以产生快速耐受	避光

注释：本类药主要激动 α 受体，对外周血管和血压作用显著。DG，二酰甘油；IP_3，三磷酸肌醇。

三、α、β 受体激动药

肾上腺素

肾上强心促代谢，缩舒血管扩气管。血压改变随剂量，心脏复苏治哮喘。
过敏休克是首选，局部手术局麻延。

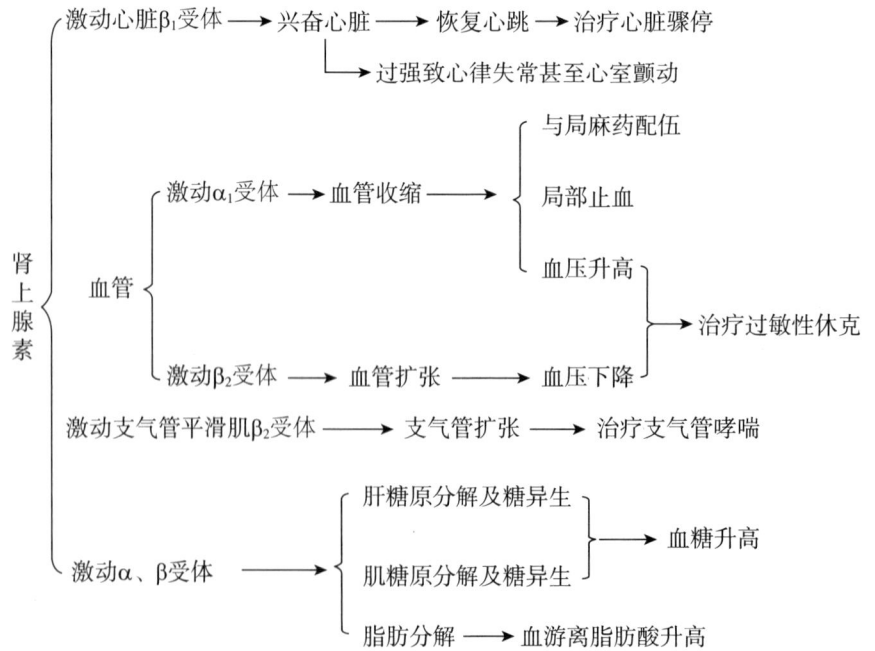

图 10-3　肾上腺素的作用与应用

多巴胺

兴奋心脏升血压，舒缩血管护肾好。激动多巴胺受体，增加脏血又利尿。
用于休克心肾衰，不良反应轻而少。

```
          ┌ 激动心脏β₁受体 ──→ 心脏兴奋 ──→ 心收缩力增加，心排血量增加 ┬→ 治疗急性心力衰竭
          │                                                          └ 血高升高 ──→ 抗休克
          │ 激动血管α₁受体 ──→ 皮肤、黏膜血管明显收缩
 多巴胺 ──┤
          │ 激动肾DA受体 ──┬ 肾血管扩张 → 肾血流量增加 ──→ 改善肾功能 ──→ 治疗急性肾衰
          │                └ 排钠利尿
          └ 激动肠系膜DA受体 ──→ 肠系膜、内脏血管扩张 ──→ 改善供血
```

图 10-4　多巴胺的作用与应用

表 10-2　常用 α、β 受体激动药的比较

	肾上腺素	多巴胺	麻黄碱
作用机制	激动 α、β 受体，通过 G 蛋白偶联的信号通路调节细胞功能	激动 α、β₁ 受体，促进儿茶酚胺释放，激动外周多巴胺受体	激动 α、β 受体，促进儿茶酚胺释放
药理作用	同时具有 α、β₁、β₂ 效应，对血压的影响不确定，取决于 α 效应和 β₂ 效应的抗衡，促进代谢，分解糖原，升高血糖	增强心肌收缩力，增加心排血量，小剂量扩张内脏血管，增加灌注，尤其是肾（多巴胺受体兴奋），小剂量对心率、血压作用小	同时具有 α、β₁、β₂ 效应，中枢兴奋作用强，升压和对平滑肌的作用慢而持久，对心率影响不大
给药方式	皮下、肌内、静脉注射	静脉滴注	口服或注射
适应证	严重的过敏性休克，中毒、溺水等引起的心搏骤停，支气管哮喘急性发作，手术中局部止血，延长麻醉时间	小剂量用于各种休克，尤其是血容量正常，伴有肾功能不全、心排血量低、外周血管阻力大的情况（抗休克的最佳药物）；大剂量用于伴有血流动力学异常的低血压	预防和治疗支气管哮喘和低血压，尤其是麻醉导致的低血压，性欲减退、不射精，鼻黏膜充血
禁忌证	高血压、冠心病、动脉硬化、心力衰竭、甲状腺功能亢进、糖尿病	肺淤血，心脏前负荷高，嗜铬细胞瘤	高血压、动脉硬化、冠心病、甲状腺功能亢进
不良反应	烦躁、心悸、出汗、皮肤苍白，大剂量引起血压骤升、脑出血，心律失常、期前收缩、心室颤动	恶心、呕吐，大剂量引起心律失常、心动过速、肾功能下降，可致高血压、肺淤血	兴奋、失眠、不安、震颤等，大剂量抑制心脏

续表

	肾上腺素	多巴胺	麻黄碱
特点	性质不稳定,忌与碱性药配伍,作用快而强,对机体影响大,必须严格控制剂量,监控用药	性质不稳定,口服无效,起效快而短暂,不能透过血-脑屏障,需监控心率、心律、血压、尿量	作用持久,容易产生快速耐受

四、β受体激动药

异丙肾上腺素

兴奋心脏扩血管,舒张气管促代谢。心脏复苏房室阻,感染休克先补液。
喷雾控制急哮喘,心悸头晕较常见。

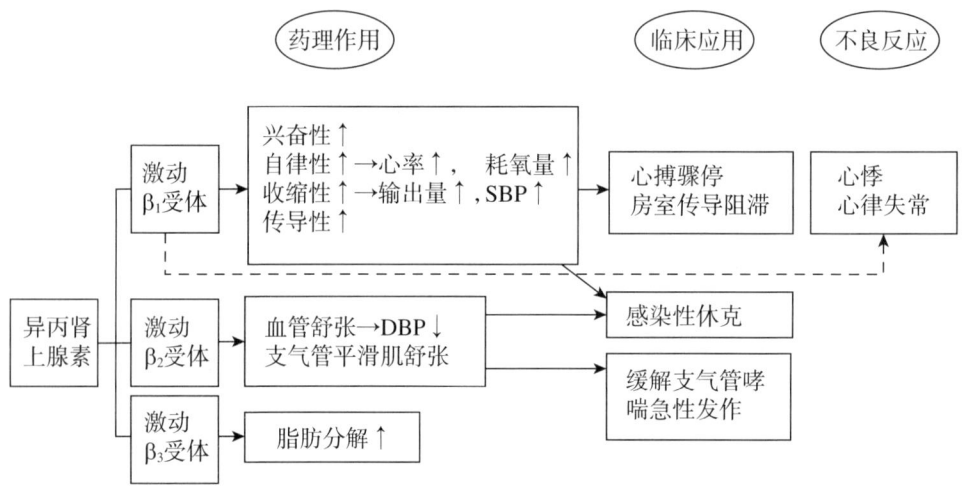

图 10-5　异丙肾上腺素的药理作用、临床应用和不良反应
SBP,收缩压；DBP,舒张压

第十一章 肾上腺素受体阻滞药（抗肾上腺素药）

一、概述

肾上腺素受体阻滞药的分类

阻断肾上腺受体，常用药物分三类。阻断α受体药物，酚妥拉明最常用。
αβ阻滞药物中，拉贝洛尔有大名。β受体阻滞药，普萘美托较常用。

常用肾上腺素受体阻滞药

阻断α用妥拉明，扩张血管并强心。治疗休克抗心衰，嗜铬胞毒脉管病。
抗β用普萘洛尔，减缓心率扩血管。用于心快高血压，紧张甲亢青光眼。

表 11-1 肾上腺素受体阻滞药的分类

分类	代表药物
α受体阻滞药	
非选择性α受体阻滞药	
短效类	酚妥拉明、妥拉唑林
长效类	酚苄明
选择性α_1受体阻滞药	哌唑嗪、特拉唑啉、多沙唑啉
选择性α_2受体阻滞药	育亨宾
β受体阻滞药	
非选择性β受体阻滞药	
无内在拟交感活性的β受体阻滞药	普萘洛尔、噻吗洛尔
有内在拟交感活性的β受体阻滞药	吲哚洛尔
选择性β_1受体阻滞药	
无内在拟交感活性的β_1受体阻滞药	阿替洛尔、美托洛尔
有内在拟交感活性的β_1受体阻滞药	醋丁洛尔、塞利洛尔
α、β受体阻滞药	拉贝洛尔、卡维地洛

二、α受体阻滞药

酚妥拉明

兴奋心脏扩血管，组胺作用拟胆碱。治疗心衰抗休克，肢端动脉痉挛选。
鉴别嗜铬细胞瘤，也治勃起功能障。

表 11-2　酚妥拉明的药理作用、用途与不良反应

药理作用	临床用途	不良反应
兴奋心脏	治疗心衰	心率↑、心绞痛
扩张血管，血压下降，改善微循环	治疗休克、肢端动脉痉挛、拟交感胺过量所致高血压，鉴别嗜铬细胞瘤，治疗 ED	心悸、心律失常、直立性低血压、皮肤潮红
组胺样作用	增加胃酸分泌	恶心、呕吐
拟胆碱作用	兴奋胃肠平滑肌	腹痛、腹泻

注释：ED，勃起功能障碍。

表 11-3　常用 α 受体阻滞药

药物	α 受体选择性	作用特点	主要临床应用	作用时间
酚妥拉明	α_1、α_2	α 受体阻断作用较强，拟胆碱作用和组胺样作用弱	外周血管痉挛性疾病，肾上腺嗜铬细胞瘤、休克、充血性心衰	短
妥拉唑林	α_1、α_2	α 受体阻断作用较酚妥拉明弱，组胺样及拟胆碱作用较强	外周血管痉挛性疾病	短
酚苄明	α_1、α_2	α 受体阻断作用强大而持久，弱抗组胺、抗 5-HT 及抗胆碱作用	对外周血管痉挛性疾病效果优于酚妥拉明，也用于嗜铬细胞瘤治疗	长
哌唑嗪	α_1	选择性阻断 α_1 受体降压，不引起反射性心脏兴奋	轻中度高血压、顽固性心功能不全	中
育亨宾	α_2	选择性阻断外周突触前膜 α_2 受体，并可通过血-脑屏障，进入中枢神经系统阻断 α_2 受体	无临床意义，仅作为实验研究中的工具药	

注释：5-HT 为 5-羟色胺。

三、β 受体阻滞药

β 受体阻滞药的药理作用

抑制心脏缩血管，气管痉挛诱哮喘。减少脂肪降代谢，部分内在拟交感。

局部"奎样"膜稳定[1]，眼压降低抗小板。

注释：[1] 有些受体阻滞药具有局部麻醉作用和奎尼丁样作用，二者统称膜稳定作用，在常用量时与其治疗作用关系不大。

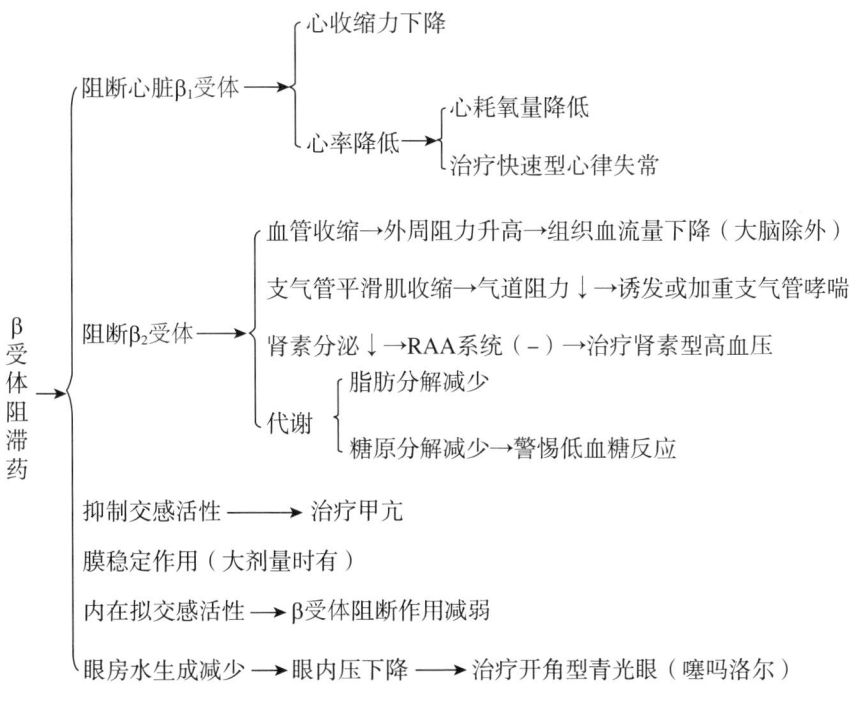

图 11-1 β 受体阻滞药的作用与用途

β 受体阻滞药的用途

心血管病最适宜,"五心一高"[1]要记清。门脉高压"上消血"[2],
嗜铬瘤与甲亢症。青光眼与肌震颤,焦虑紧张偏头痛。

注释:[1]指心律失常、心绞痛、心肌梗死、肥厚型心肌病及高血压。

[2]指上消化道出血。

表 11-4 β 受体阻滞药的临床用途比较

用途	药物					
	普萘洛尔	吲哚洛尔	噻吗洛尔	阿替洛尔	倍他洛尔	美托洛尔
高血压	○	○	○	○	○	○
心绞痛	○	○	○	○	○	○
心律失常	○	○	×	○	×	○
心肌梗死	○	○	○	×	×	○
青光眼	○	×	○	○	○	×
甲亢	○	○	×	○	×	×

用途	药物					
	普萘洛尔	吲哚洛尔	噻吗洛尔	阿替洛尔	倍他洛尔	美托洛尔
嗜铬细胞瘤	○	×	×	×	×	×
偏头痛	○	×	×	○	×	×

注释：○表示有此用途，×表示无此用途。

表 11-5　β 受体阻滞药物的比较

	拉贝洛尔	普萘洛尔	吲哚洛尔	美托洛尔
常用名	降压乐	心得安	心得静	倍他乐克
作用机制	同时拮抗 α、β 受体	拮抗 $β_1$、$β_2$ 受体	拮抗 $β_1$、$β_2$ 受体，但对 $β_2$ 受体有部分激动作用	拮抗 $β_1$ 受体
药理作用	使 α、$β_1$、$β_2$ 效应都减弱，降血压，减慢心率，减少心肌耗氧量，增加冠状动脉血流量	使 $β_1$、$β_2$ 效应都减弱，降血压，减慢心率，减少心肌耗氧量，增加冠状动脉血流量，增加气道阻力，阻止脂肪和糖原分解	使 $β_1$ 效应减弱，部分激动 $β_2$ 受体，舒张骨骼肌血管，更有利于降压，心脏抑制作用小	使 $β_1$ 效应减弱，不会显著影响气道阻力
给药方式	口服或静脉注射	口服、静脉滴注、缓释	口服、静脉注射	口服、静脉注射
适应证	各种类型高血压，冠心病、心肌梗死	各种类型高血压，冠心病、心肌梗死，各种快速性心律失常，甲状腺功能亢进	各种类型高血压（尤其伴心动过缓），心绞痛，快速性心律失常	各种类型高血压，心绞痛，室上性心律失常
禁忌证	儿童、孕妇、哮喘、心动过缓、传导阻滞、脑出血	哮喘和过敏性鼻炎、心力衰竭、传导阻滞、心动过缓	支气管哮喘，心力衰竭，循环衰竭	传导阻滞、心动过缓、心力衰竭，肝、肾功能不全，孕妇、糖尿病、甲状腺功能亢进
不良反应	眩晕、乏力、胸闷、直立性低血压、胃肠道症状	低血压、心动过缓、乏力、嗜睡、头晕、恶心、腹泻、性功能障碍	大剂量引起反常血压升高，胃肠道症状、头晕、嗜睡、性功能障碍	头痛、眩晕、失眠、疲倦，胃部不适

β受体阻滞药的不良反应

一般吐泻消化道，偶见皮疹小板少。严重心血管反应，诱发加重气管哮。突停反跳缘上调，个别抑郁失眠扰。

第十二章 中枢神经系统药理学概论

神经递质的分类

神经递质数十种,胆碱胺类和肽类。氨基酸类嘌呤类,还有气体和脂类。

神经递质的分布

中枢去甲多巴胺,乙酰胆碱谷氨酸。抑制甘氨五羟胺,还有 γ-氨基丁酸。
外周递质有两种,交感节后多肾上,其余均是放胆碱,还有汗泌血管张。

表 12-1 主要中枢神经递质概况

种类	分布	功能特点	受体亚型	受体作用机制
胆碱类				
乙酰胆碱	脊髓前角运动神经元	广泛影响中枢功能	毒蕈碱型受体（M_1）	激动性,降低 K^+ 电导
	丘脑后腹核发出的第三级神经元	以兴奋为主,与学习记忆等也有关	毒蕈碱型受体（M_2）	抑制性,增加 K^+ 电导
	脑干网状结构上行激动系统		烟碱受体（N）	激动性,增加阳离子电导
去甲肾上腺素	主要位于低位脑干	兴奋、抑制因部位而异	α_1 受体	激动性,降低 K^+ 电导
			α_2 受体	抑制性,增加 K^+ 电导
			β_1 受体	激动性,降低 K^+ 电导,由 cAMP 介导
			β_2 受体	抑制性,可能与 Na^+ 泵活性增加有关
单胺类				
多巴胺	分布于黑质-纹状体、中脑边缘系统和结节-漏斗部分	锥体外系的重要递质	D_1 受体	抑制性,激活腺苷酸环化酶
			D_2 受体	抑制性,增加 K^+ 电导
5-羟色胺	主要集中分布于中缝核	与睡眠、觉醒、情绪反应等有关	5-HT_{1A} 受体	抑制性,增加 K^+ 电导
			5-HT_{2A} 受体	激动性,降低 K^+ 电导
			5-HT_3 受体	激动性,增加阳离子电导

续表

种类	分布	功能特点	受体亚型	受体作用机制
γ-氨基丁酸	皮质浅层，小脑皮质浦肯野细胞含量较高	抑制性递质	$GABA_A$ 受体	抑制性，增加 Cl^- 电导
			$GABA_B$ 受体	突触前抑制，增加 Cl^- 电导；突触后抑制，增加 K^+ 电导
氨基酸类				
甘氨酸	脊髓抑制神经元	抑制性递质	甘氨酸受体	抑制性，增加 Cl^- 电导
谷氨酸	感觉传入纤维和大脑皮质等处	兴奋性递质	NMDA 受体	激动性，增加 Na^+、K^+、Ca^{2+} 电导
			非 NMDA 受体	激动性，增加 Na^+ 电导
组胺	下丘脑结节乳头核和中脑网状结构	可能参与饮水、摄食、体温调节、觉醒和调节激素分泌	H_1 受体 H_2 受体 H_3 受体	激动性，增加 IP_3 和 DG 升高 cAMP 突触前抑制，减少递质释放

神经系统药物作用的环节

神经系统之药物，作用递质五环节：合成储存及释放，模拟作用和阻断，最后影响其灭活，重新摄取或代谢。

表 12-2 神经系统药物作用的环节

作用环节	改变	对递质功能的效应	作用环节	改变	对递质功能的效应
合成	补充前体	+		破坏释放机制	−
	阻断前体摄取	−	作用	模拟 NT 对受体的效应，	+
	抑制合成酶	−		阻断突触后受体	
贮存	抑制 NT 摄取进入囊泡	−(+)	灭活	阻断摄取进入神经元和（或）胶质细胞	+
	抑制 NT 在囊泡内结合	−(+)		抑制神经元内代谢	+
释放	刺激负反馈自身受体	−		抑制细胞外代谢	+
	阻断自身受体	+			

中枢神经系统药理学特点

作用中枢神经药，作用特点有六项。

表 12-3 中枢神经系统药理学特点

特点	说明
药物使之兴奋或抑制	兴奋性自弱到强表现为欣快、失眠、不安、幻觉、妄想、躁狂、惊厥等，抑制则表现为镇静、抑郁、睡眠、昏迷等
进化程度高的脑组织对药物敏感性高	大脑皮质的抑制功能比兴奋功能敏感，易受药物影响
延髓的生命中枢对药物较稳定	只有在极度抑制状态时才出现血压下降、呼吸停止
药物可对中枢某种功能有选择性作用	如镇痛、抗精神病、解热等
主要影响突触传递功能	大多数中枢药物的作用方式是影响突触化学传递的某一环节
兴奋或抑制产生的机制较多	使抑制性递质释放增多或激动抑制性受体，均可引起抑制效应，反之，则引起兴奋；凡使兴奋性递质释放增多或激动兴奋性受体，引起兴奋效应，反之，则导致抑制

作用于中枢神经系统药物分类

作用中枢神经药，可按受体来分类。

表 12-4 作用于中枢神经系统的药物分类

作用靶点	作用机制	主要药理作用或应用	代表药物
ACh 受体	激动 M_1 受体	觉醒	毛果芸香碱
	阻断 M_1 受体	中枢抑制、抗帕金森病	哌仑西平、东莨菪碱
	激动 M_2 受体	中枢抑制	6-β-乙酰氧基去甲托烷
	阻断 M_2 受体	中枢兴奋	阿托品
	激动 N 受体	惊厥	烟碱
	抑制胆碱酯酶	催醒、抗阿尔茨海默病	毒扁豆碱、他可林
NA 受体	促进 NA 释放	中枢兴奋	麻黄碱、苯丙胺
	抑制 NA 释放	抗躁狂	锂盐
	抑制 NA 摄取	欣快、抗抑郁	可卡因、丙咪嗪
	抑制 NA 灭活	抗抑郁	单胺氧化酶抑制剂
	耗竭 NA 贮存	安定、抑郁	利血平
	激动 α 受体	兴奋	去甲肾上腺素
	激动 $α_2$ 受体	降血压、镇静	可乐定
	阻断 $α_2$ 受体	升血压、兴奋	育亨宾
	阻断 β 受体	降血压、噩梦，幻觉	普萘洛尔

续表

作用靶点	作用机制	主要药理作用或应用	代表药物
DA 受体	激动 DA 受体 阻断 DA 受体 生成 DA	催吐 安定、抗精神病、镇吐 抗帕金森病	阿扑吗啡 氯丙嗪、氯氮平 左旋多巴
5-HT 受体	激动 5-HT 受体 阻断 5-HT 受体	精神紊乱、幻觉、欣快 中枢抑制	麦角酸二乙胺 美西麦角
GABA 受体	激动 GABA 受体 阻断 GABA 受体 增强 GABA 作用	精神紊乱、抑制兴奋、阵挛抽搐 抗焦虑、抗镇静、催眠、抗惊厥	蝇蕈醇 荷包牡丹碱 苯二氮䓬类
Gly 受体	阻断 Gly 受体	兴奋、强直惊厥	士的宁
H 受体	阻断 H_1 受体 阻断 H_2 受体	抑制、抗晕动、抗过敏 精神紊乱	苯海拉明 西咪替丁
阿片受体	激动阿片受体 阻断阿片受体	镇痛、镇静、呼吸抑制 吗啡中毒	阿片类（吗啡、杜冷丁） 纳洛酮
细胞膜	稳定	全身麻醉	乙醚等

注释：DA，多巴胺；GABA，γ-氨基丁酸；Gly，甘氨酸；H，组胺。

第十三章 局部麻醉药与全身麻醉药

一、局部麻醉药

局部麻醉药的作用机制

局麻药阻钠通道,传入冲动难传导。

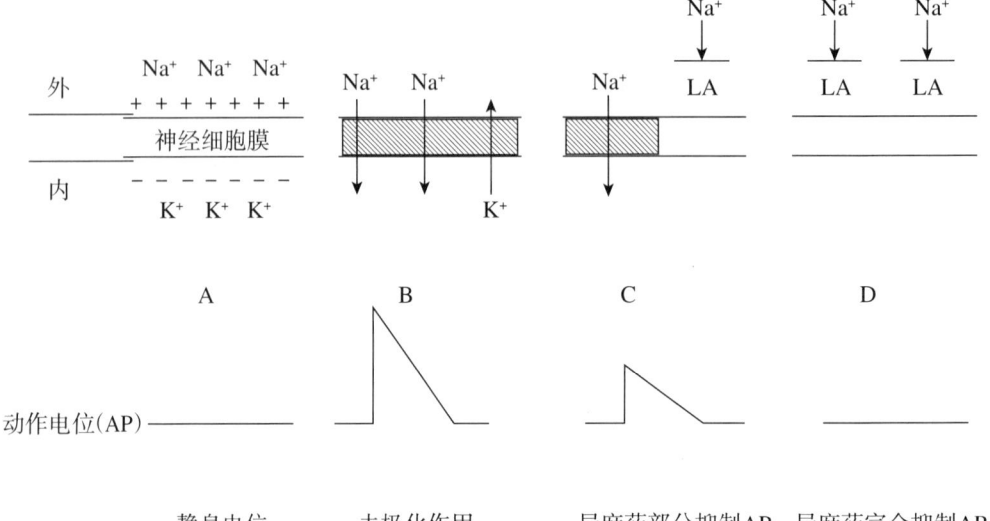

图 13-1 局部麻醉药的作用机制

局部麻醉药简称局麻药(LA),能暂时、完全和可逆地阻断神经冲动的产生和传导。其作用机制是阻断电压门控性 Na^+ 通道,阻止膜通透性改变,使 Na^+ 不能进入细胞内,从而使传入冲动出现传导阻滞

局部麻醉药的分类

局麻药物分两类,酰胺类以及酯类。

表 13-1 常用局部麻醉药的分类

	酯类	酰胺类
化学结构	由酯键连接亲脂性的芳香族基团和亲水性的氨基部分,具有—COO—基团	由酰胺键连接亲脂性的芳香族基团和亲水性的氨基部分,具有—CONH—基团
代谢特点	酯键在血浆中被拟胆碱酯酶代谢	经肝代谢

续表

	酯类	酰胺类
治疗指数	较低	较高
相对毒性	较大	较小
变态反应发生率	较高	较低
常用药物	普鲁卡因、丁卡因	利多卡因、布比卡因、罗哌卡因、依替卡因

常用局部麻醉方法

局麻表浸传腰硬，根据需要来选用。

表 13-2　常用局麻方法及应用

局麻方法	选用药物	具体操作	临床用途
表面麻醉	丁卡因	涂于黏膜表面	五官科、食管、气管、泌尿道、生殖道
浸润麻醉	利多卡因、普鲁卡因	注入皮下或手术野附近	浅表手术
传导麻醉	利多卡因、普鲁卡因、布比卡因	注射到外周神经干附近	四肢手术
蛛网膜下腔麻醉（脊髓麻醉、腰麻）	利多卡因、丁卡因、普鲁卡因	注入蛛网膜下隙	下腹部、下肢手术
硬膜外麻醉	利多卡因、丁卡因、普鲁卡因	注入硬脊膜外腔，用药量较腰麻大 5~10 倍	胸腹部手术

普鲁卡因

（1）

普鲁卡因毒性弱，封闭浸润最多用。效慢短暂要皮试，不宜表麻穿透差。

（2）

毒小效短穿透差，一般不做表面麻。其余局麻疗效快，封闭抗炎效堪夸。过敏虽少要皮试，合用磺胺降效价。

表 13-3　几种常用局部麻醉药的比较

	酯类		酰胺类	
	普鲁卡因	丁卡因	利多卡因	布比卡因
稳定性	较差	较差	好	好
穿透力	差	强	强	较强
起效时间	快	慢	快	快
相对强度（比值）	弱（1）	强（10）	较强（2）	强（6.5）
相对毒性（比值）	小（1）	大（10）	中（2）	大（>4）
作用持续时间（h）	1	2~3	1~1.5	5~10
过敏反应	稍多	少见	罕见	罕见
一次极量（mg）	1000	100	500	150
主要用途	除表面麻醉外的各种局麻	表面、传导、硬膜外和蛛网膜下腔麻醉	各种局部麻醉	浸润、传导和硬膜外麻醉

利多卡因

全能麻药利多卡，主用传导与硬麻，效快作用强持久，特点安全范围大，心律失常也可用，室速室早首选它。

表 13-4　利多卡因的作用、用途与不良反应

药理作用	临床用途	不良反应
对激活和失活的钠通道都有轻度阻滞作用，对缺血区作用强，对心房肌作用弱	首选用于室性心律失常，特别是防治心肌梗死引起的室性心动过速与室颤	一般剂量引起头晕、嗜睡、激动不安
提高心肌兴奋阈值，降低其自律性	对强心苷引起的室性心律失常也有较好疗效	过量引起房室传导阻滞、心率下降、血压下降

表 13-5　其他局麻药的特点及应用

药物	特点	临床应用	不良反应
苯佐卡因（阿奈司台辛）	有软膏、气雾及凝胶等剂型	表面麻醉	小儿使用大剂量可引起高铁血红蛋白血症
达克罗宁（达可隆）	有软膏、乳胶及溶液等剂型	表面麻醉	对黏膜有刺激，眼部手术禁用
三甲卡因（美索卡因）	作用比利多卡因强、快、持久	浸润、阻滞及硬膜外麻醉	毒性比利多卡因、丁卡因低，对心血管无影响

二、全身麻醉药

全身麻醉药种类

全身麻药两大类,前者乙醚与笑气,恩异氟烷较常用,气道开放新机制,后者硫喷氯胺酮,短时手术复合用。

全身麻醉药 ┬ 吸入麻醉药(挥发性液体或气体):乙醚、氟烷、恩氟烷、异氟烷、七氟烷、氧化亚氮
　　　　　 └ 静脉麻醉药:硫喷妥钠、氯胺酮、丙泊酚、依托咪酯

图 13-2　全身麻醉药的种类

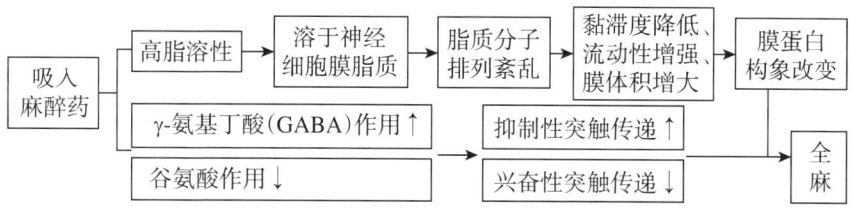

图 13-3　吸入麻醉药的作用机制

吸入麻醉药主要是通过 GABA 增加 Cl^- 通道开放,引起神经细胞超极化,产生中枢抑制作用

表 13-6　几种常见吸入麻醉药的比较

药物	沸点(℃)	易燃易爆	麻醉肌松	诱导期	刺激兴奋	毒性 心、肝、肾	安全范围	临床应用
乙醚	35	易	强 ++	长 15~30min	强、久 +++	小、小、小	大(3倍)	较长时的手术需麻醉前给药
氟烷	50	难	中 +	短 3~5min	无 +	小、中、小	中	短时手术
甲氧氟烷	105	难	强 ++	稍长 10~20min	无 -	中、小、小	大(5倍)	较长时的手术
环丙烷	气体	可	中 +	短 1~2min	弱、短 +	中、小、小	中	耗时中等的手术,使用不便
氧化亚氮(笑气)	气体	难	中 +	短 2~3min	无 -	小、小、小	中	耗时中等的手术,使用不便

表 13-7　常用静脉麻醉药的作用比较

药物	麻醉作用	镇痛	其他效应				其他特点
			循环	呼吸	肌张力	颅内压	
硫喷妥钠	快、中、短	0	--	--	0	-	刺激性强
氯胺酮	稍慢、短	+++	+	-	+	+	分离麻醉
羟丁酸钠	慢、弱、长	0	0~+	0~-	0		
依托咪酯	快、强、短	0	-	-	-	-	抑制肾上腺皮质激素合成
丙泊酚	快、中、短	0	--	--	-	+	苏醒迅速、完全

注释：+表示兴奋、增高、增强，+、+++ 分别表示弱、强，- 表示抑制、降低、减弱，-、-- 分别表示弱、中等，0 表示无明显影响。

复合麻醉

单药麻醉不理想，复合联用效果强。

表 13-8　复合麻醉方式

方式	概念或说明
麻醉前给药	指患者进入手术室前应用一些药物，以消除患者的紧张情绪，增强麻醉效果或预防麻醉药的副作用
基础麻醉	进入手术室前给予大剂量催眠药，在此基础上进行麻醉，可减少药量，麻醉平稳
诱导麻醉	先应用诱导期短的麻醉药，使之迅速进入外科麻醉期，避免诱导麻醉的不良反应，然后改用其他药物维持麻醉
合用肌松药	在麻醉同时注射肌松药，以满足手术时肌肉松弛的需求
低温麻醉	合用氯丙嗪使体温在物理降温时下降至较低水平（28～30℃），以降低心、脑等生命器官的耗氧量
控制性降压	加用短时作用的血管扩张药使血压适度适时下降，并抬高手术部位，以减少出血
神经安定镇痛术	常用氟哌利多及芬太尼按 50:1 制成合剂做静脉注射，使患者达到意识模糊，自主动作停止，痛觉消失，适用外科小手术

表 13-9　复合麻醉常用药物及用药目的

用药目的	常用药物
镇静、催眠	巴比妥类、苯二氮䓬类
麻醉前给药	巴比妥类、地西泮、阿托品

续表

用药目的	常用药物
短暂性记忆障碍	苯二氮䓬类、氯胺酮、东莨菪碱
基础麻醉	硫喷妥钠、巴比妥类、水合氯醛
诱导麻醉	硫喷妥钠、依托咪酯、异丙酚、氧化亚氮
镇痛	吗啡、哌替啶、美沙痛、芬太尼
骨骼肌松弛	去极化、非去极化肌松药（琥珀胆碱、筒箭毒碱类）
抑制迷走神经反射	阿托品、东莨菪碱
降温	氯丙嗪
抗过敏、镇静	异丙嗪
安定、止吐	氟哌利多
控制性降压	硝普钠、硝酸甘油、腺苷
神经安定镇痛术	安定药与镇痛药合用，如氟哌啶-芬太尼合剂

麻醉前给药

患者紧张可消除，麻醉效果可增强。

表 13-10 常用麻醉前给药

药物类型	药物	作用	用法和用量（成人）
安定镇静药	地西泮 咪达唑仑	安定镇静、催眠、抗焦虑 抗惊厥	肌内注射 5～10mg 肌内注射 0.04～0.08mg/kg
催眠药	苯巴比妥	镇静、催眠、抗惊厥	肌内注射 0.1～0.2g
镇静药	吗啡 哌替啶	镇痛、镇静	肌内注射 0.1mg/kg 肌内注射 1mg/kg
抗胆碱药	阿托品 东莨菪碱	抑制腺体分泌、解除平滑肌痉挛和迷走神经兴奋	肌内注射 0.01～0.02mg/kg 肌内注射 0.2～0.6mg/kg

第十四章 镇静催眠药

镇静催眠药概论

各类安定利眠宁，催眠肌松与镇静，失眠惊厥焦虑症，久用产生耐受性。
水合氯醛可灌肠，苯巴比妥易成瘾。安宁三溴作用弱，神经衰弱轻中型。

镇静催眠药的分类

镇静催眠药三类，苯二氮䓬巴比妥，其他水合氯醛等，小量镇静大催眠。

表 14-1 镇静催眠药的分类

分类	代表药
苯二氮䓬类	地西泮、硝西泮、三唑仑
巴比妥类	苯巴比妥、异戊巴比妥、硫喷妥钠等
其他类	水合氯醛、苯海拉明（H_1受体拮抗药）、罗通定（镇痛药）、氯丙嗪（抗精神病药）

苯二氮䓬类

长中短效三类型，机制受体亲和性[1]，镇静催眠抗焦虑，抗惊抗癫与肌松，
主治神经官能症，嗜睡昏乏等反应。

注释：[1] 药物效应与受体亲和力正相关。

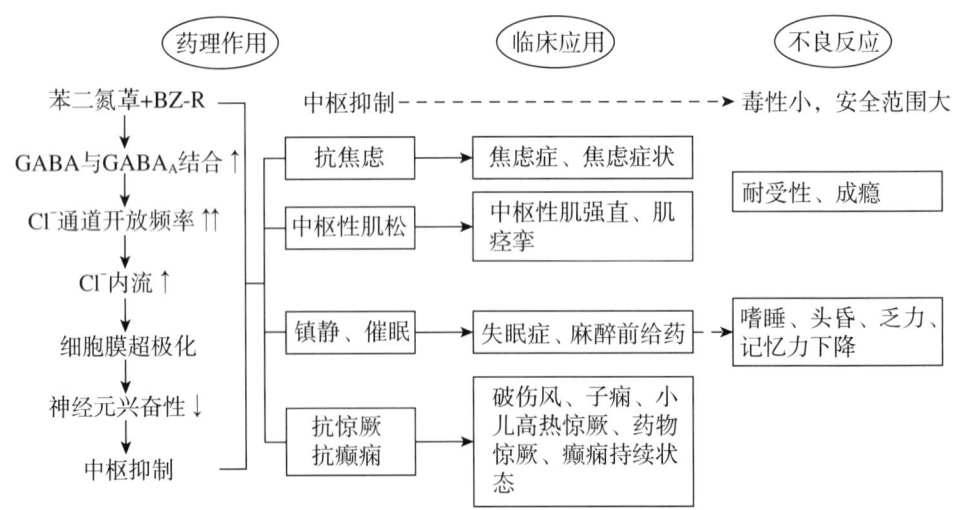

图 14-1 苯二氮䓬类的药理作用、临床应用和不良反应
BZ-R，苯二氮䓬受体

表 14-2　常用苯二氮䓬类药物作用特点的比较

类别	药物	作用特点
长效类激动药	地西泮	常用于抗焦虑、镇静、催眠、抗惊厥、麻醉前给药等，口服或静脉注射
	氯氮䓬	作用与地西泮相似而较弱，用于焦虑症、失眠与癫痫
	氟西泮	催眠作用强而持久，缩短快动眼睡眠（REMS）作用轻，不易产生耐受性
中效类激动药	劳拉西泮	作用为地西泮的 5～10 倍，常用作麻醉前给药
	硝西泮	催眠、抗癫痫较佳
	氯硝西泮	抗惊厥、抗癫痫较佳
	艾司唑仑	镇静、催眠、抗焦虑作用强，常用于麻醉前给药
短效类激动药	三唑仑	催眠作用强而短，依赖性较强
	咪达唑仑	水溶性，作用强而短，在麻醉上可取代地西泮
拮抗药	氟马西尼	用于苯二氮䓬类过量的诊治，半衰期短，静脉注射或静脉滴注
反向激动药	β-CCE	激动苯二氮䓬受体，产生与激动药相反的作用如焦虑、惊厥等

巴比妥类

长中短超四类型，机制氯内流骤增，镇静催眠麻醉用，惊厥癫痫效均灵，可致困倦与眩晕，久服突停戒断症。

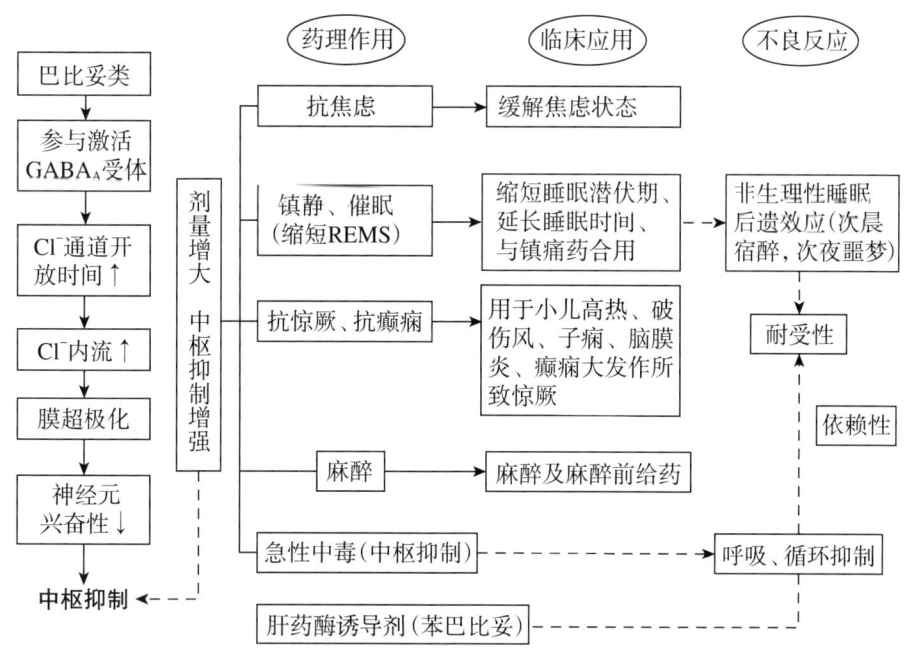

图 14-2　巴比妥类药物的药理作用、临床应用和不良反应

GABA，γ-氨基丁酸；REMS，快动眼睡眠时相

---▶ 表示药物可能引起的不良反应，后同

表 14-3　巴比妥类分类及作用特点

类型	代表药物	显效时间（h）	维持时间（h）	临床应用
长效	苯巴比妥	0.5～1	6～8	抗惊厥、镇静、催眠、抗癫痫
	巴比妥	0.5～1	6～8	镇静、催眠
中效	戊巴比妥	0.25～0.5	3～6	抗惊厥
	异戊巴比妥	0.25～0.5	3～6	镇静、催眠
短效	司可巴比妥	0.25	2～3	抗惊厥、镇静、催眠
超短效	硫喷妥钠	iv st*	0.25	静脉麻醉、抗惊厥

注释：*静脉注射立即显效。

巴比妥类药物急性中毒的抢救措施

阻止吸收促排除，对症治疗紧跟上，呼吸血压要维稳，还要保温防感染。

表 14-4　巴比妥类药物急性中毒的抢救措施

抢救措施	说明
阻止毒物吸收及排除毒物	①用 $KMnO_4$ 或生理盐水洗胃 ②静滴 $NaHCO_3$ 或乳酸钠碱化体液和尿液 ③注射呋塞米，通过利尿促进巴比妥类的排泄
支持及对症治疗	①人工呼吸、给氧 ②血压低时输液，静脉滴注葡萄糖氯化钠溶液或低分子右旋糖酐 ③必要时使用呼吸中枢兴奋药或升压药
其他注意事项	注意预防感染，保温

苯二氮䓬类与巴比妥类的比较

苯二氮䓬巴比妥，作用特点有差别。

表 14-5　苯二氮䓬类与巴比妥类的比较

	苯二氮䓬类	巴比妥类
对 CNS 作用的选择性	高	低
特异性受体	苯二氮䓬受体	无
特异性拮抗药	氟马西尼	无
对 Cl^- 通道作用	开放频率↑	开放时间↑
抗焦虑作用	强	弱
引起麻醉	不能	能

续表

	苯二氮䓬类	巴比妥类
对 REMS 影响	小	大
依赖性	弱	强
抑制呼吸、循环	轻	重
肝药酶诱导作用	弱	强
治疗指数及安全范围	大	小
中毒时的特殊抢救措施	氟马西尼	碱化血液、尿液

注释：REMS 为快动眼睡眠时相。

其他镇静催眠药

其他镇静催眠药，各有所长可选用。

表 14-6　其他镇静催眠药的特点与临床用途

药物	特点	临床适用
水合氯醛	入睡快（15min），持续时间长（6～8h） 刺激消化道，故常用 10% 溶液口服或灌肠 镇静催眠，抗惊厥	顽固性失眠及其他药物治疗效果不佳者 镇静、催眠、抗惊厥
丁螺环酮	属 5-HT_{1A} 受体拮抗药 对焦虑有较高选择性 无镇静、肌松及抗惊厥作用	急、慢性焦虑，内心不安和紧张状态
羟嗪（安泰乐）	镇静和中枢性肌松作用 有抗组胺、抗胆碱作用	麻醉前镇静 急慢性荨麻疹、神经性皮炎

注释：近年来有报道称褪黑素（melatonin）对失眠，特别是老年人失眠有良好治疗效果。

第十五章 中枢神经兴奋药与促智药

一、中枢神经兴奋药

中枢神经兴奋药的分类及代表药

苏醒振奋复健康,呼吸兴奋最为先,尼可刹米贝美格,二甲弗林山梗碱,精神振奋抗忧郁,复健"胞磷"氨酪酸。

表 15-1 中枢神经兴奋药分类及作用部位

分类	药物	兴奋部位				
		大脑	中脑	延髓	颈动脉体	脊髓
主要兴奋大脑皮质的药物	咖啡因	√		√		
	哌甲酯(利他林)	√		√		
	匹莫林	√		√		
	甲氯芬酯	√		√		
	吡拉西坦(脑复康)	√		√		
主要兴奋延髓呼吸中枢的药物	尼可刹米(可拉明)		√	√	√	
	二甲弗林(回苏灵)			√		
	贝美格(美解眠)			√		
	山梗菜碱(洛贝林)			√	√	
主要兴奋脊髓的药物	士的宁					√

主要兴奋延髓呼吸中枢的药物——尼可刹米

尼可刹米较安全,作用温和维时短,呼吸中枢受刺激,也可兴奋"外化感"[1],用于中枢性呼衰,吗啡较好"巴"较差[2]。

注释:[1] 指外周颈动脉体和主动脉体化学感受器。

[2] 对吗啡中毒引起的呼吸抑制疗效较好,对巴比妥类药物中毒效果较差。

表 15-2　主要兴奋呼吸中枢的药物

药物	作用机制与特点	临床用途	不良反应
尼克刹米（可拉明）	直接兴奋延髓呼吸中枢，也可刺激颈动脉体和主动脉体化学感受器，反射性兴奋呼吸中枢	各种原因引起的呼吸抑制，对肺心病和吗啡中毒的解救效果好	过量可引起血压升高、心动过速、出汗、震颤、惊厥
二甲弗林（回苏灵）	直接兴奋呼吸中枢，作用强于尼可刹米	各种原因引起的呼吸抑制	恶心、呕吐，过量引起抽搐和惊厥
山梗菜碱（洛贝林）	刺激化学感受器，反射性兴奋延髓中枢，作用短暂	新生儿窒息，小儿感染性疾病引起的呼吸衰竭及CO中毒	安全范围较大，剂量较大时可兴奋迷走神经致心动过速，过量可兴奋交感神经致心动过速
多沙普仑（吗乙苯吡酮）	一种强呼吸兴奋剂，可兴奋化学感受器及反射性兴奋呼吸中枢，较大剂量也可直接兴奋呼吸中枢	麻醉或镇静催眠药中毒的抢救，阻塞性肺气肿，小儿中枢性肺换气不足	恶心、呕吐，严重时出现肌肉震颤、僵直和惊厥，应立即停药
贝美格（美解眠）	中枢兴奋作用迅速，维持时间短	巴比妥类解毒的辅助药	用药过量或过快可引起惊厥
戊四氮（戊四唑）	可兴奋脑、脊髓，主要兴奋脑干呼吸及血管运动中枢，提高神经元对K^+的通透性，使膜去极化而提高神经元的兴奋性	麻醉药，用于传染病，巴比妥类中毒，急性循环衰竭	选择性差，安全范围小，临床治疗已少用，主要用于复制动物惊厥模型

主要兴奋大脑皮质的药物

哌甲酯和咖啡因，哌拉西坦遗尿丁。大脑皮质能兴奋，根据需要可选用。

表 15-3　兴奋大脑皮质药物的作用特点

药物	作用机制与特点	临床用途	不良反应
咖啡因	直接兴奋延髓呼吸中枢，兴奋血管运动中枢，升高血压	对抗麻醉药及镇静催眠药、抗组胺药引起的昏睡及呼吸抑制，严重感染引起的中枢呼吸衰竭，与解热镇静药配伍治疗一过性头痛	较大剂量引起激动不安、失眠和心悸，大剂量致惊厥，久用易耐受
哌甲酯（利他林）	促脑内儿茶酚胺释放作用温和，解除抑制，消除疲劳，改善精神活动	小儿夜尿症，儿童多动症及轻度抑郁症	偶见失眠、心悸、焦虑等，久用可引起耐受，抑制儿童生长发育
甲氯芬酯（氯醒酯，遗尿丁）	作用缓慢，促进脑细胞代谢，增加糖利用	脑外伤所致昏迷、脑动脉硬化、儿童精神迟钝、小儿遗尿、老年痴呆	
吡拉西坦（脑复康）	降低脑血管阻力，增加脑血流量，促进大脑整合功能	阿尔茨海默病，脑动脉硬化，脑外伤所致记忆思维障碍，儿童智能低下	

二、促智药

概述

促智药物有多种，有望改善脑功能。

表 15-4　促智药的分类

分类	代表药
改善脑供血、恢复脑功能的药物	降纤酶、萘呋胺、己酮可可碱、双氢麦角碱、银杏叶提取物
改善脑代谢、保护和恢复脑细胞、恢复脑功能的药物	胞磷胆碱、神经节苷脂、γ-氨酪酸、吡拉西坦、茴拉西坦
改善胆碱能神经传递功能的药物	
胆碱酯酶抑制药	多奈哌齐、卡巴拉汀
M 受体激动药	槟榔碱、占诺美林
其他药物	神经生长因子增强剂（正在研究中）等

第十六章 抗癫痫药和抗惊厥药

一、抗癫痫药

癫痫发作的临床分类

癫痫发作两类型，局限性与全身性。

表 16-1　癫痫发作的临床分类及其治疗药物

发作类型	临床特征	治疗药物
局限性发作		
单纯性局限性发作	多种临床表现，与发作时被激活的皮质部位有关。主要特征是不影响意识，每次发作持续 20～60s	卡马西平、苯妥英钠、苯巴比妥、扑米酮、丙戊酸钠、抗痫灵
复合性局限性发作、神经运动性发作	发作时影响意识，常伴有无意识的活动，如唇抽动、摇头等，每次发作持续 30s～2min	卡马西平、苯妥英钠、苯巴比妥、扑米酮、丙戊酸钠
局限性发作继发全身强直-阵挛性发作	上述两种局限性发作可发展为伴有意识丧失的强直-阵挛性发作和全身肌肉处于强直收缩状态，而后进入收缩-松弛（阵挛性）状态，可持续 1～2min	卡马西平、苯妥英钠、苯巴比妥、扑米酮、丙戊酸钠
全身性发作		
失神性发作（小发作）	短暂的意识突然丧失，常伴有对称的阵挛性活动。脑电图（EEG）呈 3Hz/s 高幅左右相称的同步化棘波，每次发作约持续 30s	乙琥胺、氯硝西泮、丙戊酸钠
肌阵挛性发作	部分肌群或全身部分肌群发生短暂的（约 1s）休克样抽动。EEG 伴有短暂暴发的多棘波	丙戊酸钠、氯硝西泮
幼儿肌阵挛性发作	发生于幼儿。全身肌肉节律性阵挛性收缩，意识丧失和明显的自主神经症状	糖皮质激素、丙戊酸钠、氯硝西泮
强直-阵挛性发作（大发作）	强烈的强直性痉挛后匀称的阵挛性抽搐，继之较长时间的中枢抑制	卡马西平、苯妥英钠、苯巴比妥、扑米酮、抗痫灵、丙戊酸钠
癫痫持续状态	大发作持续状态，反复抽搐，持续昏迷，不及时解救可危及生命	地西泮、劳拉西泮、苯妥英钠、苯巴比妥

抗癫痫药的分类

抗癫痫药分五类,各类均有代表药。

表 16-2　抗癫痫药的分类及代表药

分类	代表药
乙内酰脲类	苯妥英钠
巴比妥类	苯巴比妥
琥珀酰亚胺类	乙琥胺
苯二氮䓬类	地西泮
其他类	丙戊酸钠、卡马西平

抗癫痫药作用机制

抗癫痫药作用多,抑制神经兴奋性。

表 16-3　抗癫痫药的作用机制

作用机制	说明	药物举例
抑制电压依赖性 Na⁺ 通道的活动	降低神经元的兴奋性,抑制癫痫病灶及其周围神经元放电,并阻止异常放电的传播	苯妥英钠、酰胺咪唑、丙戊酸钠
兴奋抑制性神经元	抑制 GABA 代谢酶(GABA-T)活性,增加脑内 GABA 含量及其释放量	丙戊酸钠
抑制兴奋性神经元	通过加强谷氨酸脱羧酶(GAD)活性,使脑内兴奋性递质减少	苯妥英钠
抑制电压依赖性 T 型 Ca^{2+} 通道	减少低阈值 [T 型 Ca^{2+} 电流,后者能向丘脑神经元提供起搏电流,继之向皮质发放(失神发作时)]	乙琥胺
抑制钙调素激酶活性,影响突触传递功能	抑制突触前膜磷酸化过程,使 Ca^{2+} 内流减少,使谷氨酸等兴奋性递质释放减少;抑制突触后膜磷酸化,减弱递质与受体的结合,使后膜去极化减弱	苯妥英钠

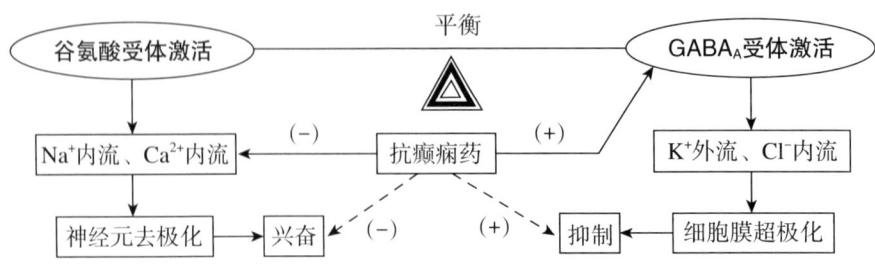

图 16-1　抗癫痫药抑制皮质兴奋的机制

常用抗癫痫药

大局首选二苯灵[1]，失神琥胺甲乙苯[2]，精神运动卡马平[3]，
广谱顽症丙戊用[4]。静注安定持续态[5]，拉莫三嗪为新型[6]。

注释：[1] 大发作和局限性发作首选的药物是苯妥英钠与苯巴比妥。

[2] 失神性发作又称小发作，首选甲琥胺、乙琥胺，较新的药物是苯琥胺，作用机制与抑制 T 型 Ca^{2+} 通道有关。

[3] 精神运动性发作首选卡马西平（酰胺咪嗪），其机制是阻滞 Na^+ 通道，抑制癫痫灶及周围神经元放电，并增强 GABA 在突触后的作用。

[4] 丙戊酸钠为广谱抗癫痫药，临床上对各型癫痫都有一定疗效，对其他药物未能控制的顽固性癫痫也可奏效。其抗癫痫机制与 GABA 有关，是 GABA 转氨酶和琥珀酸半醛脱氢酶抑制药，可增加脑内 GABA 含量。

[5] 安定（地西泮）是治疗癫痫持续状态的首选药物。静脉注射显效快且较其他药安全。

[6] 拉莫三嗪为苯三嗪类衍生物，是新型抗癫痫药。作用特点类似苯妥英钠和卡马西平。作用机制也是阻滞电压依赖性 Na^+ 通道，从而阻止病灶异常放电。临床上多与其他抗癫痫药合用治疗难治性癫痫。

表 16-4 常用抗癫痫药物的作用特点比较

药物	用途	主要不良反应
苯妥英钠	大发作、局限性发作首选，不能用于小发作和肌阵挛性发作，用于外周神经痛，心律失常	刺激性大，胃肠反应，牙龈增生，贫血，过敏，致畸，过量中毒，诱导肝药酶
丙戊酸钠	广谱抗癫痫药，尤其适用于大发作、小发作和肌阵挛性发作	肝毒性，嗜睡，共济失调
卡马西平	广谱抗癫痫药，用于外周神经痛，抑郁症，尿崩症	神经系统、胃肠道反应，甲状腺功能低下，传导阻滞，偶见骨髓抑制、肝损害、过敏
苯巴比妥	大发作、癫痫持续状态效果好	中枢抑制，耐受性，依赖性，过敏，诱导肝药酶
扑米酮	大发作、局限性发作	似苯巴比妥
苯二氮䓬类	广谱抗癫痫药，癫痫持续状态首选	中枢抑制，致畸
乙琥胺	小发作首选	神经系统、胃肠道反应，骨髓抑制
氟桂利嗪	广谱抗癫痫药，对局限性发作、大发作效果较好	少而轻，有困倦、体重增加等
拉莫三嗪	局限性发作和大发作	皮疹，突然停药可发生惊厥

苯妥英钠

作用机制膜稳定,"大""局"首选"小"反重,尚可治疗神经痛,
心律失常亦可用,不良反应心脑畸,齿龈增生与过敏。

表 16-5　苯妥英钠的膜稳定作用

作用机制	临床用途
阻断 Na^+ 通道	首选用于大发作、局限性发作
阻断 L 型和 N 型 Ca^{2+} 通道	用于癫痫持续状态
不能阻断 T 型 Ca^{2+} 通道	对小发作无效
抑制钙调素激酶活性	治疗三叉神经痛、舌咽神经痛 治疗室性心律失常

表 16-6　常用抗癫痫药物的作用比较

药物	抗癫痫作用		
	大发作	小发作	精神运动性发作
苯妥英钠	+++	○	++
苯巴比妥	++	○	+
扑米酮	++	○	++
乙琥胺	○	+++	○

二、抗惊厥药

概述

抗惊厥用巴比妥,苯二氮䓬亦常用,水合氯醛则少用,硫酸镁需注射用。

表 16-7　抗惊厥药的作用机制

药物	作用机制
巴比妥类	抑制中枢神经系统,抑制多突触反应,减弱易化,增强抑制;促进 GABA 介导的 Cl^- 内流(使通道开放的时间延长),引起超极化,减弱谷氨酸引起的去极化;抑制 Ca^{2+} 介导的递质释放活动
苯二氮䓬类	增强 GABA 能神经传导功能和突触抑制效应,增强 GABA 与 GABA 受体相结合的效应,使 Cl^- 通道开放的频率增加
水合氯醛	抑制中枢神经系统(因副作用较大,现已少用)
硫酸镁(注射液)	Mg^{2+} 与 Ca^{2+} 相拮抗,抑制神经递质释放和肌肉收缩,Mg^{2+} 对中枢神经系统也有直接抑制作用

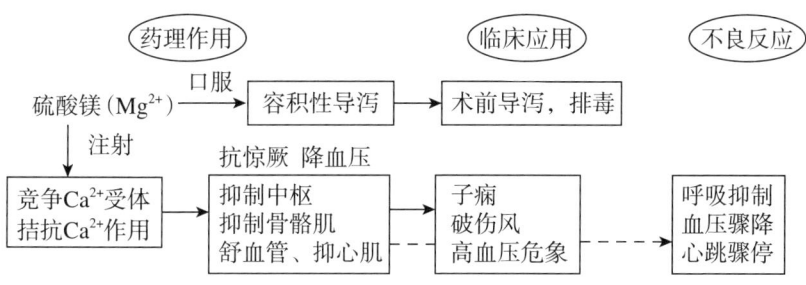

图 16-2　硫酸镁的药理作用、临床应用和不良反应

第十七章 治疗中枢神经系统退行性疾病药

一、抗震颤麻痹药

帕金森病

帕金森病有症状,肌肉紧张性增强,随意运动明显少,常有静止性震颤。主要病变在黑质,DA 递质功能障。纹状体内胆碱能,功能活动相对强。左旋多巴可治疗,亦用 M-R 拮抗剂。

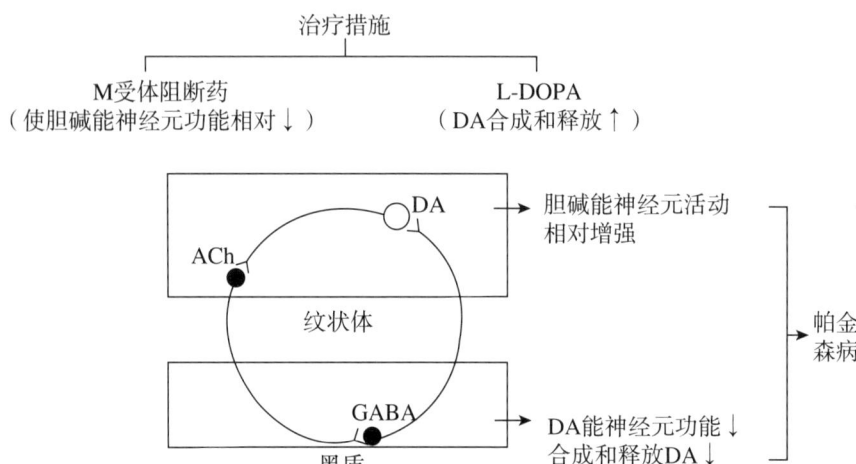

图 17-1 帕金森病发病机制及治疗药物的作用原理示意图

正常时纹状体胆碱能神经元通过兴奋抑制性神经元(GABA 能神经元)抑制黑质多巴胺(DA)能神经元,DA 能神经元又返回抑制纹状体胆碱能神经元的活动,二者处于动态平衡,使调节肌张力活动相对稳定。帕金森病患者 DA 能神经元功能受损,对纹状体胆碱能神经元的抑制作用减弱。故用 L-DOPA 增强 DA 能神经元功能或用 M 受体阻断药抑制胆碱能神经元活动的治疗有效

抗震颤麻痹药

(1)

补充递质左多巴,控制肌颤疗效差。阻断胆碱苯海索,减颤有效反应大。

(2)

拟多巴胺抗胆碱,两类同用效明显。前者前体增激促,代表美多巴左旋。后者苯海索安坦,胃肠反应都明显。

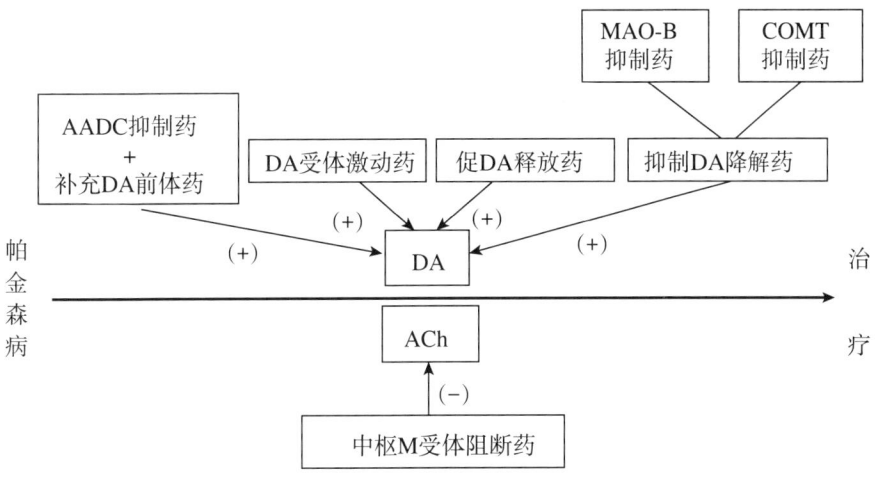

图 17-2 抗震颤麻痹药物分类
AADC 为氨基酸脱羧酶，MAO-B 为单胺氧化酶 B，COMT 为儿茶酚氧位甲基转移酶，DA 为多巴胺，ACh 为乙酰胆碱

表 17-1 抗震颤麻痹药

分类	作用机制	常用药物
拟多巴胺类药		
多巴胺的前体药	这类药物能通过血-脑屏障，提供纹状体合成多巴胺的前体，补充纹状体中多巴胺的不足	左旋多巴
多巴胺的增效药		
氨基酸脱羧酶抑制药	与左旋多巴合用，抑制左旋多巴在外周的脱羧作用，进入中枢的左旋多巴增多，增强左旋多巴的作用	卡比多巴、苄丝肼
单胺氧化酶 B 抑制药	单胺氧化酶 B 主要分布于黑质纹状体，其功能是降解 DA，该酶被抑制后，DA 作用可增强	司来吉兰
COMT 抑制药	抑制 COMT 活性	硝替卡朋、托卡朋、恩他卡朋
多巴胺受体激动药	激动 DA 受体	溴隐亭、利修来得、培高利特、罗匹尼罗、普拉克索、阿扑吗啡
促多巴胺释放药	促进 L-DOPA 进入脑内，增加 DA 合成，释放和减少 DA 重摄取，对 ACh 有较弱的拮抗作用	金刚烷胺
胆碱受体拮抗药	阻断 M 受体	苯海索（安坦）、苯扎托品

二、治疗阿尔茨海默病药

阿尔茨海默病的发病机制

AD[1]发病因不明,主因胆碱能受损。

注释:[1]AD 指阿尔茨海默病。

表17-2　阿尔茨海默病的病理生理机制

发病机制	说明
胆碱能神经损伤	基底前脑胆碱能神经元明显减少,ACh 的合成、储存和释放也减少,导致出现以记忆和认知功能障碍为主的多种临床表现
β 淀粉样蛋白沉积	各种原因引起淀粉样蛋白前体(APP)基因突变过度表达,使 β 淀粉样蛋白(Aβ)产生过多或分解活性降低,清除太慢而沉积产生神经毒性级联反应,引起广泛的神经元变性,甚至死亡
Tau 蛋白异常磷酸化	由于蛋白激酶活性增高,磷酸酶脱磷酸化活性降低,Tau 蛋白总量及 Tau 蛋白异常过度磷酸化,失去结合微管的能力,聚集并形成神经元纤维缠结(NFT),使轴突运输异常,神经细胞易于凋亡
炎症反应	Aβ 及 NFT 等抗原物质激活小胶质细胞和星形胶质细胞,释放大量细胞因子、趋化因子、补体及其他神经毒素,引起炎症反应,使神经细胞死亡
自由基损伤	自由基产生过多或清除减弱,使体内自由基水平升高,对机体造成伤害,形成脂褐素沉积于脑导致智力障碍
其他	①兴奋性氨基酸引起神经细胞内钙超载 ②脑血管病变引起脑血流不足,脑代谢改变 ③氧化应激 ④雌激素缺乏

治疗阿尔茨海默病的常用药物

CHE 抑 MR 激[1],前者疗效较特异。一代他克林少用,二代轻中度 AD。

加兰他敏艾斯隆,后者呫美林第一。

注释:[1]CHE 指乙酰胆碱酯酶抑制药,MR 指胆碱受体激动药。

表17-3　治疗阿尔茨海默病的常用药物

分类	常用药物
作用于胆碱能神经系统的药物	
乙酰胆碱酯酶抑制药	他克林,多奈哌齐,利凡斯的明,加兰他敏,石杉碱甲,美曲磷酯
M 胆碱受体激动药	呫诺美林,米拉美林

续表

分类	常用药物
MNDA 受体非竞争性拮抗药	美金刚、丙戊茶碱
改善脑血液循环和脑细胞代谢的药	吡拉西坦、茴拉西坦、甲磺双氢麦角碱、都可喜、脑活素、吡硫醇、盐酸赖氨酸
抗氧化剂	维生素E、司来吉兰、银杏叶提取物
钙通道阻滞药	尼莫地平、氟桂利嗪

治疗阿尔茨海默病的其他药物

治疗 AD 思路多,其他药物可试用。

表 17-4 其他可试用于治疗阿尔茨海默病的药物

药物分类	药物举例
消炎药	阿司匹林、塞来考昔
抗β淀粉样蛋白药物	
抑制 Aβ 生成的药物	α 分泌酶抑制药（正在开发）
抗 Aβ 疫苗	AN-1792 疫苗
雌激素类药物	雌激素
他汀类药物	洛伐他汀、辛伐他汀等
神经生长因子增强剂	艾地苯醌、AIT082
抗神经元纤维缠结药	处于实验研究阶段
金属螯合剂	氯碘羟喹

第十八章　抗精神病药

抗精神病药的分类

精神失常分四类，各有相应药治疗。降温止呕氯丙嗪，精神分裂可安定。
镇静较弱奋乃静，治疗幻觉妄想型。五氟利多有周效，适于巩固与慢性。
控制狂妄碳酸锂，对抗抑郁丙米嗪。

表 18-1　抗精神病药物分类

分类	亚类	代表药物
抗精神分裂症药	吩噻嗪类	氯丙嗪、奋乃静、氟奋乃静、三氟拉嗪、硫利达嗪
	硫杂蒽类	氯普噻吨（泰尔登）、氟哌噻吨
	丁酰苯类	氟哌啶醇、氟哌利多、匹莫齐特
	其他类	五氟利多、舒必利、氯氮平、利培酮
抗躁狂药		碳酸锂
抗抑郁药	三环类	丙咪嗪、阿米替林、氯米帕明、多塞平
	NA 再摄取抑制药	地昔帕明、马普替林、去甲替林
	5-HT 再摄取抑制药	氟西汀、帕罗西汀、舍曲林
	其他抗抑郁药	曲唑酮、米安舍林、米氮平
抗焦虑药	见镇静催眠药	

一、抗精神分裂症药

常用药物

吩噻嗪类氯丙嗪，三氟拉嗪奋乃静。硫杂蒽类氯噻吨，丁酰苯类氟哌啶。
舒必利治紧张症，新型广谱氯氮平。

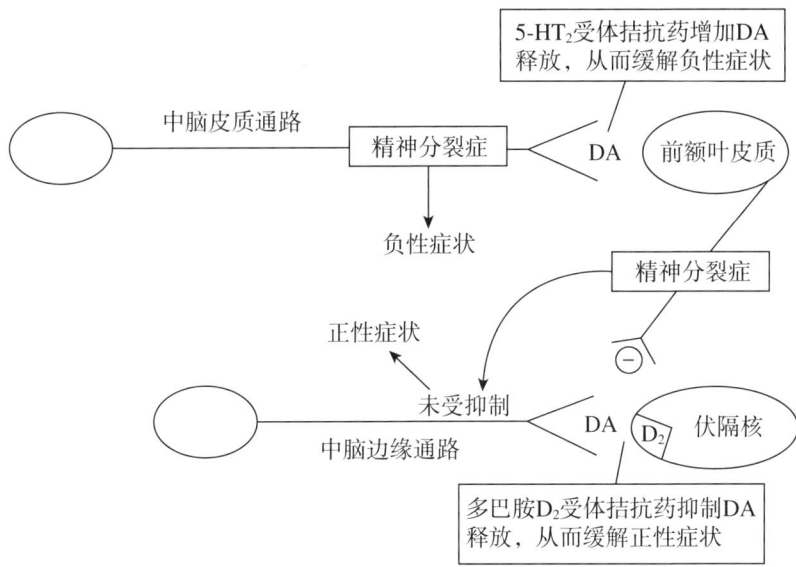

图 18-1　抗精神分裂症药作用靶位

典型抗精神病药去极化阻断，即 DA 释放减少或 DA 神经元失活发生在 A9 和 A10 区，主要是阻断 D_2 受体，对正性症状有效，对负性症状效果不佳。非典型药的去极化阻断仅发生在 A10 区，不完全阻断 D_2 受体，同时兼具 D_1 受体阻断作用，对正性症状和负性症状均有效

表 18-2　常用抗精神分裂症药物作用特点比较

药物	D_2	D_1	α_1	M	H_1	5-HT	抗精神病作用	镇静作用	直立性低血压	镇吐	锥体外系作用	神经内分泌影响	粒细胞减少
氯丙嗪	++	+	+++	++	+	++	++	++	+++	++	++	+	+
硫利达嗪	++	+	+++	+++	+	++	++	++	+++	±	++	+	+
奋乃静	+++	++	++	+	+	++	++	++	+	+++	++	+	+
氟奋乃静	+++	++	+	+	+	+	+++	+	+	+++	+++	+	+
三氟拉嗪	+++	++	+	+	+	++	+++	+	+	+++	+++	++	+
氯普噻吨	++	++	+++	+++	?	+++	++	++	++	+	++	+	+
替沃噻吨	++	++	++	++	?	++	++	+	+	+	++	+	+
氟哌啶醇	+++	+～++	+	±	?	++	+++	+	+	+++	+++	++	+

续表

药物	特点												
	D_2	D_1	α_1	M	H_1	5-HT	抗精神病作用	镇静作用	直立性低血压	镇吐	锥体外系作用	神经内分泌影响	粒细胞减少
氟哌利多	+++	+~++	++	+	±	++	+++	+	+	+++	+++	++	+
五氟利多	+++	?	++	±	?	±	+++	+	++	++	+++	++	±
匹莫齐特	+++	±	++	±	?	+++	++	+	++	++	+++	++	+
洛沙平	+++	?	++	++	?	++	++	+	+	?	++	+	+
吗茚酮	++	±	±	++	?	?	++	+	+	?	++	+	+
氯氮平	+	+	++	+++	+++	++	++	++	++	-	±	+	++
舒必利	++	±	±	±	±	+	++	+	+	+++	+	++	+

注释：+++ 表示强，++ 表示中，+ 表示弱，± 表示可疑，? 不详。

氯丙嗪

药理作用三部位，中枢自主内分泌。阻断受体 αMD，安定镇吐强降温。
用于一型分裂症，冬眠呕吐与呃逆。

表 18-3 氯丙嗪的药理作用、作用机制、临床应用或不良反应

药理作用	作用机制	临床应用或不良反应
抗精神病作用	阻断中脑边缘系统和中脑-皮质系统的 D_2 样受体	治疗精神分裂症
镇吐作用	抑制延髓呕吐中枢	治疗呕吐和顽固性呃逆
降低体温	抑制下丘脑体温调节中枢	用于低温麻醉和人工冬眠
对自主神经系统作用	阻断 α 受体 阻断 M 受体	易引起直立性低血压 引起口干、便秘、视物模糊
影响内分泌系统	阻断结节、漏斗系统中的 D_2 亚型受体，使催乳素分泌↑，ACTH 分泌↓→糖皮质激素分泌↓，生长素分泌↓	乳房肿大、泌乳等，可试用于治疗巨人症
安定作用	阻断脑干网状结构上行激动系统的 α 受体	镇静、安眠，加强其他中枢抑制药的作用
产生锥体外系症状	阻断黑质-纹状体通路的多巴胺受体	属于不良反应

二、抗躁狂药

碳酸锂

躁狂常用碳酸锂，稳定情绪抗抑郁。

表 18-4　碳酸锂抗躁狂症的机制

作用机制	说明
抑制去极化和 Ca^{2+} 依赖的 NA 和 DA 从神经末梢释放	Li^+ 与 Na^+ 均为正一价阳离子，Li^+ 可置换 Na^+，使 Na^+ 内流↓→去极化↓→Ca^{2+} 内流↓→NA/DA 释放↓
摄取突触间隙中儿茶酚胺并增加其灭活	使突触间隙 NA/DA↓
抑制腺苷酸环化酶和磷脂酶 C 所介导的反应	使 α_1 受体激动后效应↓
影响 Na^+、Ca^{2+}、Mg^{2+} 的分布，影响葡萄糖的代谢	

三、抗抑郁药

抗抑郁药的种类

抑郁症用四类药，三环四环再摄抑。代表药物丙咪嗪，尚疗贪食与尿遗。

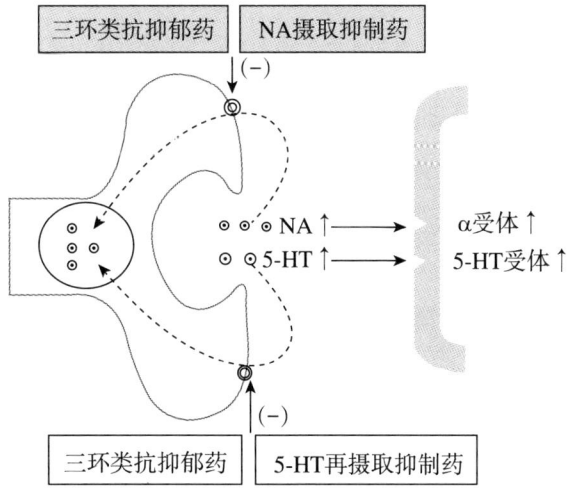

图 18-2　抗抑郁药的作用机制

NA 为去甲肾上腺素，5-HT 为 5-羟色胺；三环类抗抑郁药（如丙咪嗪）抑制 NA 和 5-HT 的再摄取；NA 摄取抑制药（如地西帕明）选择性抑制 NA 的再摄取；5-HT 再摄取抑制药（如氟西汀）选择性抑制 5-HT 的再摄取。抑制再摄取使突触间隙 NA 和 5-HT 浓度增加，发挥抗抑郁作用。◎表示单胺泵

表 18-5　三环类抗抑郁药的作用特点

药物	对胺类的作用	不良反应								
		焦虑不安	癫痫	镇静	低血压	抗胆碱作用	胃肠道作用	体重增加	性功能影响	心脏作用
丙咪嗪	NA,5-HT	0/+	++	++	++	++	0/+	++	++	+++
阿米替林	NA,5-HT	0	++	+++	+++	+++	0/+	++	++	+++
氯米帕明	NA,5-HT	0	+++	++	+++	+	++	+++	+++	+++
多塞平	NA,5-HT	0	++	+++	++	++	0/+	++	++	+++

注释：NA 为去甲肾上腺素，5-HT 为 5-羟色胺；0 表示可忽略不计，0/+ 表示很少，+ 表示轻微，++ 表示中度，+++ 表示较严重。

表 18-6　三环类抗抑郁药的其他适应证

	焦虑症/惊恐症	强迫症	睡眠瘫痪	遗尿症	贪食症	偏头痛	神经痛
丙咪嗪	+		+	+	+	+	+
阿米替林				+	+	+	+
氯米帕明	+	+	+	+			
多塞平	+						+

注释：丙咪嗪对内源性抑郁症、更年期抑郁症效果较好，反应性抑郁症次之，对精神病的抑郁症状效果较差。此外，丙咪嗪亦可治疗遗尿症、焦虑症和惊恐症等。阿米替林对伴失眠的抑郁患者疗效好，也可用于遗尿症、消化性溃疡等。氯米帕明除治疗抑郁症外，还适用于焦虑症、惊恐症和遗尿症等，是治疗强迫症的首选药物。多塞平对各类焦虑抑郁状态效果较好。

表 18-7　丙咪嗪对中枢神经系统、自主神经系统和心血管系统的作用及机制

	作用	机制
中枢神经系统	抑郁症患者连续服用药物后，出现精神振奋现象，使情绪高涨，症状减轻	阻断 NA、5-HT 在神经末梢的再摄取，从而使突触间隙的递质浓度增高，促进突触传递功能而发挥抗抑郁作用
自主神经系统	视物模糊、口干、便秘和尿潴留等	阻断 M 胆碱受体
心血管系统	可降低血压，致心律失常，以心动过速较常见。另外，对心肌有奎尼丁样直接抑制效应	与阻断单胺类再摄取从而引起心肌中 NA 浓度增高有关

第十九章 镇 痛 药

一、镇痛药的分类

阿片受体的分类

阿片受体有三类,生理效应有差异。

表 19-1 阿片受体分类及其生理效应

受体分类	镇痛作用部位	效应						配体的受体选择性			
		呼吸抑制	缩瞳	抑制胃肠蠕动	欣快	镇静	躯体依赖	β内啡肽	亮氨酸脑啡肽	强啡肽	吗啡、可待因
μ	脑、脊髓、外周	+++	++	++	+++	++	+++	+	+	++	+++
δ	脊髓	+++	−	++	−	−	−	+++	+++	+	+
κ	外周、脊髓	−	+	+	−	++	−	−	−	+++	+

镇痛药分类及常用药

（1）

镇痛药分三类型,分类根据 μ 亚型。"完全"吗啡可待因,人工合成哌替啶。
"部分"瘾小镇痛新,其他延胡强痛定。二氢埃托效最强,根据临床来选用。

（2）

强痛定,哌替啶,作用稍逊也成瘾。三氢埃托芬太尼,镇痛最强小毒性。
镇痛新,颅通定,镇痛较弱不成瘾。

表 19-2 常用镇痛药的比较

药物	主要作用受体	给药途径	$t_{1/2}$（h）	主要临床应用	主要不良反应
受体激动药					
吗啡	μ	口服注射△	3~4	急慢性剧烈疼痛、心源性哮喘、止泻	眩晕、恶心、呕吐、便秘、尿潴留、呼吸抑制、直立性低血压、免疫抑制、耐受性、成瘾

续表

药物	主要作用受体	给药途径	$t_{1/2}$ (h)	主要临床应用	主要不良反应
海洛因	μ	口服、注射△	2#	急慢性疼痛	成瘾性极强，不作为临床治疗药物
可待因	μ	口服	2~4	剧烈干咳，中度疼痛	成瘾性较小
哌替啶	μ	口服、肌内注射	2~4	急慢性疼痛、心源性哮喘、麻醉前给药、人工冬眠	眩晕、恶心、呕吐、呼吸抑制、直立性低血压、免疫抑制、耐受性、成瘾
美沙酮	μ	口服、注射△	35	慢性疼痛、脱瘾成功者维持	成瘾性较小
二氢埃托啡	μδκ	舌下、肌内注射	2#	急慢性疼痛、脱瘾，镇痛作用为吗啡的12000倍	耐受性、成瘾
芬太尼	μ	静脉注射、硬膜外给药	1~2	急慢性疼痛、麻醉镇痛作用为吗啡的100倍	眩晕、恶心、呕吐、呼吸抑制、耐受性、成瘾
阿法罗定（安那度）	亚型?	口服、注射△	1~2#	短时止痛	眩晕、乏力、耐受性、成瘾
曲马朵▲	μ	口服	6	中重度急慢性疼痛	眩晕、恶心、呕吐、呼吸抑制、耐受性、罕见成瘾
布桂嗪▲（强痛定）	亚型?	口服、皮下	3~6#	慢性疼痛	罕见成瘾
受体部分激动药					
喷他佐辛▲	μ*κ	口服、注射△	2~4	急慢性疼痛	烦躁、噩梦、幻觉等精神症状，呼吸抑制
丁丙诺啡	μ*κ	舌下、注射△	12	急慢性疼痛	与吗啡相似，呼吸抑制较轻，但不被纳洛酮对抗
受体拮抗药					
纳洛酮	μ*κ*	注射△	1~2	阿片类镇痛药中毒、乙醇中毒、休克	较少而轻，拮抗阿片类药物时常有恶心、呕吐
纳曲酮	μ*κ*	注射△	10	阿片类镇痛药中毒、乙醇中毒	头痛、腹痛、恶心、乏力、肝毒性

续表

药物	主要作用受体	给药途径	$t_{1/2}$ (h)	主要临床应用	主要不良反应
其他					
四氢帕马丁▲	无作用	口服	2~6#	慢性持续性钝痛	眩晕、嗜睡、恶心、乏力
罗通定▲		皮下			

注释：△多数药物可皮下注射、肌内注射或静脉注射；*阻断作用；▲非麻醉性镇痛药；#表示作用持续时间。

二、常用药物

吗啡

（1）

抑制呼吸与免疫，镇痛镇咳又镇静；称为"二抑"与"三镇"，扩张血管脑与心，张力多增平滑肌，注意成瘾戒断症，用于锐痛肺水肿，急慢腹泻立止停。

（2）

吗啡镇痛很有名，止泻镇吐亦镇静。成瘾戒断很痛苦，低压呼衰平肌痉。

表 19-3 吗啡药理作用、临床应用、不良反应的内在联系

临床应用	药理作用	不良反应
用于各种疼痛	镇痛、镇静、镇咳	嗜睡、眩晕
治疗心源性哮喘	抑制呼吸	急性中毒引起呼吸麻痹、昏迷
	抑制免疫系统	易感染 HIV 病毒
	扩张心血管	低血压、皮肤红
	扩张脑血管	颅内高压
适用于急、慢性腹泻	提高多数平滑肌张力	便秘、尿潴留、胆绞痛、哮喘、瞳孔缩小甚至小如针尖
	降低子宫张力	延长产程

吗啡的禁忌证

吗啡有毒勿乱用，五种情况应禁用：哮喘分娩及哺乳，颅内压高肺功损。

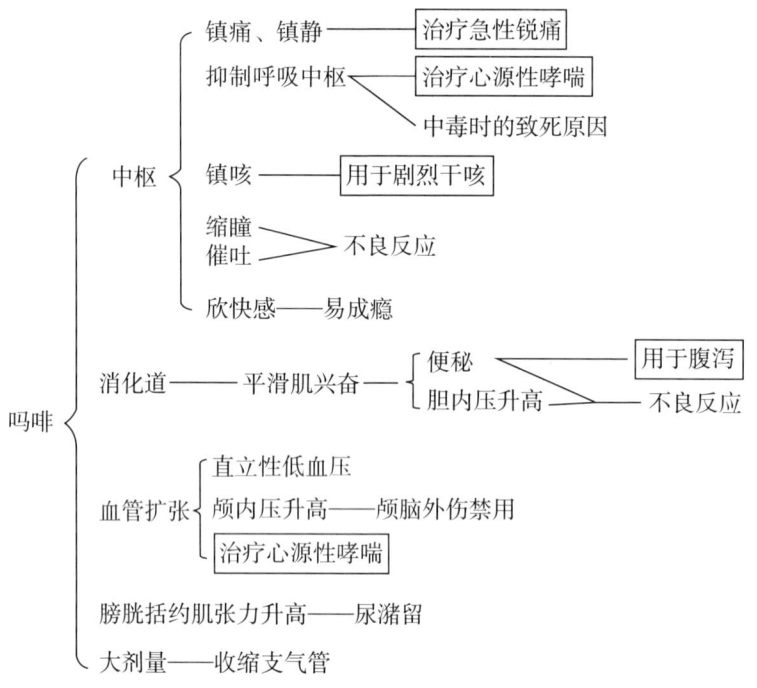

图 19-1 吗啡的药理作用、临床应用和不良反应

表 19-4 吗啡的禁忌证及其机制

禁忌证	机制
支气管哮喘	吗啡能收缩支气管平滑肌并促进组胺释放,均可加重患者的支气管哮喘
分娩止痛	吗啡易通过胎盘屏障,抑制新生儿呼吸,且有对抗催产素兴奋子宫的作用,从而延长产程
哺乳期妇女	吗啡有一部分从乳汁排泄,可抑制婴儿呼吸
颅内压升高	吗啡抑制呼吸导致 CO_2 滞留,CO_2 脂溶性高,易进入脑组织,刺激脑血管舒张,引起并加重颅内压升高的症状
肺功能严重受损	吗啡主要在肝中代谢(与葡糖醛酸结合),肝功能严重受损者,吗啡代谢障碍,消除缓慢,血药浓度升高,易致中毒

哌替啶(杜冷丁)

类似吗啡哌替啶,也能镇痛与镇静。

表 19-5 哌替啶与吗啡药理作用的比较

	吗啡	哌替啶
显效时间	较慢	较快
镇痛强度	强	弱（1/10 ~ 1/2）
作用持续时间（h）	4 ~ 6	2 ~ 4
镇静作用	+	+
对抗催产素	+	−
镇咳作用	+	−
缩瞳作用	+	−
便秘、尿潴留	+	−
成瘾性	+	+
临床其他应用	止泻	麻醉前给药、人工冬眠

注释：哌替啶（杜冷丁）主要激动 μ 型阿片受体，药理作用与吗啡基本相同，镇痛作用弱于吗啡。

吗啡受体拮抗药——纳洛酮

吗啡受体拮抗药，常用药物纳洛酮。阿片中毒能救治，休克卒中可试用。

表 19-6 纳洛酮的临床应用

临床应用	说明
救治阿片类药物急性中毒	可迅速改善呼吸，使意识清醒；能对抗阿片类药物的其他效应
解除阿片类药物麻醉的术后呼吸抑制及其他中枢抑制症状	注意掌握用量和给药速度，用量过大或给药过快可同时影响阿片类药物的镇痛作用
阿片类药物成瘾者的鉴别诊断	对阿片类药物依赖者，注射本品可诱发严重戒断症状，结合用药史和尿检结果，可确认为阿片类药物成瘾
试用于急性乙醇中毒、休克、脊髓损伤、卒中及脑外伤的救治	
工具药	用于研究疼痛与镇痛

第二十章 解热镇痛抗炎药

药物分类及常用药物

两分法依选择性,化学结构多类型。对乙酰酚抗炎差,阿司匹林最常用。

更胜一筹芬必得,环酶-2抑少反应[1]。

注释:[1] 选择性环氧合酶-2(COX-2)抑制药的胃肠道反应少而轻微。

表 20-1 非甾体抗炎药的分类及代表药

分类	代表药
非选择性COX抑制药	
水杨酸类	水杨酸钠、阿司匹林
苯胺类	对乙酰氨基酚
吲哚类	吲哚美辛
芳基乙酸类	双氯芬酸
芳基丙酸类	布洛芬、萘普生、非诺洛芬、奥沙普秦
烯醇酸类	吡罗昔康、美洛昔康
吡唑酮类	保泰松、羟基保泰松
烷酮类	奈丁美酮
异丁芬酸类	舒林酸
选择性COX-2抑制药	
二芳基吡唑类	塞来昔布
二芳基呋喃酮类	罗非昔布
磺酰苯胺类	尼美舒利

表 20-2 解热镇痛抗炎药的共同作用及作用机制

共同作用	作用机制
解热作用	抑制中枢前列腺素(PG)合成
镇痛作用	抑制外周疼痛部位PG合成
抗炎抗风湿作用(除苯胺外)	抑制局部PG合成,抑制缓激肽合成,稳定溶酶体膜,抑制白细胞游走和吞噬功能
其他作用	通过抑制COX而对血小板聚集有强大的不可逆性抑制作用,对肿瘤的发生、发展及转移可能均有抑制作用,预防和延缓阿尔茨海默病的发生,延缓角膜老化

表 20-3 NSAIDs 共同的不良反应

反应部位	表现
胃肠道*	恶心，食欲减退，腹痛，腹泻，溃疡，出血，穿孔
肾	水钠潴留，心脏病患者可致肾功能减退、抗高血压的治疗效果降低、利尿药的药效降低、尿酸排泄减少（尤其是阿司匹林、高钾血症）
中枢神经系统	头痛，眩晕，抑郁，癫痫发作阈值降低，过度换气（水杨酸类）
血小板**	抑制血小板激活，增加出血危险
子宫	延长妊娠时间，抑制分娩
其他	血管舒张性鼻炎，血管神经性水肿，哮喘，荨麻疹，面部发红，低血压，休克

注释：*选择性 COX-2 抑制药的胃肠反应明显减轻。**选择性 COX-2 抑制药有促血栓形成趋势。

阿司匹林

（1）

阿司匹林解热痛，风湿血栓也有功。多用出血胃刺激，溃疡肝病不可用。

（2）

解热镇痛效较强，缓解风湿大剂量。小量抗凝防血栓，冠心卒中近提倡。
胃肠反应最常见，过敏较少脑肾痰。

其他类解热镇痛药

吲哚美辛安乃近，疗效更好反应重。对乙酰酚刺激小，解热为主较常用。

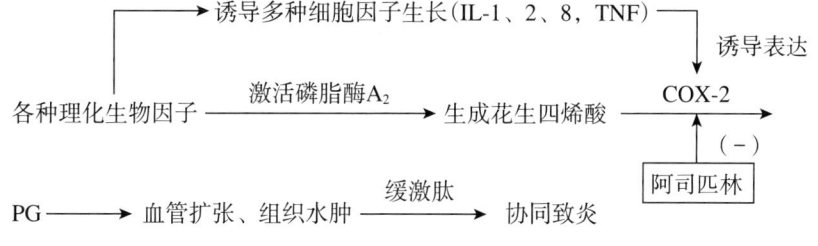

图 20-1 阿司匹林抗炎、抗风湿机制示意图

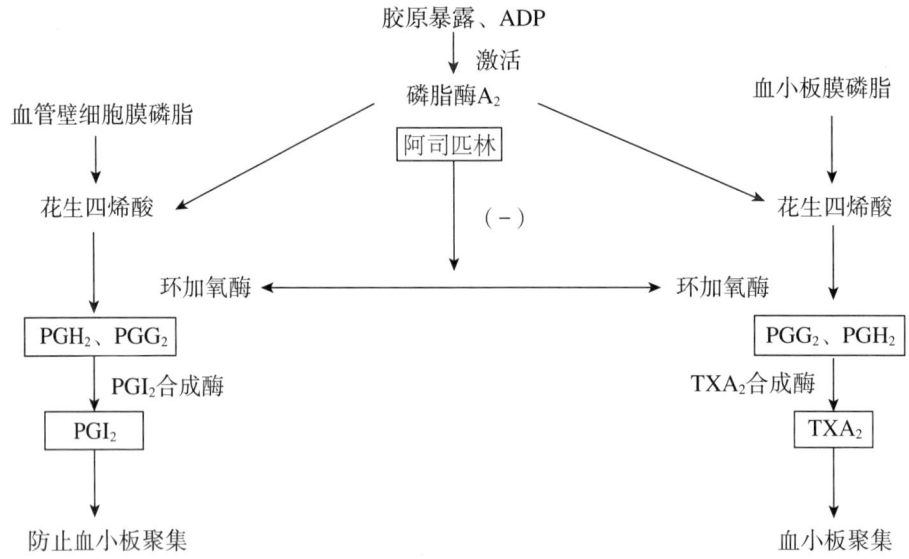

图 20-2 阿司匹林抗血小板聚集机制

APP,腺苷二磷酸;PGH_2,前列腺素 H_2;PGG_2,前列腺素 G_2;PGI_2,前列环素;TXA_2,血栓素 A_2

表 20-4 解热镇痛抗炎药物的比较

分类	药物	作用特点			用途	主要不良反应
		解热	镇痛	抗炎抗风湿		
水杨酸类	水杨酸钠	+	+	++	急性风湿性疾病、急慢性痛风等	严重胃肠道反应、水杨酸反应等
	阿司匹林	+++	+++	+++		
苯胺类	非那西丁	++	++		解热、镇痛、风湿病,栓塞性血管疾病,预防心肌梗死、脑血栓形成,也用于胆道蛔虫症等	高铁血红蛋白血症(发绀)、溶血、肝、肾损害等
	对乙酰氨基酚	++	++		解热镇痛仅在复方制剂中应用,尿崩症	
吡唑酮类	保泰松	+	+	+++	急性风湿病等	可能出现粒细胞缺乏症,偶见肝、肾损害等
	羟基保泰松	+	+	+++	急性风湿病等	
其他抗炎有机酸	吲哚美辛	+++	+++	+++	风湿病、解热、镇痛、消炎、急性痛风等	胃肠道反应、胃出血等
	托美丁		+++	+++	风湿病等	
	布洛芬		++	++	风湿病等	

分类	药物	作用特点			用途	主要不良反应
		解热	镇痛	抗炎抗风湿		
其他抗炎有机酸	萘普生	++++	+++++	++++	风湿病等、关节炎性疼痛解热、急性痛风等	胃肠道反应，胃出血等
	甲芬那酸	+++	+++	++	风湿病、消炎、镇痛等	
	氯芬那酸	++	++	++++	风湿病、炎性疼痛	
	双氯芬酸钠	++++	++++		风湿病、解热镇痛等	
	氟芬那酸	++	++	+++++	风湿病、炎性疼痛	
	吡罗昔康	+++	+++	++++	风湿病、急性痛风	
	苄达明	+++	+++	+++	各种炎性疼痛	

注释：四级作用强度，+表示弱，++表示中，+++表示强，++++表示极强。

抗痛风药

抗痛风药分四类，影响尿代各环节。

表 20-5　抗痛风药的分类

分类	代表性药
抑制尿酸生成的药物	别嘌醇
促进尿酸排泄的药物	丙磺舒
抑制粒细胞浸润的药物	秋水仙碱
促进尿酸代谢的药物	聚乙烯乙二醇-尿酸氧化酶

常用抗痛风药

秋水仙碱地美辛，磺吡酮和别嘌醇。苯溴马隆丙磺舒，治疗痛风可选用。

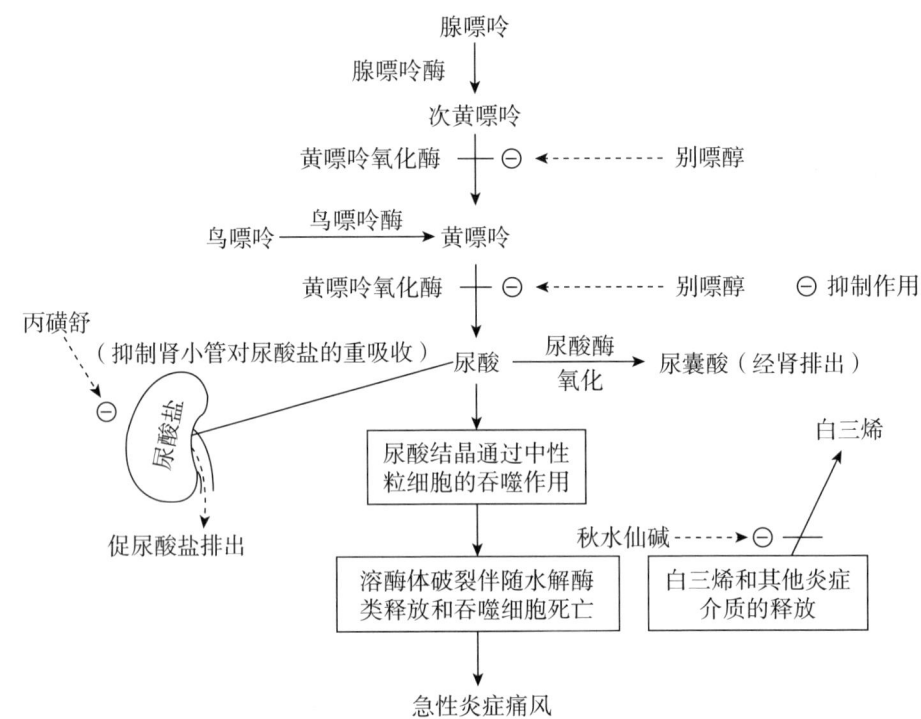

图 20-3 痛风的形成及抗痛风药的作用机制
⊖表示抑制作用

表 20-6 常用抗痛风药

药物	药理作用	临床应用	不良反应	说明
秋水仙碱	抑制急性发作时粒细胞浸润、代谢及吞噬功能	对急性痛风性关节炎有选择性抗炎作用,疗效极佳	常见胃肠道反应。中毒时出现水样便、血便、骨髓抑制等	细胞有丝分裂抑制药。对非痛风性疼痛及其他类型关节炎无效。静脉注射效果比口服好,胃肠反应减少
地美可辛(秋水仙胺)	与秋水仙碱相同	急性痛风	比秋水仙碱轻	
丙磺舒	抑制肾小管对尿酸的再吸收,促进尿酸排泄	慢性痛风	较少,磺胺类过敏及肾功能不全者禁用,孕妇慎用	无镇痛、抗炎作用,对急性痛风无效
磺吡酮	抑制肾小管对尿酸的再吸收,减少尿酸盐在组织中沉积	防治尿酸结石性痛风	胃肠道反应,偶见骨髓抑制、肾功能损害	保泰松类似物,但无抗炎镇痛作用,不适用于急性痛风。另有抗血栓作用

续表

药物	药理作用	临床应用	不良反应	说明
苯溴马隆（痛风利仙）	抑制肾小管对尿酸的再吸收	慢性痛风	胃肠道反应，偶见过敏反应	水杨酸类对本品拮抗，不能合用
别嘌醇	抑制黄嘌呤氧化酶，减少尿酸生成	慢性痛风，防止尿酸盐在尿路形成结石	较少，偶见皮疹、白细胞减少、周围神经炎、胃肠反应	代谢物奥昔嘌醇也是黄嘌呤氧化酶抑制剂，且在组织中停留时间较长

第二十一章 离子通道药

一、离子通道概述

离子通道的分类

根据门控分三型：电压化学机械性。根据离子选择性，分为钠钾通道等。

表 21-1　离子通道的分类（按门控机制分类）

分类	特点	举例
电压门控离子通道	通道的开放与关闭受膜电压变化的控制	电压门控的钠通道、钙通道、钾通道
化学门控离子通道	通道的开放与关闭受化学物质（配基）的控制，配基与通道蛋白结合的通道开放	骨骼肌终板膜上的 N 型 ACh 受体
机械门控离子通道	通道在细胞膜受到机械牵拉作用时开放	下丘脑渗透压感受器细胞膜、内耳耳蜗基底膜毛细胞膜

表 21-2　离子通道的分类（按对离子的选择通透性分类）

离子通道	阻滞剂	分布	主要功能
钠通道			维持细胞膜兴奋性及其传导
神经类	TTX, μCTX	神经	
骨骼肌	TTX, μCTX	骨骼肌	
心肌	TTX, μCTX	心肌	
钙通道			
电压门控钙通道	DHPs, ωCTX	肌肉，神经，心脏	心肌细胞 2 相平台期的形成
受体门控钙通道		肌肉，神经，心脏	触发兴奋-收缩耦联、T-淋巴细胞的激活、卵细胞的受精及其他细胞功能
钾通道			调节细胞的膜电位和兴奋性以及平滑肌舒缩活性
电压依赖性钾通道	4-AP, ryanodine	心肌	
钙依赖性钾通道	TEA	血管平滑肌	
内向整流钾通道	Ba^{2+}, Cs^+, Gd^{2+} 格列本脲	心肌，骨骼肌，胰腺	

续表

离子通道	阻滞剂	分布	主要功能
氯通道			在兴奋性细胞稳定膜电位和抑制动作电位的产生
电压敏感氯通道		肾	
囊性纤维跨膜电导调节体			
γ-氨基丁酸受体氯通道		神经细胞	

注释:TTX,河豚毒素;μCTX,μ芋螺毒素;ωCTX,ω芋螺毒素;DHPs,二氢吡啶类;4-AP,4-氨基吡啶;ryanodine,一种生物碱;TEA,四乙基铵。

离子通道的生理功能

离子通道功能多,归纳起来有六个。

表 21-3 离子通道的生理功能

离子通道的生理功能	说明
决定细胞的兴奋性、不应性和传导性	离子通道的主要功能是产生生物电(动作电位和静息电位),传递信号,从而调节功能活动
介导兴奋-收缩耦联和兴奋-分泌耦联	其中 Ca^{2+} 是兴奋-收缩耦联(肌细胞)和兴奋-分泌耦联(腺细胞)的关键因素,即耦联因子
参与突触传递	多种离子通道参与突触传递活动
调节血管平滑肌的舒缩活动	通过血管平滑肌上的钙通道、钾通道、氯通道和非选择性阳离子通道的活动完成
参与细胞跨膜信号转导过程	电压门控离子通道与化学门控离子通道均发挥重要作用
维持细胞正常形态(体积)和功能的完整性	与膜上的离子通道、Na^+-K^+-ATP 酶、Na^+-K^+-$2Cl^-$、Na^+-Cl^- 等转运体有关

作用于离子通道的药物

临床一些常用药,影响通道起作用。

表 21-4　作用于离子通道的药物举例

离子通道	药物	临床用途
钠泵	洋地黄毒苷 地高辛 毒毛花苷	强心剂
质子通道	奥美拉唑 兰索拉唑	消化性溃疡
钠离子通道	普鲁卡因 利多卡因	局部麻醉药，抗心律失常药
钙离子通道	硝苯地平 维拉帕米	心绞痛，降血压 抗心律失常（Ⅳ）
钾离子通道	胺碘酮 甲苯磺丁脲	抗心律失常（Ⅲ） 口服降血糖药

二、钙通道及其阻滞药

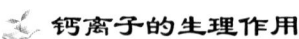
钙离子的生理作用

钙离子的作用多，归纳起来十多个。

表 21-5　钙离子的生理作用

生理作用	说明
成骨	Ca^{2+} 是构成骨骼和牙齿的主要成分，起支持和保护作用，也是机体的主要钙库
参与神经递质的释放，激素或外分泌腺的分泌活动	Ca^{2+} 是兴奋-分泌耦联的耦联因子
参与肌细胞的收缩活动	Ca^{2+} 是肌细胞兴奋-收缩耦联的耦联因子
参与心肌、平滑肌细胞电活动	心肌慢反应细胞动作电位 0 期之末和复极化 2 期，均有 Ca^{2+} 内流；平滑肌细胞动作电位的去极化也是 Ca^{2+} 内流形成的
参与血液凝固	血液凝固的许多步骤均需 Ca^{2+} 参与
细胞内第二信使	参与细胞内的信号转导
调节酶的活性	细胞内多种酶均需 Ca^{2+} 激活或调节，调节细胞代谢活动
调节神经肌肉的正常兴奋性	Ca^{2+} 对钠通道有一定抑制作用，故能降低神经、肌肉的兴奋性
降低毛细血管通透性	能防止渗出、控制炎症和水肿
稳定细胞膜的通透性	能减少 Na^+ 内流和 K^+ 外流
参与细胞膜的修复过程	细胞膜受损时，Ca^{2+} 参与细胞膜的修复过程

电压依赖性钙通道

电压依赖钙通道，通道类型有六种。

表 21-6　电压依赖性钙通道的类型、电生理特性、组织分布及药理特性

亚型	激活电导	失活速度	组织分布	功能	敏感药物
L	高，25pS	慢	心肌、骨骼肌、神经元、内分泌细胞	参与兴奋-收缩和兴奋-分泌耦联	钙通道阻滞药
T	低，5～8pS	快	心肌、神经元及血管平滑肌	调节心脏自律性、血管张力以及细胞的生长、增殖	米贝地尔
N	高，10～20pS	中等	中枢神经系统神经元和突触	神经递质释放	ωCTX
P	中，10～12pS	中等	大脑浦肯野纤维	中枢神经递质释放	蜘蛛毒素
Q	高	中等	小脑颗粒细胞神经元	神经递质释放	ωCTX
R	中	快	副交感心内神经元	神经递质释放	$NiCl_2$

钙通道阻滞药的分类

钙通道的阻滞药，通常可分六类型。

表 21-7　钙通道阻滞药的分类（1987 年）

分类	代表药
选择性钙通道阻滞药	
Ⅰ类—维拉帕米类	维拉帕米、戈洛帕米
Ⅱ类—硝苯地平类	硝苯地平、尼莫地平、尼卡地平等
Ⅲ类—地尔硫䓬类	地尔硫䓬
非选择性钙通道阻滞药	
Ⅳ类—氟桂利嗪类	氟桂利嗪、利多氟嗪
Ⅴ类—普尼拉明类	普尼拉明等
Ⅵ类—其他类	哌克昔林等

钙通道阻滞药的药理作用

抑制心肌平滑肌，保护动脉防硬化。排钠利尿保护肾，影响红C血小板。

表 21-8　钙通道阻滞药的药理作用

药理作用	说明
对心肌的作用	
负性肌力作用	此类药物使心肌细胞内 Ca^{2+} 量减少，导致后者兴奋-收缩脱耦联，心肌收缩性能降低
负性频率作用	窦房结慢反应细胞 0 期除极及 4 期缓慢自动除极均为 Ca^{2+} 内流所引起，此类药使 Ca^{2+} 内流减少，因而自律性降低，心脏兴奋频率也降低
负性传导作用	房室结慢反应细胞 0 期去极化由 Ca^{2+} 内流所致，此类药使 Ca^{2+} 内流减少，因而房室结传导速度减慢
对平滑肌的作用	
血管平滑肌舒张	此类药物主要舒张动脉，尤其是冠状动脉和脑动脉等
其他平滑肌舒张	舒张支气管平滑肌，较大剂量还能舒张胃肠道、输尿管及子宫平滑肌
抗动脉粥样硬化作用	①减少 Ca^{2+} 内流，减轻 Ca^{2+} 超载所致的动脉壁损害 ②抑制平滑肌增殖和动脉基质蛋白质合成，增加血管壁顺应性 ③抑制脂质过氧化，保护内皮细胞 ④硝苯地平增加细胞内 cAMP 含量，改善代谢，降低细胞内胆固醇水平
对红细胞和血小板结构与功能的影响	①抑制红细胞 Ca^{2+} 内流，减轻 Ca^{2+} 超负荷对红细胞的损伤 ②抑制 TXA_2 的产生和由 ADP、肾上腺素及 5-HT 等引起的血小板聚集
对肾功能的影响	有排钠利尿作用，对肾有保护作用

表 21-9　L-型钙通道阻滞药的作用机制

药物	结合位点	阻滞特点和机制
维拉帕米，地尔硫䓬	L-型钙通道细胞膜内侧	与激活态钙通道结合→促使通道转化为失活态 与失活态或静息态结合→阻止通道向激活态转化 维拉帕米作用具有频率依赖性
硝苯地平	L-型钙通道细胞膜外侧	与失活态通道结合→失活后恢复时间延长 电压依赖性→血管选择性（尤其病变血管）

表 21-10　受体调控钙通道的分类、分布及激动药

分类	亚型	分布部位	激动剂
Ryanodine 受体（RYR）	RY_1, 骨骼肌 RYR；RY_2, 心肌 RYR；RY_3, 脑 RYR	骨骼肌、心肌、平滑肌、脑、内分泌细胞、肝和成纤维细胞	咖啡因→外钙内流→$[Ca^{2+}]$ ↑
IP_3 受体（IP_3Rs）	$IP_3R_1^*$、IP_3R_2、IP_3R_3	心肌传导组织、心肌闰盘组织	IP_3

注释：*三种亚型中的主要 Ca^{2+} 释放通道。

📖 钙通道阻滞药的临床应用

钙通道的阻滞药，心脑血管病多用。

表 21-11　钙通道阻滞药的临床应用和药物选择

临床应用	首选药
高血压	
伴有冠心病者	硝苯地平
伴有脑血管病者	尼莫地平
伴有快速型心律失常者	维拉帕米
心绞痛	
变异型心绞痛	硝苯地平，地尔硫䓬
稳定型心绞痛	硝苯地平，尼莫地平，维拉帕米
不稳定型心绞痛	维拉帕米，地尔硫䓬
心律失常	维拉帕米，地尔硫䓬
脑血管病	尼莫地平，氟桂利嗪
其他	
外周血管痉挛性疾病	硝苯地平，地尔硫䓬
预防动脉粥样硬化	尼莫地平，硝苯地平
肿瘤耐药逆转剂	维拉帕米

三、电压依赖性钠通道的分类及阻滞药

📖 钠通道阻滞药

离子通道进化中，最后出现钠通道。阻滞药物科研用，有的可作局麻药。有的可抗律失常，有的可治癫痫病。

表 21-12　钠通道的类型

分类	主要分布	对 TTX 敏感性	对 ωCTX 敏感性
神经类钠通道	神经细胞	高	低
骨骼肌类钠通道	骨骼肌细胞	高	高
心肌类钠通道	心肌细胞	低	低

四、作用于钾通道的药物

📖 钾通道的分类及调节药物

钾通道，最古老，通道类型最复杂。作用意义各不同，调节药物有数种。

表 21-13 钾通道的类型、钾电流的功能与调节

类别	通道名简称	电流名简称	功能与调节
电压门控类			
A 型（瞬时外向）钾通道	K_A (K_{to})	$I_{K(V)}$ (I_{to})	心肌快速复极化，迅速激活与失活
电压依赖性钾通道	K_V (K_{DR})	$I_{K(A)}$ (I_K)	AP 复极化，延迟激活，慢失活
肌质网钾通道	K_{SIT}	ISK	强电压敏感性，低 K^+/Na^+
平台钾通道	K_P	I_{KP}	调节心肌 AP 平台，去极化迅速激活
钙敏感类			
高电导钙敏感钾通道	BK_{Ca}	$I_{BK(Ca)}$ (I_C)	膜超极化，电压敏感性，$[Ca^{2+}]$ 激活
受体耦联类			
M 受体钾通道（M 电流）	K_M	$I_{K(M)}$	时间依赖性，电压敏感性慢激活
心房毒草碱激活钾通道（ACh 调节钾通道）	K_{ACh}	$I_{K(ACh)}$	ACh 调节，电压敏感，内向整流
内向整流类			
内向整流钾通道	K_{IR}	$I_{K(IR)}$ (I_{KI})	维持静息电位，静息时开放，Mg^{2+} 阻滞
ATP 敏感钾通道	K_{ATP}	$I_{K(ATP)}$	ATP 抑制，2-磷酸核苷酸促进开放
钠激活钾通道	K_{Na}	$I_{K(Na)}$	膜复极化，Ca^{2+}、Ba^{2+} 阻滞
其他			
细胞体积敏感钾通道	K_{Vol}	$I_{K(Vol)}$	细胞体积增加时被激活

钾通道开放药

钾通道的开放药，临床开始已应用。降压护心治哮喘，还能治疗糖尿病。

表 21-14 钾通道开放药的临床应用

疾病	药物（举例）
高血压	吡那地尔、克罗卡林、雷洛卡林
心绞痛和心肌梗死	尼可地尔、克罗卡林、吡马卡林、阿普卡林
充血性心力衰竭（右心）	尼可地尔
哮喘	克罗卡林、吡那地尔
咳嗽	克罗卡林、吡那地尔

第二十二章 抗心律失常药

抗心律失常药的分类

抗律失常药四类,钠阻拮抗β受体。动作电位延长剂,钙通道的阻滞剂。
I类又分 abc,,代表药物应熟悉。

表 22-1 抗心律失常药分类

类别	作用机制	电生理学特点	代表药物
I类	钠通道阻滞药	降低自律性	
Ia类	适度阻滞快钠通道,抑制 Na^+ 内流	中度抑制0相除极上升速率,减慢传导,延长APD和ERP	奎尼丁,普罗卡因胺
Ib类	轻度阻滞快钠通道,抑制 Na^+ 内流,促进 K^+ 外流	轻度抑制0相除极上升速率,改善传导,缩短APD和ERP,相对延长ERP	利多卡因,苯妥英钠
Ic类	重度阻滞钠通道,抑制 Na^+ 内流	明显抑制0相除极上升速率,减慢传导很明显,对复极影响小	普罗帕酮,氟卡尼
II类	β肾上腺素受体阻断药,阻断心脏 $β_1$ 受体	抑制0相除极上升速率,降低自律性,减慢传导	普萘洛尔(心得安)阿替洛尔
III类	延长APD,阻断钾通道、钠通道、钙通道	延缓复极过程,延长APD和ERP	胺碘酮,索他洛尔
IV类	钙拮抗药,阻断L-型钙通道,抑制 Ca^+ 内流	延长动作电位1、2相,抑制4相自动除极化,降低窦房结自律性,减慢房室传导	维拉帕米,地尔硫䓬

注释:APD,动作电位时程;ERP,有效不应期。

抗心律失常药的电生理作用

降低心脏自律性,减少触发后除极;改变膜的反应性,改变膜的传导性;
延长有效不应期,兴奋折返难发生。

表 22-2 抗心律失常药的基本电生理作用(抗心律失常药的机制)

作用	说明
降低自律性	抑制快反应细胞4期 Na^+ 内流或慢反应细胞4期 Ca^{2+} 内流,使4期自动除极速度降低,促进 K^+ 外流,使最大复极电位超极,远离阈电位,提高阈电位水平,使最大复极电位除极时不易达到阈电位,延长动作电位时程

续表

作用	说明
减少后除极和触发性活动	通过加速复极，抑制引起早后除极的内向电流，迟后除极的发生与 Na^+、Ca^{2+} 内流有关，可使用钠通道或钙通道阻滞药
改变膜反应性而改变传导性	苯妥英钠促进 K^+ 外流，使膜反应性增强，可取消折返，改善传导。取消单向阻滞，奎尼丁抑制 Na^+ 内流，使膜反应性降低，使单向阻滞变为双向阻滞，也可取消折返
改变 ERP 和 APD，减少或终止折返	延长 APD 和 ERP，而以延长 ERP 更为显著，使 ERP 绝对延长；缩短 APD 和 ERP，而以缩短 APD 更为显著，使 ERP 相对延长，使相邻细胞不均一的 ERP 趋向均一化

常用抗心律失常药

普萘洛尔有三抗，高压心痛律失常，窦速诸药宜首选，还治早搏与室上。
普鲁因胺为广谱，维拉帕米偏室上。利多卡因主室性，苯妥英钠心苷毒。

表 22-3　抗心律失常药物的药理作用、临床应用及不良作用

药物	类别	药理作用	临床应用	不良反应
奎尼丁	Ia	Na^+ 通道阻滞，降低自律性，减慢传导速度，延长不应期，抗胆碱作用，阻断 α 受体	①房性、室性、结性心律失常 ②心房扑动 ③房颤转律 ④预激综合征	胃肠道反应，金鸡纳反应，过敏反应，心脏毒性，奎尼丁晕厥
普鲁卡因胺	Ia	降低自律性，减慢传导，延长 APD、ERP，弱的抗胆碱作用	①室性早搏 ②阵发性室性心动过速	胃肠道反应，过敏，窦性停搏、房室阻滞，红斑狼疮样综合征
利多卡因	Ib	降低自律性（希-普系统），传导速度↑↓（视心脏情况而定），缩短不应期	室性心律失常（急性心肌梗死、强心苷所致）	中枢神经系统症状（嗜睡、眩晕、语言障碍、惊厥），心脏毒性（窦性过缓、房室传导阻滞）
苯妥英钠	Ib	降低自律性（希-普系统），传导速度↑↓，缩短不应期	室性心律失常（强心苷中毒、心肌梗死、心脏手术、电转率、心导管术所致）	神经症状，牙龈增生，叶酸代谢障碍，过敏反应
普罗帕酮	Ic	降低自律性（希-普系统），减慢传导，延长 APD、ERP，β 阻断作用	①室性、室上性早搏 ②室性、室上性心动过速 ③预激综合征 ④阵发性房颤 ⑤心房扑动	胃肠道症状，粒细胞减少，红斑狼疮样综合征，心电图异常，QRS 加宽，QT 延长

药物	类别	药理作用	临床应用	不良反应
恩卡尼	Ic	降低自律性，减慢传导，延长 APD	室性心律失常、预激综合征	头晕、发热、皮疹，胃肠道反应，心动过缓、传导阻滞，震颤、共济失调等
普萘洛尔	II	降低窦房结、房室结自律性，减慢传导，缩短 APD、ERP	室上性心律失常、室性心律失常（运动、情绪激动）	心动过缓、传导阻滞，神经症状，支气管哮喘，低血压、雷诺征
艾司洛尔	II	降低自律性，减慢传导	室上性心律失常（房颤、房扑、室上速）	低血压
胺碘酮	III	降低自律性，减慢传导，延长 APD、ERP，扩张血管，降血压	房性及室性早搏，阵发性室上性心动过速	低血压、窦性心动过缓，传导阻滞，甲状腺功能紊乱，角膜色素沉着
溴苄胺	III	延长 APD、ERP，交感神经阻滞作用	复发性室性心动过速、室颤	血压不稳定，恶心、呕吐，腮腺肿胀、疼痛
索他洛尔	III	延长 APD、ERP	阵发性室上速、预激综合征、室性心律失常	心动过缓、低血压
维拉帕米	IV	降低自律性，减慢传导，延长不应期	室上性心律失常（预激综合征、洋地黄中毒）	心动过缓、低血压，胃肠道症状，过敏，眩晕、头痛
地尔硫䓬	IV	降低自律性，减慢传导，延长不应期	阵发性室上性心动过速，房扑、房颤	头晕、头痛，面部潮红，胃肠不适

（一）I 类 钠通道阻滞药

Ia 类—奎尼丁

奎尼丁阻钠通道，对抗失常作用广。由于不良反应多，临床应用渐减少。

Ib 类—利多卡因

轻度阻滞钠通道，激活失活都有效；提高兴奋降自律，用于室性失常妙；大量引起 AVB[1]，血压下降慢心跳。

注释：[1]AVB 指房室传导阻滞。

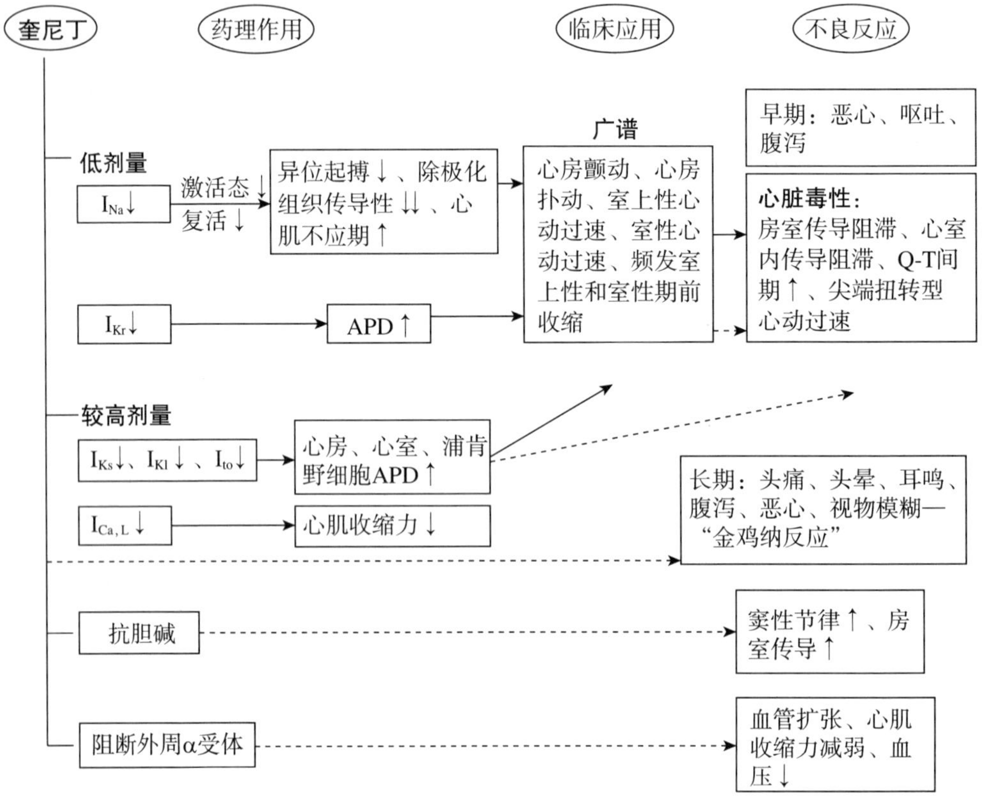

图 22-1 奎尼丁的药理作用、临床应用和不良反应

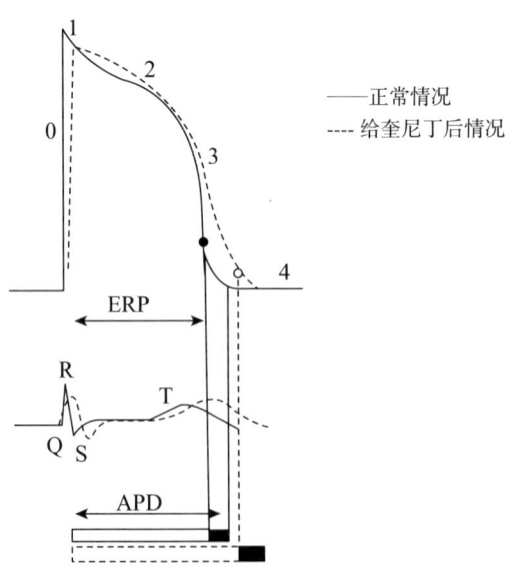

图 22-2 奎尼丁对心室肌动作电位、单极电图（中）
及 ERP、APD 影响的模式图

表 22-4 利多卡因的作用、用途及不良反应

药理作用	临床应用	不良反应
对激活和失活的钠通道都有轻度阻滞作用，对缺血区作用强，对心房肌作用弱	首选于室性心律失常，特别是防治心肌梗死引起的室性心动过速与"房颤"	一般剂量引起头晕、嗜睡、激动不安
提高心肌兴奋阈值，降低其自律性	对强心苷引起的室性心律失常也有较好疗效	过量引起 AVB、心律减慢、血压下降

苯妥英钠

苯妥英钠阻钠流，临床用于心苷毒。

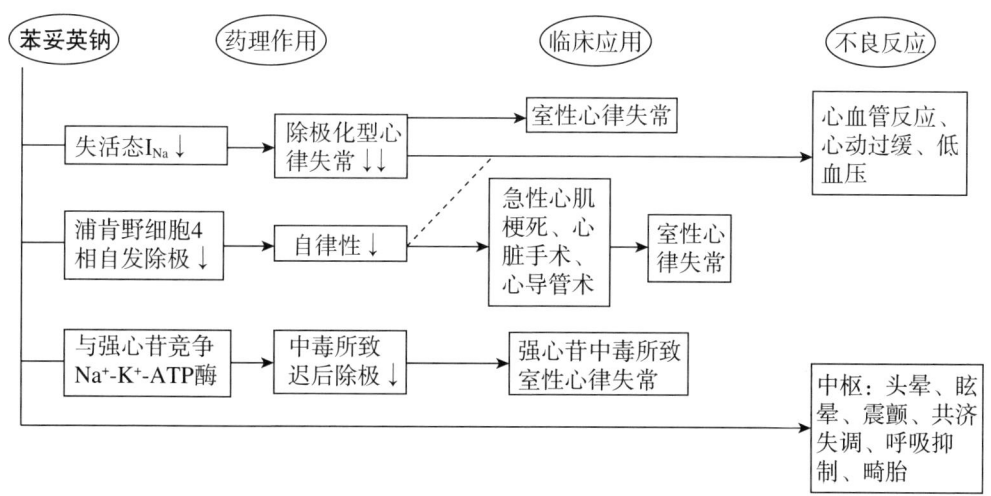

图 22-3 苯妥英钠的药理作用、临床应用和不良反应

Ic 类——普罗帕酮

商品名为心律平，减慢传导折返引，具 β 受体弱拮抗，复极差于奎尼丁，适用室性室上性，伴有房颤预激征。

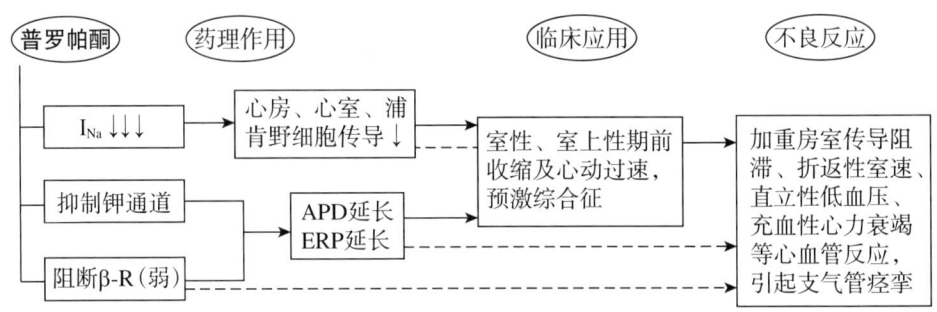

图 22-4 普罗帕酮的药理作用、临床应用和不良反应

（二）Ⅱ类 β-肾上腺素受体阻滞药

普萘洛尔

普萘洛尔有三抗：高压心痛律失常。窦速诸药应首选，还治早搏与室上。

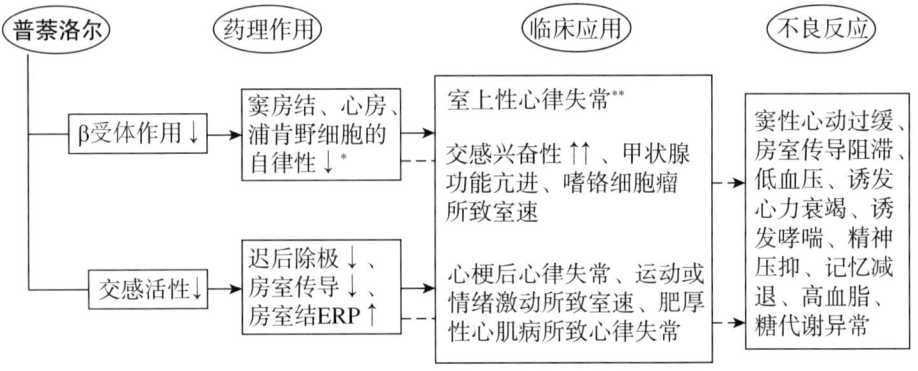

图 22-5 普萘洛尔的药理作用、临床应用和不良反应
* 运动及情绪激动时作用明显，** 主要临床适应证，ERP↑表示有效不应期延长

（三）Ⅲ类 延长动作电位时程药

胺碘酮

抑制多种离子道，广谱对抗失常药，尚抗肾上腺受体，扩冠减少心氧耗。
常见窦缓偶"扭速"[1]，Q-T 延长最紧要。

注释：[1] 胺碘酮常可引起窦性心动过缓，偶可发生尖端扭转型室性心动过速。

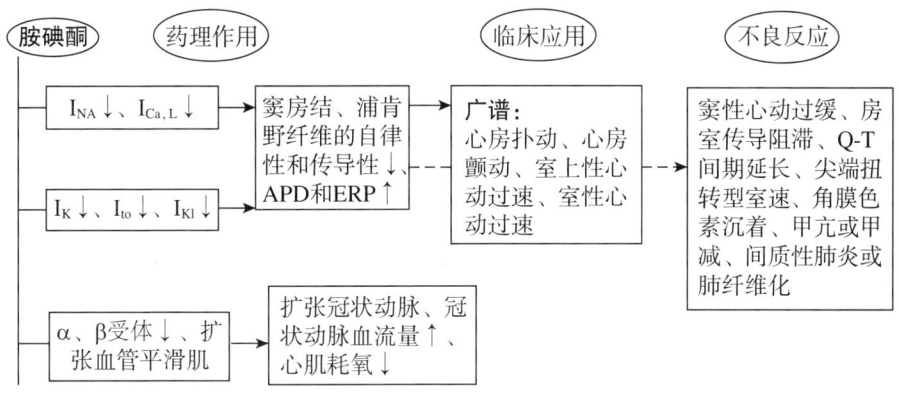

图 22-6 胺碘酮的药理作用、临床应用和不良反应

（四）Ⅳ类　钙通道阻滞药

维拉帕米

维拉帕米阻钙流，临床首选室上速。

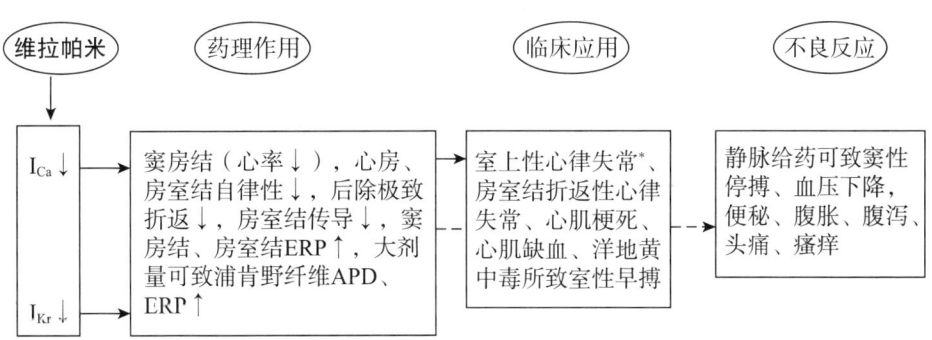

图 22-7　维拉帕米的药理作用、临床应用和不良反应
*阵发性室上性心动过速首选

（五）其他类

腺苷

抑制钾与钙电流，迟后除极亦可抑。兴奋折返可终止，室上律失常选用。

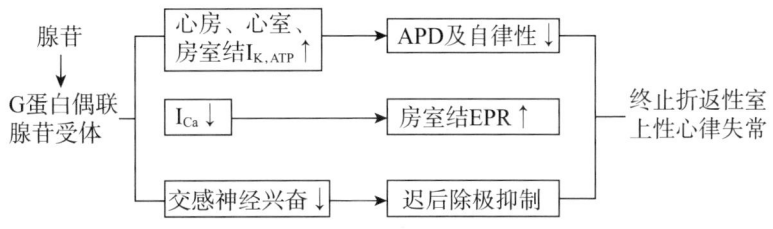

图 22-8　腺苷的抗心律失常作用及相关应用

表 22-5　治疗快速性心律失常的药物

心律失常类型	常用药物
室上性心律失常	
期前收缩	β受体阻滞药、维拉帕米
窦性心动过速	β受体阻滞药、维拉帕米、胺碘酮、普鲁卡因胺、普罗帕酮等
心房颤动或扑动	复律用奎尼丁（先给强心苷）或与β受体阻滞药合用，预防复发用胺碘酮，控制心室率用强心苷、β受体阻滞药或维拉帕米
阵发性心动过速	维拉帕米、腺苷、β受体阻滞药、胺碘酮、普罗帕酮等
室性心律失常	
期前收缩	β受体阻滞药、维拉帕米、胺碘酮、普鲁卡因胺、普罗帕酮、美西律等，急性心肌梗死引起者用利多卡因
心动过速	利多卡因、苯妥英钠、胺碘酮、普鲁卡因胺、美西律等
心室颤动	利多卡因、普鲁卡因胺
强心苷中毒引起的心律失常	
室上性	β受体阻滞药、维拉帕米
室性	苯妥英钠、利多卡因、β受体阻滞药、维拉帕米

治疗缓慢性心律失常药

治疗缓慢律失常，阿托品与异丙肾。

表 22-6　治疗缓慢性心律失常药

药物类型	代表性药物	作用机制
β受体激动药	异丙肾上腺素、沙丁胺醇	与肾上腺素β受体相结合，激动 I_{si} 和 I_f，抑制 I_K，增强窦房结的自律性，并改善传导
M受体阻滞药	阿托品等	阻断胆碱M受体，解除ACh激活 $I_{k.ACh}$ 的作用，取消ACh对 I_{si} 的抑制作用，使窦房结自律性增强，心房内和房室传导改善

注释：I_f，起搏电流；I_{si}，缓慢内向电流。

第二十三章 肾素-血管紧张素系统药理

一、血管紧张素转化酶抑制药

血管紧张素转化酶抑制药（ACEI）的分类

ACEI 药三类，分含硫羧磷酸基。

表 23-1 血管紧张素转化酶抑制药的分类

分类（根据与 Zn^{2+} 结合的基团分类）	代表药
含有硫基（—SH）	卡托普利
含有羧基（—COOH）	依那普利，雷米普利，培哚普利等
含有磷酸基（POO—）	福辛普利

血管紧张素转化酶抑制药的药理作用

阻止 Ang Ⅱ 形成，保存缓激肽活性。增敏胰岛素受体，保护血管和心肌。

表 23-2 血管紧张素转化酶抑制药的药理作用

药理作用	说明
阻止 Ang Ⅱ 生成	抑制 Ang 收缩血管，刺激醛固酮释放，增加血容量，升高血压与促心血管肥大增生等作用
保存缓激肽活性	抑制缓激肽的降解，增强缓激肽舒张血管，降低血压，抗血小板聚集、抗心血管细胞肥大、增生和重构作用
保护血管内皮细胞	逆转高血压、心力衰竭、动脉硬化与高血脂引起的内皮细胞功能损伤，恢复内皮细胞依赖性的血管舒张作用
抗心肌缺血，保护心肌	抗心肌缺血与梗死作用，能减轻心肌缺血再灌注损伤，保护心肌对抗自由基的损伤
增敏胰岛素受体	增加糖尿病与高血压患者对胰岛素的敏感性
阻止心血管病理性重构	

注释：Ang，血管紧张素。

血管紧张素转化酶抑制药的临床应用

ACEI 降血压，防止心衰及心梗，能治糖尿病肾病，其他肾病亦可治。

表 23-3　血管紧张素转化酶抑制药的临床应用

血管紧张素转化酶抑制药的临床应用	说明
治疗高血压	疗效好，尤其对肾血管性高血压特别有效，对心、肾、脑等器官有保护作用，且能减轻心肌肥厚，阻止或逆转心血管病理性重构。对伴有心力衰竭或糖尿病、肾病的高血压患者，应作为首选药
治疗充血性心力衰竭与心肌梗死	能降低其病死率，改善血流动力学和器官灌注
治疗糖尿病性肾衰竭和其他肾病	能改善或阻止肾功能的恶化，减轻蛋白尿，对肾有一定保护作用

表 23-4　血管紧张素转化酶抑制药的比较

药物	药效学及药动学特点	用途及用法
卡托普利	含有—SH 基团，有直接抑制血管紧张素转化酶（ACE）的作用，其降压作用起效快。通过肝、肾消除	用于抗高血压：口服，每次 25～50mg，3 次/日
赖诺普利	依那普利的赖氨酸衍生物，抑制 ACE 作用稍强于依那普利。主要通过肾消除	用于抗高血压：口服，每次 10～20mg，1 次/日
培哚普利	其活性代谢物培哚普利拉对 ACE 的抑制作用稍强于赖诺普利，降压作用持续时间可达 24h 以上，主要通过肾消除	用于抗高血压：口服，每次 4～8mg，1 次/日
贝那普利	其活性代谢物为强效、长效 ACE 抑制药，抑制 ACE 作用比培哚普利强；降压作用持续时间在 24h 以上。随尿液及胆汁排出体外	用于抗高血压：口服，每次 10～20mg，1 次/日
福辛普利	其活性代谢物对 ACE 的抑制作用比卡托普利强。通过肝肾双通道排泄	用于抗高血压：口服，每次 10～20mg，1 次/日
雷米普利	吸收后在肝内代谢为其活性代谢物雷米普利拉，降压作用较依那普利强，作用持久。口服易吸收，消除 $t_{1/2}$ 为 9～18h，主要经肾排泄。部分药物随胆汁及粪便排出体外	抗高血压：口服，每次 2.5～5mg，1 次/日
咪达普利	其活性代谢物为咪达普利拉，降压作用比卡托普利强，作用时间也较长，消除 $t_{1/2}$ 为 8h，主要经肾消除	抗高血压：口服，每次 5～10mg，1 次/日

血管紧张素转化酶抑制药的不良反应

不良反应有多种，临床应当谨慎用。

表 23-5 血管紧张素转化酶抑制药的不良反应

不良反应	说明
首剂低血压	口服吸收快、生物利用度高的 ACEI 的首剂低血压副作用多见
咳嗽	常出现无痰干咳
高血钾	由于 ACEI 减少 Ang Ⅱ 生成，使依赖 Ang Ⅱ 的醛固酮分泌减少所致
低血糖	由于 ACEI 能增强组织细胞对胰岛素的敏感性，故常伴有降低血糖的作用
肾功能损伤	ACEI 舒张出血小动脉，降低肾灌注压，使肾小球滤过率降低，肾功能也降低，故能加重肾功能损伤，升高血浆肌酐浓度，甚至产生氮质血症
影响妊娠与哺乳	ACEI 用于妊娠第 Ⅱ、Ⅲ 期时，可引起胎儿畸形、胎儿发育不良甚至死胎；亲脂性强的 ACEI 可从乳汁分泌，哺乳期妇女忌服
血管神经性水肿	其发生机制与缓激肽或其他代谢产物有关，一旦发生应停药
含—SH 化学结构的 ACEI 的不良反应	如卡托普利可引起味觉障碍、皮疹与白细胞缺乏

二、血管紧张素Ⅱ受体拮抗药

血管紧张素Ⅱ受体（AT_1 受体）拮抗药概述

肾素血管紧张素，刺激醛固酮分泌。主要作用于肾脏，保钠保水又排钾。增加循环血容量，收缩血管升血压。AT_1 受体拮抗药，舒张血管降血压。

表 23-6 AT_1 受体拮抗药与 ACE 抑制药的药理作用及不良反应比较

	AT_1 受体拮抗药	ACE 抑制药
AT_1 受体	直接阻断	间接抑制
ACE	无影响	直接抑制
血浆肾素水平	↑	↑
血浆 Ang Ⅱ 水平	↑	↓
AT_2 受体	间接激动	间接抑制
缓激肽	→	↑
心血管保护作用（缓激肽 NO 途径）	无	有
胰岛素增敏作用	无	有
干咳	无	有

注释：↑增加，→不改变，↓减少。

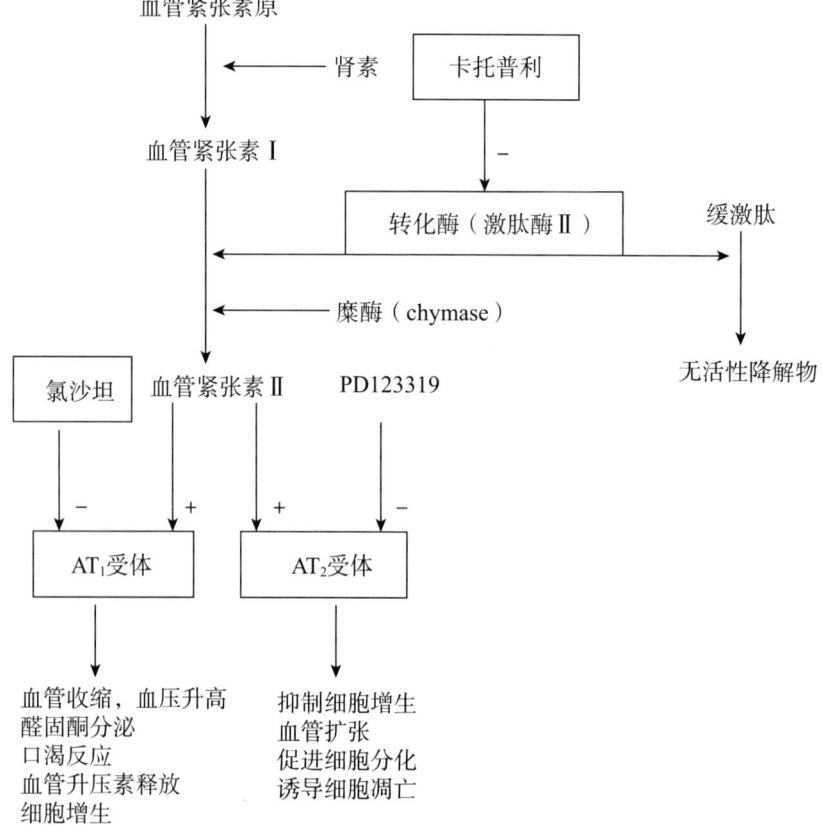

图 23-1　氯沙坦及 PD123319 对血管紧张素 II 两种亚型受体（AT_1、AT_2）的阻断作用

+ 表示激动作用，- 表示抑制作用。PD123319 是一种 AT_2 受体拮抗药的代号，目前尚未应用于临床

第二十四章 作用于泌尿系统的药物

一、利尿药

利尿药和脱水药的生理学基础

通过影响尿生成，滤过重吸及分泌。主要抑制重吸收，利尿脱水疗效奇。

表 24-1 利尿药及脱水药的生理学基础

影响环节	作用部位	主要作用机制	代表性药物
肾小球滤过功能	肾小球	作用于肾小球而利尿的作用弱，因肾小管有强大的重吸收能力。但在心功能降低、肾循环障碍而肾小球滤过率降低的患者，可通过增强心肌收缩力、增加肾血流量及肾小球滤过率而利尿	氨茶碱
肾小管重吸收与分泌功能	近曲小管	抑制碳酸酐酶活性，使 Na^+-H^+ 交换减弱，Na^+、水的重吸收减少	乙酰唑胺
	髓袢升支粗段	抑制 NaCl 的主动重吸收，使髓质渗透压梯度不能建立	依他尼酸
	升支粗段的皮质部及远曲小管	抑制 NaCl 重吸收 抑制碳酸酐酶活性，减少 Na^+-H^+ 交换，阻断钠通道，抑制 Na^+ 重吸收，使 Na^+-K^+ 交换减弱	噻嗪类药物 乙酰唑胺 阿米洛利
	集合管	与醛固酮竞争胞浆中的相应受体，阻断醛固酮诱导蛋白质的形成，抑制 Na^+ 的重吸收，使 Na^+-K^+ 交换减弱	螺内酯
	肾小管、集合管	从肾小球滤过后，肾小管不能重吸收或不能完全吸收该物质，小管液中的溶质浓度增加，渗透压升高，水的重吸收减少	甘露醇、高渗糖醇（大量）

利尿药的分类

利尿药物分类三，高效速效依他尼，中效双氢克尿噻，低效保钾酸抑连，氨苯蝶啶螺内酯，乙酰唑胺抑碳酐。

表 24-2 利尿药的分类

分类	作用部位	作用机制	代表药物
高效利尿药	髓袢升支粗段	抑制 Na^+-K^+-$2Cl^-$ 共同转运，抑制 NaCl 的重吸收	呋塞米 依他尼酸 布美他尼
中效利尿药	远曲小管近端	抑制 Na^+-Cl^- 同向转运	噻嗪类
低效利尿药			
碳酸酐酶抑制药	近曲小管	抑制碳酸酐酶活性，使 H^+ 分泌减少，抑制 H^+-Na^+ 交换，Na^+ 重吸收减少，尿量减少	乙酰唑胺 醋甲唑胺
保钾利尿药	近曲小管、集合管	阻滞 Na^+ 通道，减少 Na^+ 重吸收，留滞 K^+，利尿弱	氨苯蝶啶 阿米洛利
醛固酮拮抗药	近曲小管、集合管	竞争性结合醛固酮受体，抑制 Na^+-K^+ 交换，留滞 K^+	螺内酯

呋塞米（速尿）

袢利尿药呋塞米，升支粗段抑盐吸。作用短暂有高效，扩张血管增肾血，
用于肺脑水肿急。排毒肾衰高钙血，注意耳损与钾低。

表 24-3 常用利尿药作用的比较

	呋塞米 （高效）	氢氯噻嗪 （中效）	螺内酯 （低效）	氨苯蝶啶 （低效）
达峰时间（h）	口服 1～2，静脉注射 15～20min	4	48～72	6
维持时间（h）	口服 6～8，静脉注射 1～3	6～12	72～92	7～9
排泄电解质				
Na^+	+++	++	+	+
K^+	+	+	-	-
Cl^-	++++	+++	+	+
HCO_3^-	-	+		
利尿作用部位	髓袢升支粗段髓质和皮质部	髓袢升支粗段皮质部（远曲小管开始部位）	远曲小管及集合管	远曲小管及集合管
主要作用机制	特异性地与 Cl^- 竞争 K^+-Na^+-$2Cl^-$ 共同转运载体蛋白的 Cl^- 结合部位，使髓质渗透压梯度不能形成	抑制 Na^+-Cl^- 同向转运	醛固酮拮抗剂，影响 K^+-Na^+ 交换，减少 Na^+ 再吸收	抑制 Na^+ 的重吸收和 K^+ 的分泌，导致 K^+-Na^+ 交换减少

续表

	呋塞米（高效）	氢氯噻嗪（中效）	螺内酯（低效）	氨苯蝶啶（低效）
主要临床应用	严重水肿，急性肺水肿和脑水肿，预防急性肾衰竭，高钙血症，加速毒物排泄	轻中度水解、高血压、尿崩症等	醛固酮升高的顽固性水肿及肝硬化腹水、充血性心力衰竭	常与排钾利尿药合用，治疗顽固性水肿
主要不良反应	水与电解质紊乱，过敏反应，高尿酸血症，胃肠道反应，耳毒性	电解质紊乱，高尿酸血症与升高血尿素氮，代谢变化，过敏反应	久用引起高血钾	长期服用易导致高血钾，氨苯蝶啶可抑制二氢叶酸还原酶引起叶酸缺乏

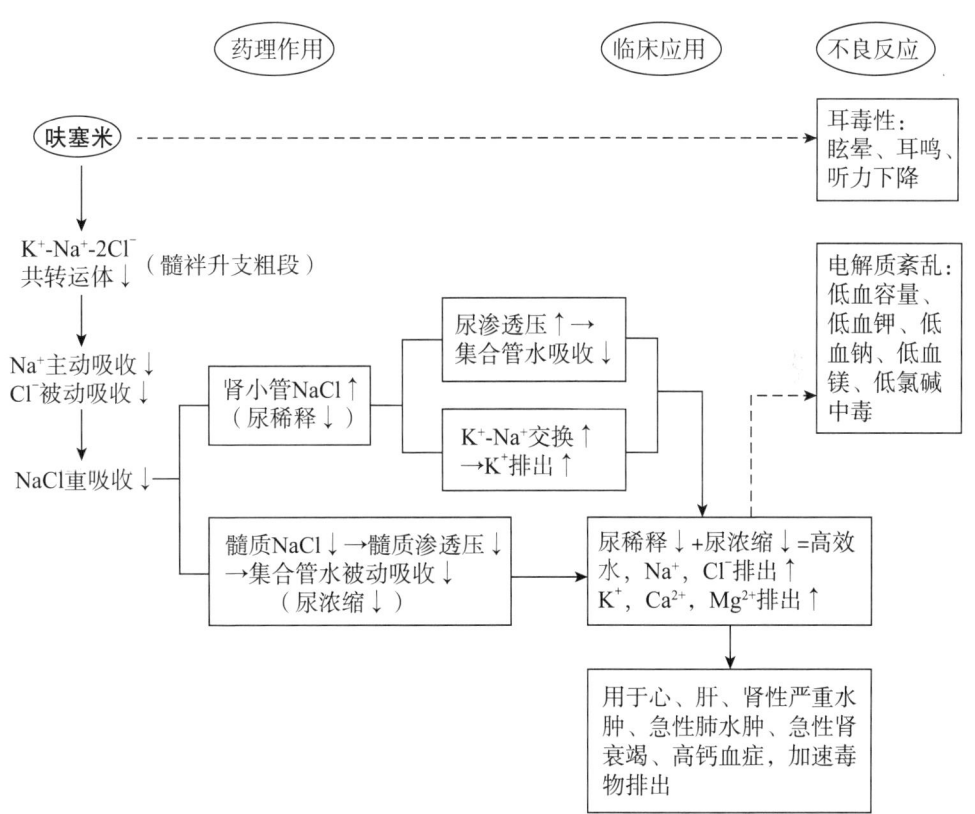

图 24-1 呋塞米的药理作用、临床应用和不良反应

氢氯噻嗪

氢氯噻嗪为中效,水肿尿崩血压高。大量利尿应补钾,合用强心更重要。

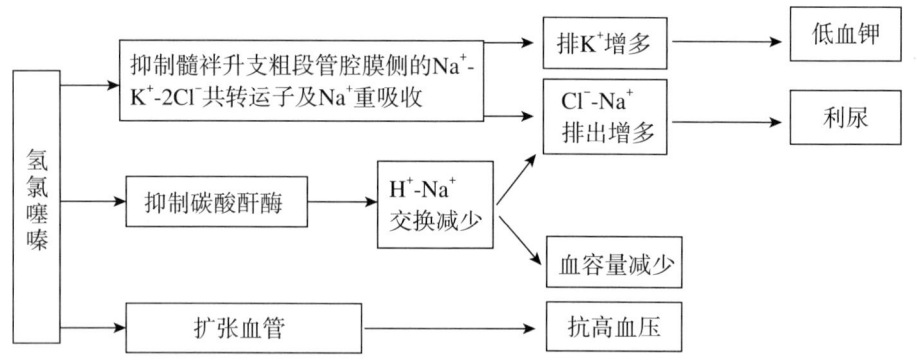

图 24-2 氢氯噻嗪的作用

螺内酯

氨苯蝶啶螺内酯,竞争拮抗醛固酮,排钠排水保钾浓,低效保钾诱钾高。作用弱慢而持久,治疗肝肾顽固肿。用于心衰机制多,久用高钾少头痛。

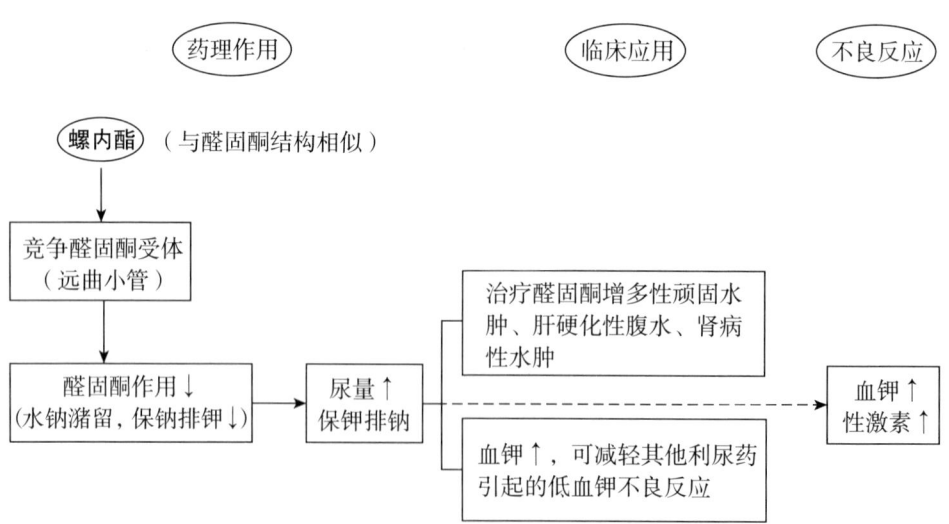

图 24-3 螺内酯的药理作用、临床应用和不良反应

表 24-4　不同的利尿药对常见疾病的作用比较

疾病	高效利尿药	噻嗪类	保钾利尿药	其他
心源性水肿	+	+++	++	
肾性水肿	+	+++	++	以限水、限钠为主要治疗，不宜使用高效利尿药
肝性水肿	±	++	+++	
急性肺水肿、脑水肿	+++	-	-	
高血压	+	+++	-	
尿崩症	-	+++	-	垂体性尿崩症用加压素治疗
急性肾衰竭	++++++	-	-	
高血钙	++	-	-	
毒物中毒	+++	-	-	
特发性高尿钙血症	-	+++	-	

二、脱水药

概述

甘露山梨高渗糖，三大药物盛名享。颅压增高脑水肿，首选脱水甘露醇。青光眼与急肾衰，伴低血压最适用。

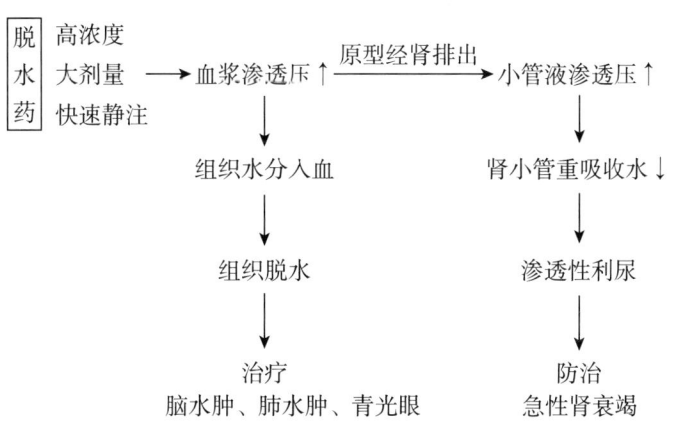

图 24-4　脱水药的作用和用途

表 24-5 脱水药的作用特点、临床应用、不良反应及注意事项

药物	作用特点	临床应用	不良反应	注意事项
甘露醇	对脑、眼前房等具有屏障功能的组织，脱水作用明显，作用维持时间较长	脑水肿、青光眼、急性肾衰竭	静脉注射过快可引起急性肺水肿，加重活动性颅内出血	勿漏出血管，外漏应及时热敷
山梨醇	甘露醇的同分异构体，作用较弱	同甘露醇	同甘露醇	同甘露醇
50%高渗葡萄糖	易代谢，可扩散，故作用不持久	与甘露醇或山梨醇合用，治疗脑水肿	停药后出现颅内压回升反跳现象	糖尿病患者禁用或慎用

第二十五章 抗高血压药

一、抗高血压药的分类

📖 抗高血压药

利尿降压位第一,钙抗β阻酶抑。三类次选较常用,扩管交抑最后提,
尼群地平心痛定,扩张冠脉心病宜。卡托普利可降糖,益肾心脑无心悸。
心得安,慢心率,没有耐受可长治。

📖 抗高血压药分类

抗高血压药物多,通常分为六大类:一线降压五类药[1],最为基础是利尿。
钙拮抗药诸地平,β阻滞药洛尔叫。转化酶抑众普利,AT₁阻断沙坦叫。

注释:[1] 目前称为第一线抗高血压药物的有利尿药、钙拮抗药(CCB)、β受体阻滞药(βRB)、血管紧张素转化酶抑制药(ACEI)和AT₁受体拮抗药(AT₁RB)五类。

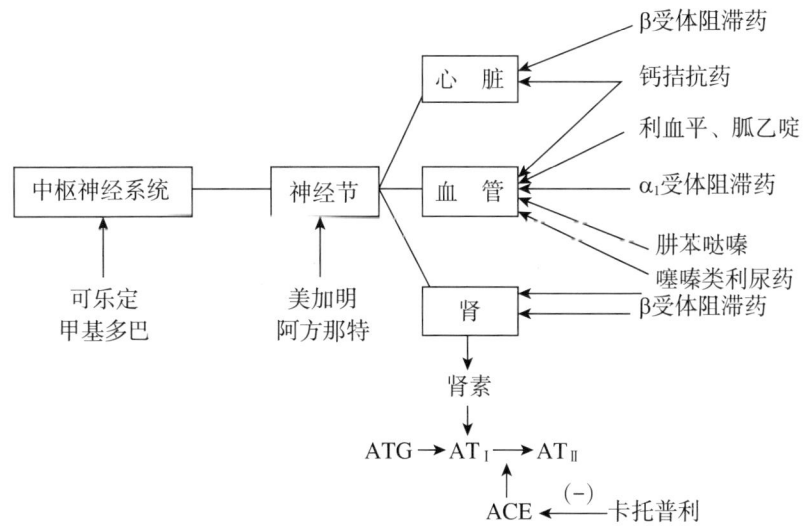

图 25-1 抗高血压药物的作用部位

ATG,血管紧张素原;AT,血管紧张素;ACE,血管紧张素Ⅰ转化酶

表 25-1　抗高血压药的分类

分类	代表药物
利尿降压药	氢氯噻嗪等
交感神经抑制药	
中枢性降压药	可乐定、雷美尼定等
神经节阻滞药	樟磺咪芬等
去甲肾上腺素神经末梢阻滞药	利血平、胍乙啶等
肾上腺素受体阻滞药	普萘洛尔、哌唑嗪等
肾素-血管紧张素系统抑制药	
血管紧张素转化酶（ACE）抑制药	卡托普利等
血管紧张素Ⅱ受体拮抗药	氯沙坦等
肾素抑制药	雷米克林等
钙拮抗药	硝苯地平等
血管紧张药	肼屈嗪、硝普钠等
其他	
钾通道开放药	米诺地尔、尼可地尔
前列环素合成促进药	沙克太宁
肾素抑制药	依那吉仑、瑞米吉仑
5-HT 受体拮抗药	酮色林
内皮素受体拮抗药	波生坦

二、利尿降压药

利尿降压药概述

（1）

利尿降压常联用，轻度首选氯噻嗪。初期减少心输量，长期降钙与外液。

尿毒症用呋塞米，高脂血症寿比山[1]。

注释：[1] 寿比山即吲达帕胺，兼有利尿和钙拮抗作用，是一种强效、长效降压药。

（2）

速尿短暂有高效，急性水肿心肺脑。氢氯噻嗪为中效，水肿尿崩血压高。

大量利尿应补钾、合用强心更重要。氨苯蝶啶螺内酯，弱效保钾诱钾高。

表 25-2　几种常用的利尿降压药物作用的特点

常用药物	药理作用	临床应用	不良反应
氢氯噻嗪	抑制髓袢升支粗段对 Cl⁻ 的重吸收和 Na⁺ 的被动重吸收而利尿。降压是由于血容量减少，心排血量降低，细胞外液容量缩减，总外周阻力下降而产生	高血压一线治疗药物。对老年患者的作用优于 β 受体阻滞药。可与 β 受体阻滞药、ACEI 联合应用抗高血压	易发生低血钾、高尿酸血症和高血糖。合并有糖尿病、高脂血症的高血压患者应避免使用噻嗪类利尿药
呋塞米	作用于髓袢升支粗段，抑制 Cl⁻ 重吸收，降压作用机制同氢氯噻嗪	高血压伴肾功能损害时，不能应用噻嗪类利尿药而应用呋塞米。高血压急症时，可用本药	水、电解质紊乱，血钙降低
氨苯蝶啶	作用于远曲小管，使 Na⁺、Cl⁻ 排泄增加，钾排出减少，从而利尿、降压	多与噻嗪类利尿药合用，可治疗高血压，以纠正后者引起的低钾血症	高血钾。其他不良反应还有恶心、呕吐、腹泻、头痛、口干、皮疹、血尿素氮增加、巨幼细胞贫血、酸中毒、过敏反应、光过敏、血小板减少性紫癜

三、钙拮抗药

钙拮抗药概述

钙拮抗药能降压，机制阻滞钙通道。硝苯地平为代表，保护器官宜长效。缓释控释近提倡，尼群氨氯效亦好。

表 25-3　选择性钙拮抗药的分类

| 药物 | 第一代 | 第二代 | | 第三代 |
		新制剂	新化学结构	
二氢吡啶类（DHP）动脉＞心脏*	硝苯地平 尼卡地平	硝苯地平 SR 硝苯地平 GITS 非洛地平 ER 尼卡地平 SR	伊拉地平 马尼地平 尼伐地平 尼莫地平 尼索地平 尼群地平	氨氯地平 拉西地平 乐卡地平
苯烷胺类 动脉≤心脏*	维拉帕米	维拉帕米 SR		
地尔硫䓬类 动脉＝心脏*	地尔硫䓬	地尔硫䓬 SR		

注释：ER 为延缓释放，SR 为持续释放，GITS 为控制释放。二氢吡啶类钙拮抗药对血管的选择性作用强度依次为尼索地平＞尼卡地平、伊拉地平、非洛地平＞硝苯地平、氨氯地平。*表示药物对动脉和心脏的作用强度比较。

表 25-4 钙拮抗药的降压作用特点及应用

项目	说明
优点	①不影响正常血压，只降低高血压患者的血压 ②防止和逆转血管壁和心肌肥厚 ③扩张肾血管，扩张冠状动脉 ④不影响脂质代谢和糖代谢 ⑤不引起直立性低血压和水钠潴留
缺点	交感神经兴奋→肾素分泌增多，心率增快，心肌耗氧量增加
临床应用	老年性高血压、心室肥大、肾衰竭、变异型心绞痛、糖尿病、动脉粥样硬化
禁忌证	快速性心律失常、充血性心力衰竭、高肾素型高血压

四、受体阻滞药

β受体阻滞药

β阻滞药能降压，用于各类高血压。长用亦无耐受性，也不潴留水与钠。

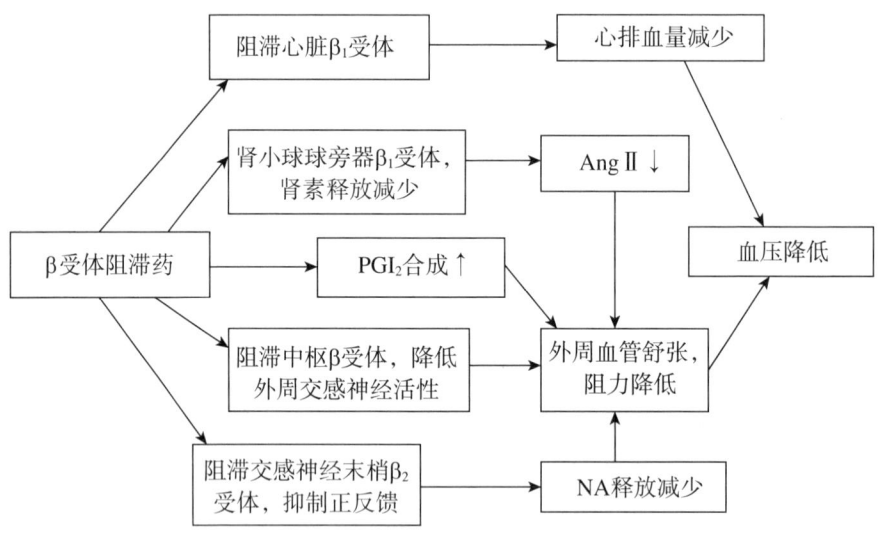

图 25-2 β受体阻滞药治疗高血压的作用环节

表 25-5 β受体阻滞药的降压特点和临床应用

降压特点	临床应用
优点 　降压作用缓和、温和 　不引起水钠潴留 　无直立性低血压 　长期用药不易产生耐受性 　脑卒中↓、心肌梗死↓	适应证 　青年性高血压（肾素活性高和心排血量高） 　合并快速性心律失常 　合并心绞痛、心肌梗死 　合并慢性心功能不全

续表

降压特点	临床应用
缺点 　诱发支气管痉挛 　影响脂类和糖代谢 　抑制心功能 　抑制心脏传导 　反跳现象（长期应用后突然停药易导致原有疾 　病加重）	禁忌证 　支气管哮喘 　糖耐量异常、血脂异常 　严重心衰<　　房室传导阻滞

五、血管紧张素转化酶抑制药

血管紧张素转化酶抑制药（ACEI）

卡托普利第一代，尤宜糖尿伴心衰。不良反应干咳多，二代依那咳亦然。

三代贝那日一次，特点肾功可改善。

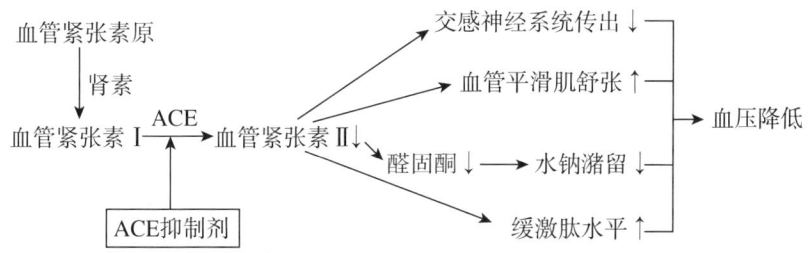

图 25-3　血管紧张素转化酶抑制药的降压机制

表 25-6　ACEI 与 AT_1 受体拮抗药降压作用特点比较

	ACEI	AT_1 受体拮抗药
作用机制	抑制 ACE	阻滞 AT_1 受体
Ang Ⅱ水平	↓	↑（负反馈）
缓激肽水平	↑（抑制降解）	不变
肾素水平	↑	↓
降压特点	无反射性心率加快，无直立性低血压，无水钠潴留，不影响血脂代谢，久用不易产生耐受性，防止或逆转心血管重构，肾血流量↑→肾保护作用，改善胰岛素抵抗	与 ACEI 相似
临床应用	治疗各型高血压，合并心力衰竭、糖尿病肾病、充血性心力衰竭与心肌梗死	同 ACEI
不良反应	干咳、血管神经性水肿（缓激肽蓄积）、高血钾（抑制醛固酮）、低血糖（胰岛素敏感性↑）、致畸	无干咳、血管神经性水肿，其余同 ACEI

六、其他经典抗高血压药

其他经典抗高血压药

中枢降压六种见[1]，血管扩张常用三[2]。神经节阻"阿美"二[3]，

α₁阻滞药首剂显[4]。神经末梢阻滞药[5]，利血平类用更少。

注释：其他经典降压药有五种，即中枢性降压药、血管平滑肌扩张药、神经节阻滞药、α₁受体阻滞药、去甲肾上腺素能神经末梢阻滞药。

[1] 中枢性降压药有六种，即可乐定、莫索尼定、甲基多巴、雷美尼定、胍法辛、胍那苄。此类降压药主要用于中度高血压患者。关于作用机制，可乐定主要通过孤束核的α₂肾上腺素受体与咪唑啉受体，甲基多巴等作用于孤束核α₂受体，莫索尼定等主要作用于咪唑啉受体。

[2] 血管平滑肌扩张药通过扩张血管而产生降压作用，如肼屈嗪、硝普钠、二氮嗪等。肼屈嗪主要扩张小动脉，而硝普钠、二氮嗪对小动脉及静脉均有扩张作用。

[3] 神经节阻滞药目前较少应用，仅限于一些特殊情况，如高血压危象、夹层动脉瘤等。较常用的是樟磺咪芬（阿芳拉特）、美卡拉明这两种药物。

[4] α₁受体阻滞药对轻中度高血压有确切疗效，最大优点是对代谢无明显不良影响，并对血脂代谢有良好作用。本类药有哌唑嗪、特拉唑嗪、多沙唑嗪。其主要不良反应为首剂低血压现象，服用数次后首剂现象可消失。

[5] 去甲肾上腺素能神经末梢阻滞药代表药物为利血平、胍乙啶。利血平目前已不单独应用，胍乙啶不良反应较多，主要用于重症高血压。此两种药在临床上应用较少。

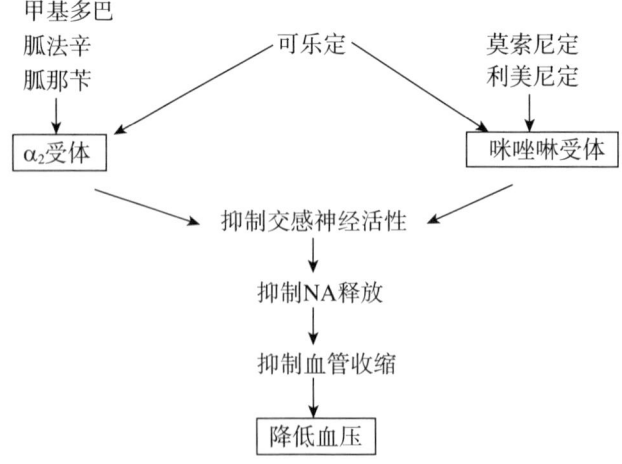

图25-4 中枢降压药作用机制

七、新型抗高血压药

新型抗高血压药概述

钾道促进外流增,米诺吡那尼克等。沙克太宁促PG,肾素抑制二吉仑。
酮色林阻5-HT,内皮素阻药崭新。

表 25-7 新型抗高血压药物

分类	药理作用	代表药物
钾通道开放药	通过促进钾通道开放,增加钾外流,使细胞膜超极化,降低膜兴奋性,减少 Ca^{2+} 内流,舒张血管平滑肌,降低血压	米诺地尔、吡那地尔、尼可地尔
前列环素合成促进药	增加前列环素合成,与动员胞内 Ca^{2+} 的各类物质相互作用,可以直接松弛血管平滑肌	沙克太宁(西氯他宁)
肾素抑制药	通过抑制肾素,抑制血管紧张素Ⅱ的合成和醛固酮的分泌	依那吉仑和瑞米吉仑
5-HT 受体拮抗药	通过拮抗5-HT_{2A}受体及轻度阻断α_1受体,发挥扩血管作用	酮色林
内皮素受体拮抗药	通过拮抗内皮素,发挥扩血管作用	波生坦(Ro47-0203)

抗高血压药的应用

利尿降压位第一,钙抗β酶抑制。三类次选较常用,扩管交抑最后提。
尼群与硝苯地平,扩张冠脉心病宜。卡托普利可降糖,益肾心脑无心悸。
普萘洛尔,慢心率,没有耐受可长治。

表 25-8 主要抗高血压药物的特点

药物	作用原理	强度	适应证	不良反应
可乐定	兴奋咪唑啉受体	中	中、重度高血压	口干、嗜睡
α-甲基多巴	兴奋中枢α_2受体	中	中、重度高血压,适用于肾功能不足者	嗜睡、药热、肝损伤
哌唑嗪	阻断α_1受体	中	轻、中度高血压	首剂现象
普萘洛尔	阻断心、脑、肾、突触前膜的β受体	弱	心排血量增加、肾素高的高血压患者	消化道症状、药疹、药热
利血平	耗竭末梢递质	弱	轻、中度高血压	中枢抑制,副交感神经占优势现象

续表

药物	作用原理	强度	适应证	不良反应
肼苯达嗪	松弛动脉平滑肌	中	中、重度高血压	胃肠反应，诱发心悸、自身免疫病
卡托普利	抑制转化酶	中	高肾素型高血压	皮疹、药热
氢氯噻嗪	早期与利尿有关，长期与动脉舒张有关	弱	作为降压的基础药	低血钾
硝苯地平	抑制 Ca^{2+} 内流	中	各型高血压	心悸

高血压药物治疗新概念

保护重要靶器官，终身治疗要记牢。联合用药疗效好，平稳降压很重要。

表 25-9　高血压药物治疗新概念

新概念	说明
有效治疗与终身治疗	一定要将血压控制在 140/90mmHg 以下（目标为 138/83mmHg），所有的非药物治疗只能作为药物治疗的辅助，高血压的治疗中要强调终身治疗
保护靶器官	高血压的靶器官损伤包括心肌肥厚、肾小球硬化和小动脉重构等。治疗时必须考虑逆转或阻止靶器官损伤。ACEI、长效钙拮抗药和 AT_1 受体拮抗药等对靶器官有较好的保护作用
平稳降压	血压波动大对器官有损伤作用。应注意尽可能减少人为因素造成的血压不稳定。真正 24 小时有效的长效降压制剂对血压的波动较小，对靶器官损害小
联合用药	常用的 4 类药物（利尿药、β受体阻滞药、二氢吡啶类钙拮抗药和 ACEI）中，任何两类药物的联用均可行。其中以 β 受体阻滞药加二氢吡啶类钙拮抗药和 ACEI 加钙拮抗药联用效果较好

第二十六章 治疗心力衰竭的药物

一、治疗慢性心力衰竭的药物

治疗慢性心力衰竭的药物分类

抗心衰药种类多,强心利尿抑肾素。血管扩张β阻,配合应用效更优。作用环节多方面,卡维地洛是新秀。

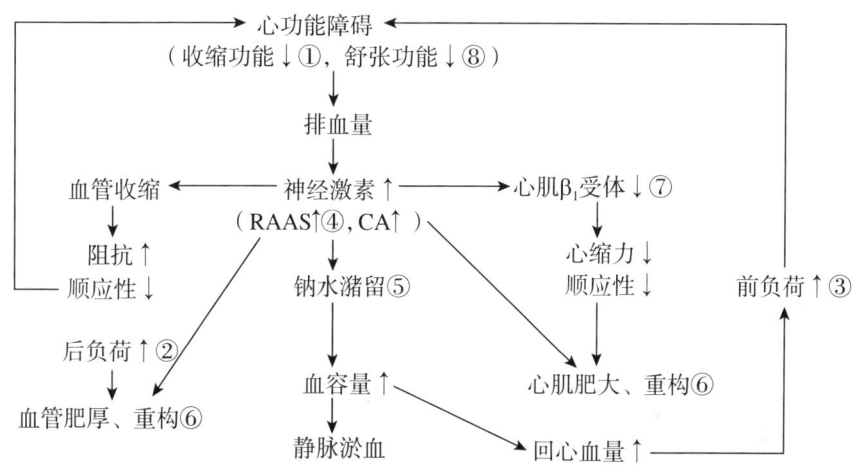

图 26-1 心功能障碍的病理生理学及药物作用的环节
RAAS,肾素-血管紧张素 醛固酮系统;CA,儿茶酚胺
①正性肌力药;②减后负荷药;③减前负荷药;④抗 RAAS 药;⑤利尿药;⑥改善心血管病理变化的药物;⑦β受体阻滞药;⑧改善舒张功能的药物

表 26-1 治疗慢性心力衰竭的药物分类及其代表药

治疗慢性心力衰竭的药物分类	代表药
肾素-血管紧张素-醛固酮系统抑制药	
血管紧张素转化酶抑制药(ACEI)	卡托普利、福辛普利
血管紧张素Ⅱ受体(AT_1)拮抗药	氯沙坦
醛固酮拮抗药	螺内酯
强心苷类正性肌力药	地高辛、毛花苷丙
非强心苷类正性肌力药	
儿茶酚胺类	
$β_1$受体激动药	多巴酚丁胺
新多巴胺受体激动药	异波帕胺
磷酸二酯酶抑制药	米力农、氨力农

治疗慢性心力衰竭的药物分类	代表药
血管扩张药	
扩张静脉、降低前负荷为主的药物	硝酸甘油
扩张动脉、降低后负荷为主的药物	肼屈嗪
均衡型扩血管药	硝普钠
利尿药	氢氯噻嗪
钙拮抗药	氨氯地平
β受体阻滞药	卡维地洛

二、强心苷类药物

强心苷类的药理作用

正性肌力负频率，负性传导利尿继。

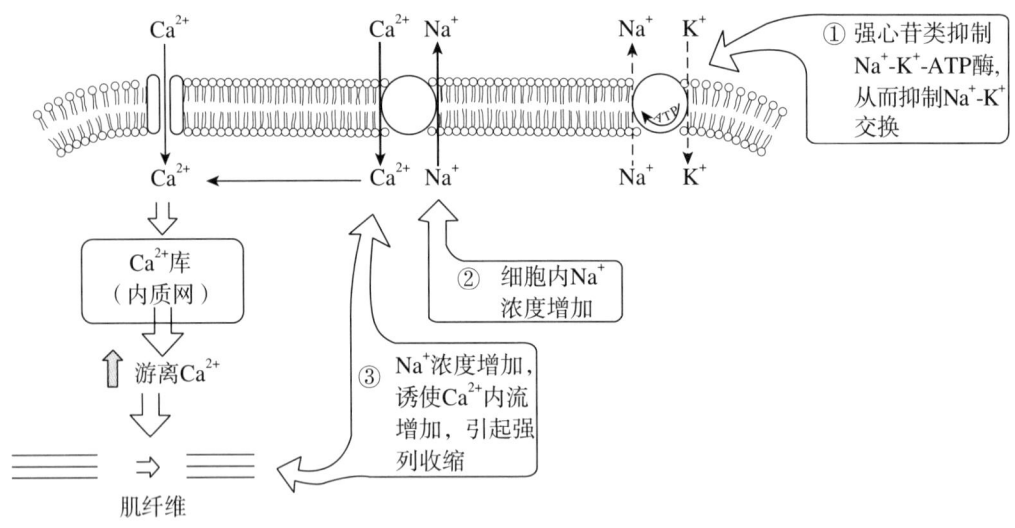

图 26-2　强心苷治疗慢性心功能不全的作用机制

强心苷类药物的用途

（1）

主治心衰房颤扑，风冠高好肺心低。

（2）

房颤房扑室上速，充血心衰都适宜。甲亢贫血疗效差，重狭缩心应禁忌。
肺心低钾易中毒，心律失常黄绿视。中慢地高洋地黄，速效毒K用紧急。

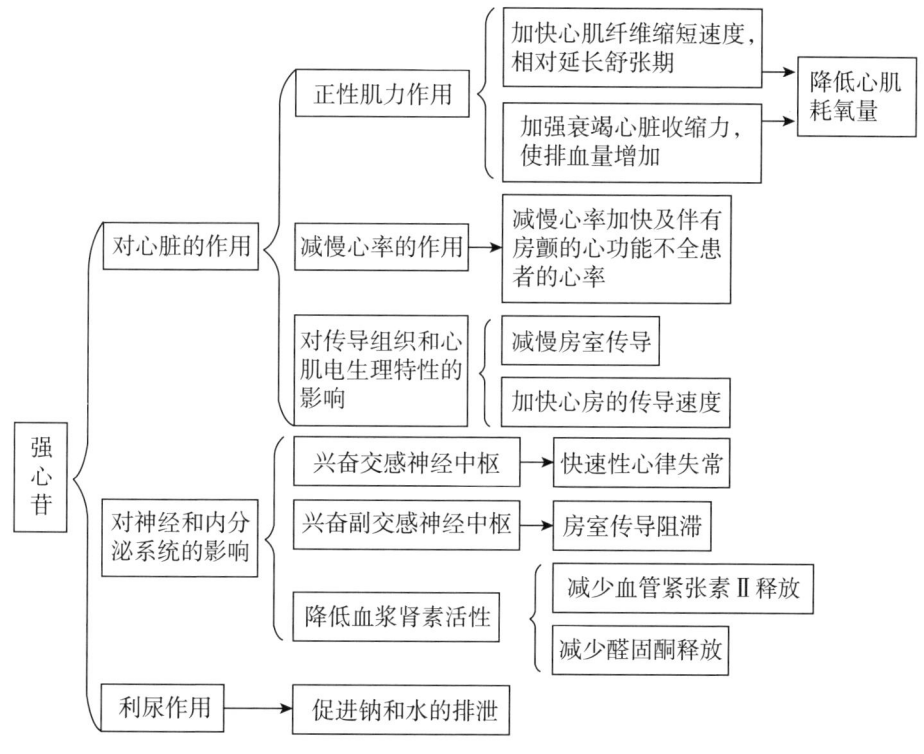

图 26-3 强心苷的药理作用

表 26-2 强心苷对各种心功能不全的疗效比较

疾病	疗效	特征
心瓣膜病	有一定作用	加强心肌收缩力
先天性心脏病	好	增加心排血量
高血压性心脏病	很好	改善症状
严重贫血性心脏病	差	心肌细胞代谢障碍
维生素 B_1 缺乏性心脏病	好	
肺源性心脏病	差	心肌缺氧，能量代谢障碍，心肌细胞缺钾，易致强心苷中毒
严重二尖瓣关闭不全	有一定作用	左室充盈受阻，心肌收缩力加强，并不能增加心排血量

强心苷类药物的不良反应

不良反应三方面：心脏胃肠中枢异。肺心低钾易中毒，心律失常黄绿视。

表 26-3　强心苷中毒的表现及药物治疗的机制

中毒表现	治疗措施	作用机制
严重恶心、呕吐、腹泻	停药，口服氯化钾	阻止强心苷与受体结合
视觉障碍	停药，口服氯化钾	阻止强心苷与受体结合
室性早搏及室性心动过速	苯妥英钠、利多卡因	能使与酶结合的强心苷解离，自律性↓，传导改善
传导阻滞或窦性心动过缓	阿托品	阻断 M 受体，加快心率
严重危及生命的地高辛中毒	地高辛抗体 F_{ab} 片段	与地高辛有极高的亲和力，使地高辛与心肌细胞 Na^+-K^+-ATP 酶脱离

三、血管紧张素 I 转化酶抑制药

概述

三代转化酶抑制，卡托依那贝那是，紧张素 II 含量降，心肌重构能防治，
扩张血管肾血增，基础药物明位置。

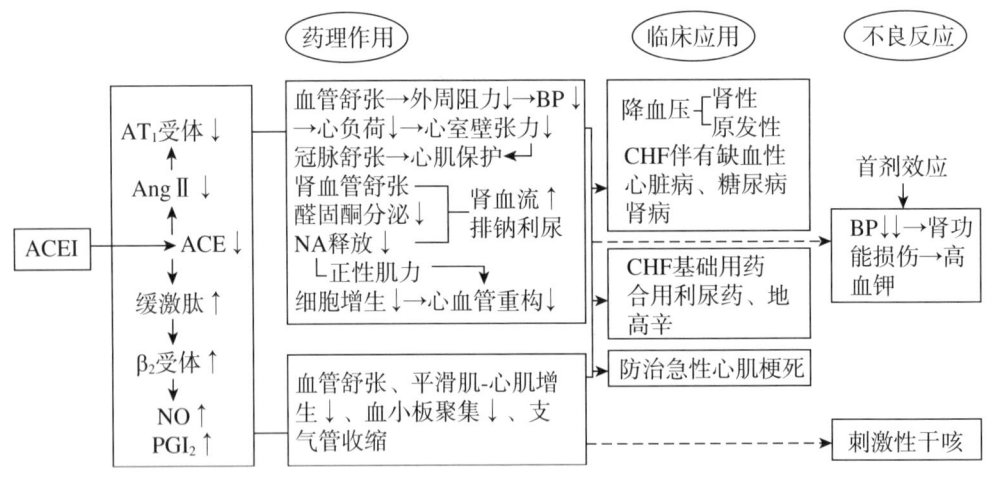

图 26-4　血管紧张素 I 转化酶抑制药（ACEI）的药理作用、临床应用和不良反应

四、非苷类正性肌力药

概述

儿茶酚胺治心衰，率慢传阻较适宜。维司力农米力农，短时支持可选用。

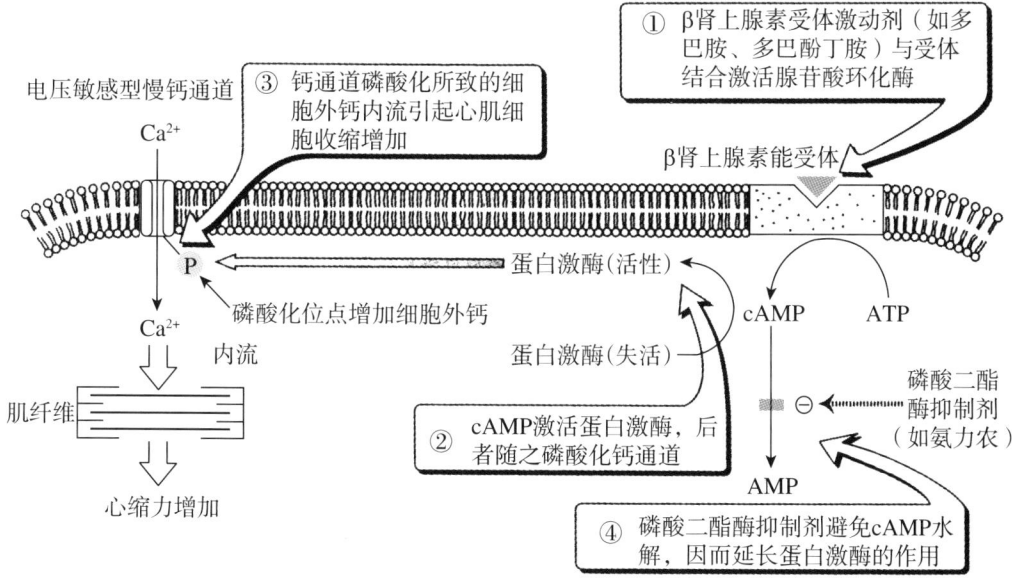

图 26-5　非苷类正性肌力药在心肌细胞上的作用位点

表 26-4　非苷类正性肌力药

分类	临床应用	代表药
儿茶酚胺类	主要用于强心苷反应不佳或禁忌者，更适用于伴有心率减慢或传导阻滞的患者	多巴胺、多巴酚丁胺、异布帕明等
磷酸二酯酶抑制剂	主要用于心衰时作短时间的支持疗法，尤其是对强心苷、利尿药及血管扩张药反应不佳的患者	米力农、氨力农、维司力农、依诺昔酮

注释：这类药物可能增加心衰患者的病死率，不宜作常规治疗药。

五、血管扩张药

概述

血管扩张药多种，特点机制不相同。扩张血管降负荷，治疗心衰可选用。

表 26-5　常用血管扩张药治疗充血性心力衰竭（CHF）作用比较

药物	作用机制	作用特点			
		动脉	静脉	前负荷	后负荷
卡托普利	抑制 Ang Ⅱ 生成	+	+	↓	↓
硝普钠	释放 NO，扩张血管	+	+	↓	↓
硝酸甘油	扩张血管	±	+	↓	−/↓
肼苯达嗪	直接舒张血管	+	−	−	↓

续表

药物	作用机制	作用特点			
		动脉	静脉	前负荷	后负荷
哌唑嗪	α受体阻滞	+	+	↓	↓
硝苯地平	钙通道阻滞	+	±	−/↓	↓

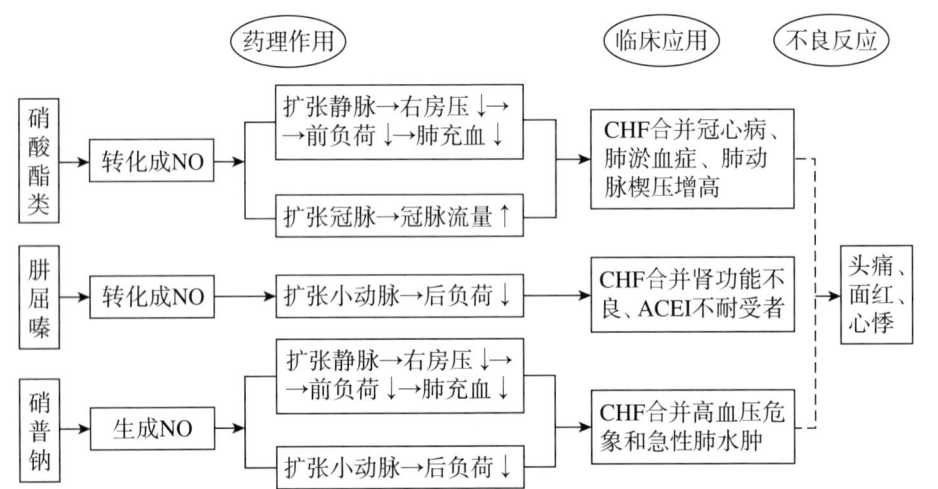

图 26-6　血管扩张药治疗心衰的药理作用、临床应用和不良反应

六、利尿药

概述

利尿药物治心衰，能够减轻心负荷。消除水肿缓症状，还应配合强心药。

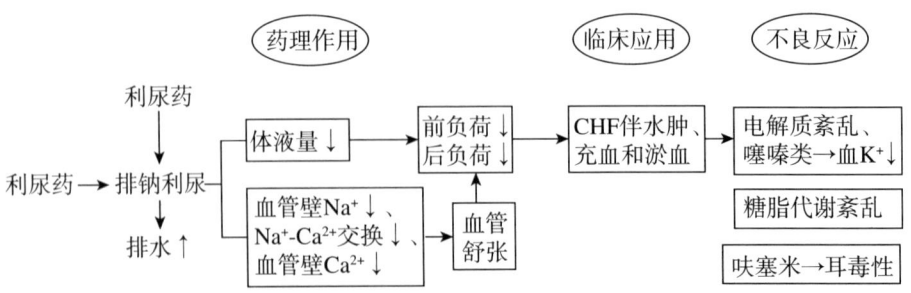

图 26-7　利尿药治疗心力衰竭的药理作用、临床应用和不良反应

七、β受体阻滞药

概述

β受体阻滞药，交感神经可受抑。RAAS活性低，能降心衰死亡率。

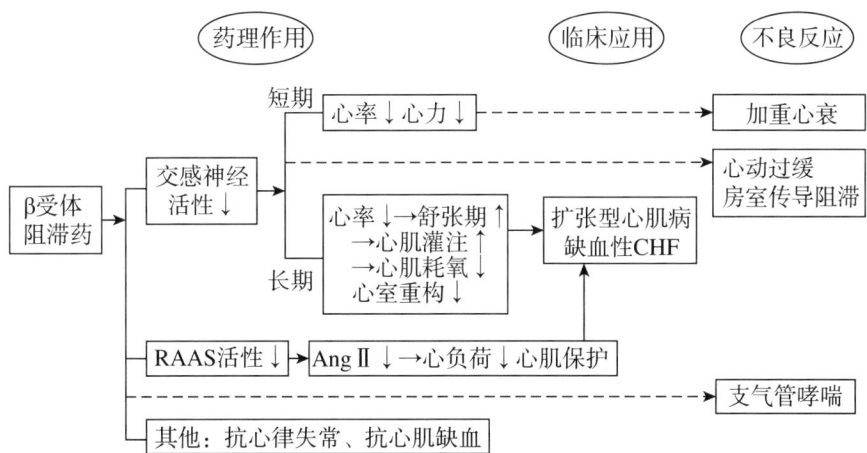

图 26-8　β受体阻滞药治疗心力衰竭的药理作用、临床应用和不良反应

交感神经系统与 RAAS 的激活是 CHF 时最重要的神经-体液变化。β受体阻滞药通过阻断心脏β受体、拮抗交感神经对心脏的作用，防止高浓度 Ang Ⅱ对心脏的损害；上调心肌β受体的数量，恢复其信号转导能力；改善β受体对儿茶酚胺的敏感性；抑制 RAAS，减轻心脏的前后负荷；减慢心率、降低心肌耗氧量，从而治疗心衰。

表 26-6　常用治疗心功能不全药物的比较

代表药物	作用机制	药理作用	临床应用	不良反应
地高辛	抑制心肌细胞膜 Na^+-K^+-ATP 酶，增加细胞内 Ca^{2+} 量	正性肌力，负性频率	收缩功能障碍的 CHF，房颤、房扑和室上性心动过速	消化道，中枢神经系统和心脏反应
维司力农	选择性抑制 PDE Ⅲ，细胞内 cAMP↑	正性肌力	收缩功能障碍的 CHF	
卡托普利	抑制血管紧张素 Ⅰ 转化酶	扩张血管，降低心脏负荷，逆转心肌重构	治疗 CHF 的基础药物，可用于各种类型的 CHF	少，可出现低血压、咳嗽等
氯沙坦	拮抗 AT_1 受体	扩张血管，降低心脏负荷，逆转心肌重构	治疗 CHF 的基础药物，可用于各种类型的 CHF	少，无咳嗽不良反应

注释：PDE，磷酸二酯酶。

第二十七章　降血脂药与抗动脉粥样硬化药

一、动脉粥样硬化及药物作用方式

动脉粥样硬化

动脉粥样硬化症，三高一吸很危险[1]。大中动脉脂堆积，纤维增生斑块期。
部分崩解呈粥样，溃疡血栓破管壁。脑脉硬裂脑出血，冠脉阻塞心梗死。
肾脉狭窄肾硬化，股脉血栓损下肢。疾病发生各环节，相应药物可防治。

注释：[1] 指高血脂、高血压、高血糖、吸烟。

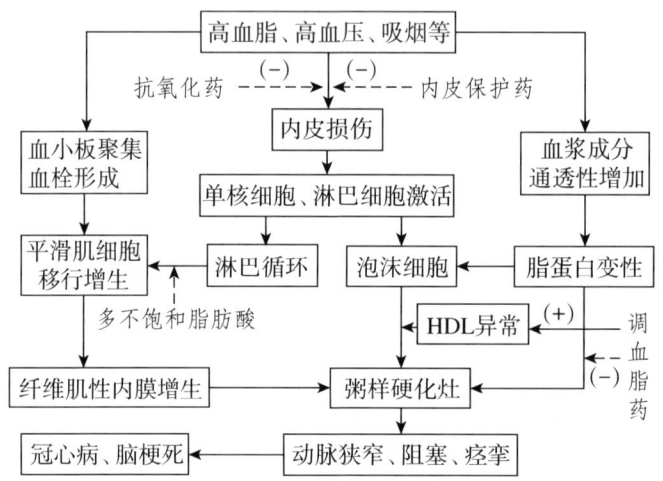

图 27-1　动脉粥样硬化发病机制假说及药物的基本作用方式
HDL，高密度脂蛋白

二、降血脂药

降血脂药的分类

调脂药物分四类：降脂贝特与他汀，抗氧化剂用维E，多烯脂酸多海生[1]，
黏多糖和多糖类，天然肝素有前景。

注释：[1] 多烯脂酸主要来自海洋生物。

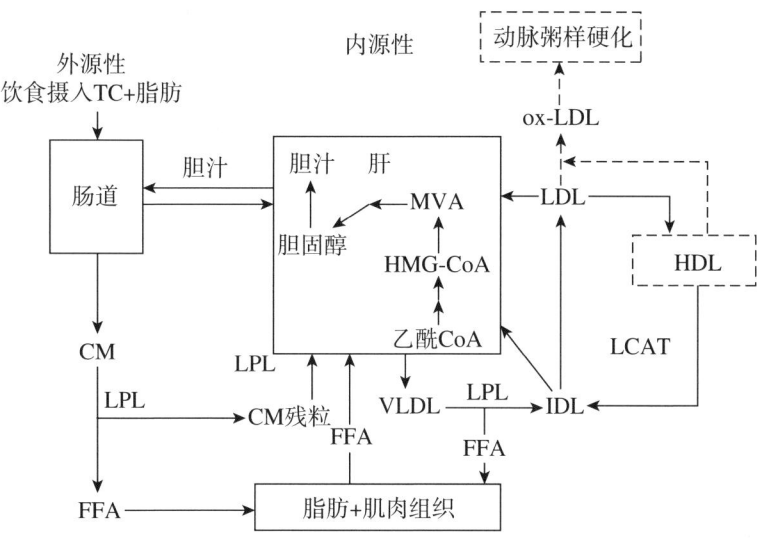

图 27-2　脂蛋白的代谢和动脉粥样硬化形成机制

CM，乳糜微粒；LPL，脂蛋白酯酶；FFA，游离脂肪酸；MVA，甲羟戊酸；VLDL，极低密度脂蛋白；LDL，低密度脂蛋白；IDL，中间密度脂蛋白；HDL，高密度脂蛋白；OX-LDL，氧化型 LDL；LCAT，卵磷脂胆固醇酰基转移酶；HMG-CoA，羟甲基戊二酸甲酰辅酶 A

表 27-1　常用降血脂药与抗动脉粥样硬化药物

分类	代表药物	作用机制	药理作用	临床应用	不良反应
降血脂药					
他汀类	洛伐他汀	抑制 HMG-CoA 还原酶	抑制胆固醇合成	治疗原发性和继发性高胆固醇血症	肌炎
胆汁酸结合树脂	考来烯胺	阻止胆汁酸的重吸收	抑制胆固醇的吸收和转换	高胆固醇血症	胃肠道不适
苯氧酸类	非诺贝特	影响脂蛋白的合成、转运和代谢，激动 PPAR	降低血浆 TG，同时也降低 TC、LDL-C，升高 HDL-C 的水平	治疗 Ⅱ、Ⅲ、Ⅳ 型高脂蛋白血症，对降血中 TG 有强大作用	胃肠道不适
烟酸类	烟酸	抑制脂肪分解，抑制肝 TG 脂化	降低 VLDL 和 TG 水平	广谱降血脂药	皮肤潮红，瘙痒，糖耐量降低
抗氧化剂	普罗布考	抗氧化剂，抑制 ox-LDL 的形成	显著降低 TC、LDL-C 和 HDL-C 水平	治疗高胆固醇血症	肠胃不适，延长 Q-T 间期

续表

分类	代表药物	作用机制	药理作用	临床应用	不良反应
多烯脂肪酸	N-3型多烯脂肪酸	抑制肝的TG合成酶，干扰花生四烯酸代谢	显著降低TG、VLDL-TG水平，抑制血小板聚集	预防和治疗AS	免疫反应低下，出血时间延长
保护动脉内皮药	肝素等	含有大量阳离子，结合在血管内皮表面，防止血细胞及有害因子黏附	抑制血管平滑肌增生，抗血栓形成	治疗心绞痛，抗AS	出血倾向

注释：TG，三酰甘油；TC，总胆固醇；PPAR，过氧化物酶体增殖激活受体；AS，强直性脊柱炎。

表27-2　降血脂药按作用效果的分类

分类	代表药
降低TC和LDL的药物	
他汀类	洛伐他汀，辛伐他汀，普伐他汀，阿伐他汀
胆汁酸结合树脂	考来烯胺，考来替泊
酰基辅酶A胆固醇酰基转移酶抑制药	甲亚油酰胺
降低TG和VLDL的药物	
贝特类	苯扎贝特，吉非贝齐，非诺贝特
烟酸	阿昔莫司，烟酸
降低血浆脂蛋白LP(a)的药物	烟酸，烟酸戊四醇酯，烟酸生育酚酯，阿昔莫司，新霉素，多沙唑嗪

三、降低TC与LDL的药物

概述

降低TC用他汀，洛伐辛伐普伐群[1]。机制抑制还原酶，不良反应少而轻。

Ⅱ Ⅲ高脂血症用，糖尿肾病综合征。

注释：[1]他汀类药物有洛伐他汀、普伐他汀、辛伐他汀、阿伐他汀及氟伐他汀等。

表27-3　他汀类药物抗动脉粥样硬化的作用机制

作用机制	说明
降血脂作用	竞争性抑制HMG-CoA还原酶，使肝合成胆固醇减少，通过负反馈调节使肝细胞表面LDL受体表达增加或活性增强，摄取LDL增多，肝合成及释放VLDL减少，使血浆中LDL、VLDL减少
非降血脂作用	抗氧化作用，改善血管内皮功能，抑制血管平滑肌细胞增殖和迁移，并促进其凋亡，抑制单核巨噬细胞的黏附和分泌功能，减少动脉壁泡沫细胞的形成，降低血浆C反应蛋白，减轻动脉粥样硬化过程中的炎症反应，抑制血小板聚集和提高纤溶活性

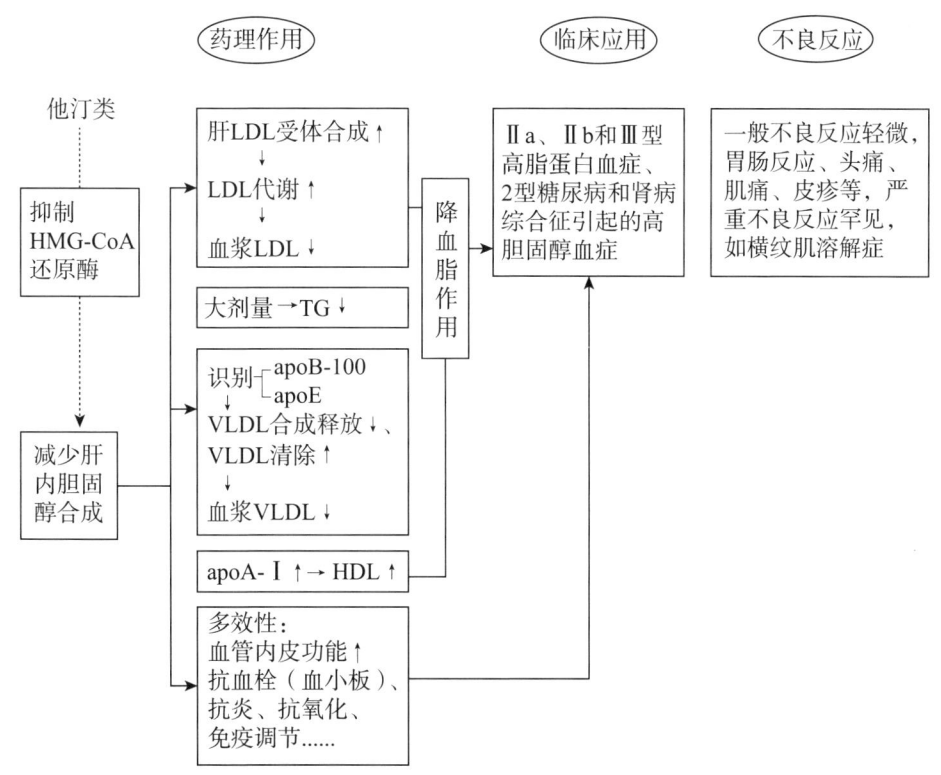

图 27-3 他汀类药物的药理作用、临床应用和不良反应

LDL，低密度脂蛋白；VLDL，极低密度脂蛋白；TG，三酰甘油；HDL，高密度脂蛋白；apoB-100，载脂蛋白 B-100；apoE，载脂蛋白 E；apoA-Ⅰ，载脂蛋白Ⅰ

表 27-4 原发性高脂蛋白血症和治疗药物

类型	升高的脂蛋白	TC	TG	动脉粥样硬化危险	治疗药物
Ⅰ	CM	+	+++		无
Ⅱa	LDL	++	−	高度	HMG-CoA 还原酶抑制剂 ± 树脂
Ⅱb	LDL+VLDL	++	++	高度	HMG-CoA 还原酶抑制剂，烟酸
Ⅲ	βVLDL	++	++	中度	苯氧酸类
Ⅳ	VLDL	+	++	中度	苯氧酸类（±鱼油）
Ⅴ	CM+VLDL	+	++		无（±鱼油）

注释：+ 表示升高，++ 表示显著升高，+++ 表示极显著升高，− 表示无，± 表示可以使用。

四、降低 TG 与 VLDL 的药物

概述

降低 TG 新贝特,非诺苯扎吉非罗。用于高脂原Ⅲ混,2 型糖尿病亦可。
不良反应消化道,机制不与他汀"合"。

表 27-5 常用苯氧酚酸类降血脂药的药理作用、临床应用及不良反应

药物	作用机制	临床应用	不良反应
氯贝丁酯（安妥明）	激活脂蛋白酯酶,加速 VLDL 的降解,将 TG 降解为脂肪酸和甘油,抑制肝中三酰甘油合成和分泌	Ⅱa、Ⅲ、Ⅳ、Ⅴ 型高脂蛋白血症	胃肠道不适,恶心,腹泻,腹部不适,肌炎样综合征,肌痛,乏力,肝功能异常,转氨酶升高,增强华法林的抗凝作用
吉非贝齐	抑制脂肪组织中三酰甘油的分解,减少肝对脂肪酸的摄取,从而减少 VLDL 合成,增加脂蛋白酯酶活性	① VLDL 三酰甘油增高的高脂蛋白血症 ② Ⅲ、Ⅳ、Ⅴ、Ⅱb 型高脂蛋白血症	恶心,呕吐,腹痛,食欲缺乏,腹泻,嗜酸性粒细胞减少,皮肤红斑,肌肉疼痛,视物模糊,轻度贫血
苯扎贝特	抑制乙酰辅酶 A 还原酶,活化脂蛋白酯酶,降低 VLDL 和三酰甘油,抑制 HMG-CoA 还原酶,减少胆固醇的合成,减少血浆纤维蛋白原浓度,减少血小板聚集,抗血栓形成作用	Ⅱa、Ⅲ、Ⅳ、Ⅴ、Ⅱb 型高脂蛋白血症	胃部不适,食欲缺乏,恶心,偶有皮肤瘙痒,荨麻疹,肌肉疼痛,乏力

注释:此类药物现已少用。

第二十八章 抗心绞痛药

抗心绞痛策略

抗心绞痛策略三：降低心肌耗氧量，冠状动脉宜扩张，冠脉供血应改善。

表 28-1 抗心绞痛策略

策略	具体措施
降低心肌耗氧量	应用硝酸酯类药、β 肾上腺素受体阻滞药、钙拮抗药
扩张冠状动脉	应用硝酸酯类药、钙拮抗药
改善冠脉供血	
减少栓塞	应用抗血栓药
降低血小板聚集	应用抗血小板药
消除粥样斑块	应用抗动脉粥样硬化药（降血脂药、抗氧化剂、多烯脂肪酸、黏多糖和多糖类）

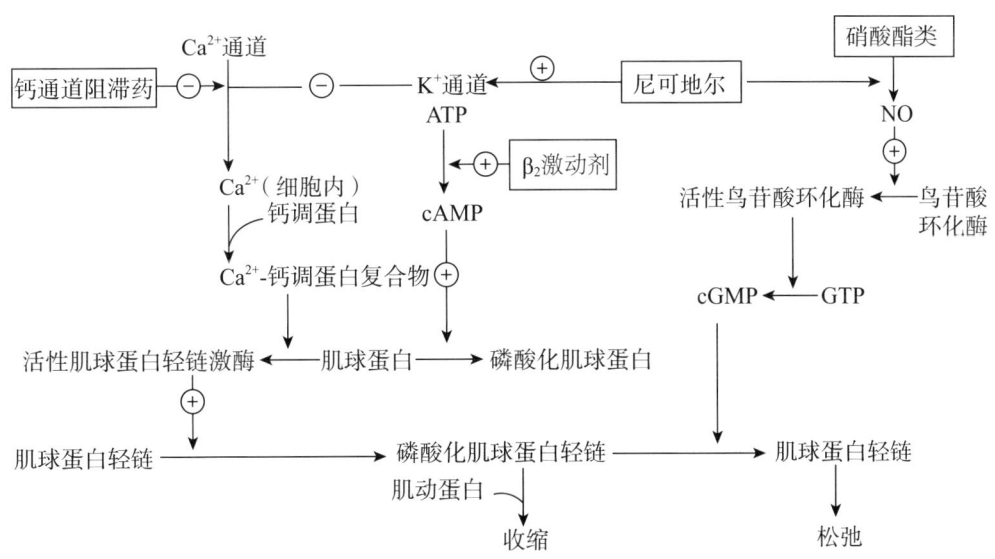

图 28-1 影响血管平滑肌细胞收缩与松弛的因素和药物的作用机制

药物通过不同途径扩张血管平滑肌、改善缺血区血液供应，均可增加心肌供氧，缓解心绞痛症状。钙通道阻滞药、硝酸酯类和尼可地尔均可通过松弛血管平滑肌、扩张体循环及冠状血管，发挥抗心绞痛作用

常用抗心绞痛药

硝酸甘油舌下含,缓解心痛扩血管。硝苯地平普萘洛,心肌代谢可改善。

表 28-2 常用抗心绞痛药物分类

药物分类	代表药	主要作用
硝酸酯类	硝酸甘油	降低心肌耗氧量,扩张冠状动脉,增加缺血区血液灌注,降低左室充盈压,增加心内膜供血,改善左室顺应性,保护缺血的心肌细胞,减轻缺血损伤
β受体阻滞药	普萘洛尔	降低心肌耗氧量,改善心肌缺血区供血
钙通道阻滞药	硝苯地平	降低心肌耗氧量,舒张冠状血管,保护缺血心肌细胞,抑制血小板聚集
其他抗心绞痛药	卡维地洛	阻断 $β_1$、$β_2$ 和 α 受体,抗氧化作用
	尼可地尔	激活钾通道,促进 K^+ 外流,抑制 Ca^{2+} 内流,舒张冠状血管
	吗多明	其代谢产物为 NO 的供体,作用与硝酸酯类相似

硝酸酯类

硝酸酯治心绞痛,硝酸甘油最常用。基本作用扩血管,冠状动脉体循环。
作用机制释NO,过量晕厥低血压。缓解各型心绞痛,心梗心衰及呼衰。

表 28-3 硝酸酯类药物的主要临床应用和不良反应

临床应用	不良反应
治疗各类心绞痛	面部皮肤发红,搏动性头痛,眼内压升高
用于急性心肌梗死	剂量过大引起高铁血红蛋白血症
治疗急慢性充血性心力衰竭	连续使用可出现耐受性

β肾上腺素受体阻滞药

β阻滞药降氧耗,稳定性痛疗效好。

表 28-4　β 肾上腺素受体阻滞药抗心绞痛的作用机制

作用机制	说明
阻断心脏 $β_1$ 受体，降低心肌耗氧量	拮抗交感神经和儿茶酚胺对 β 受体的兴奋作用，从而减慢心率，减弱心肌收缩力，降低血压，减少心肌耗氧量
改善心肌缺血区供血	心率减慢，舒张期延长，增加缺血区侧支循环，有助于改善缺血区血供
改善心肌代谢	抑制缺血时游离脂肪酸（FFA）的激增，减少缺血组织对 FFA 摄取，增强糖代谢，保持 ATP 供给，减少乳酸产生，减轻缺血所致 K^+ 丢失，保护细胞线粒体结构和功能，增加组织供氧
抗血小板聚集	普萘洛尔有抑制 ADP、肾上腺素、胶原和凝血酶诱导的血小板聚集作用

表 28-5　β 受体阻滞药对各种心绞痛的治疗作用

心绞痛类型	疗效
对于硝酸酯类不敏感或疗效差的稳定型心绞痛	可减少发作次数
稳定型心绞痛且伴有心律失常及高血压	适用，疗效较好
冠状动脉痉挛诱发的变异型心绞痛	疗效差，不宜应用
心肌梗死	有效，且能缩小梗死区范围，但因抑制心肌收缩力，故应慎用

钙通道阻滞药

钙阻最佳变异型，三驾马车硝、维、地。

表 28-6　几种常用钙通道阻滞药抗心绞痛作用比较

药物	作用特点	临床用途	不良反应
硝苯地平	扩张冠状动脉与外周小动脉作用强	对变异型心绞痛最有效，伴高血压尤宜，对稳定型心绞痛有良效，缩小心肌梗死范围，与 β 受体阻滞药合用可增效	直立性低血压，头痛、眩晕、恶心
维拉帕米	扩张冠状动脉作用较弱	不单独应用于变异型心绞痛，对稳定型心绞痛有效，近似普萘洛尔	抑制心肌收缩力，抑制窦房结传导，可引起心率减慢和房室传导阻滞
地尔硫䓬	扩张冠状动脉作用较强而对外周血管扩张较弱	对变异型、稳定型和不稳定型心绞痛均有效	抑制心肌收缩力，抑制心功能

表 28-7 三类常见抗心绞痛药物作用比较

	硝酸酯类	钙通道阻滞药	β受体阻滞药
代表性药物	硝酸甘油	硝苯地平,维拉帕米,地尔硫䓬	普萘洛尔
作用机制	NO供体,激活第二信使cGMP,舒张血管	阻滞Ca^{2+}通道,舒张血管	阻断β受体,非血管舒张剂
降低心肌氧耗	+++	++	++
增加缺血区血供	++	++	++
改善心肌代谢	无	+	++
保护缺血心肌细胞	+	+	
其他作用	无	抑制血小板聚集	促进氧合Hb解离
主要临床应用	各类心绞痛的首选用药	自发性心绞痛	劳累性心绞痛

其他抗心绞痛药

其他抗心绞痛药,临床应用逐渐多。

表 28-8 其他抗心绞痛药的药理作用、临床应用和特点

药物	药理作用	临床应用	特点
双嘧达莫	腺苷增强剂(心肌腺苷摄取↓),强烈扩张冠状动脉小阻力血管,血小板聚集↓	诊断心绞痛,预防血栓形成	减少缺血区血供
尼可地尔	通过激活K_{ATP}通道,还可释放NO,松弛冠状动脉和输送血管	不稳定型心绞痛	持续时间长,无"窃血"现象
吗多明	作用与硝酸酯类相似	代替硝酸酯类用于稳定型心绞痛	起效慢,作用持久,不易产生耐受性
地拉齐普	发挥腺苷作用,增加侧支循环,抗血小板聚集	心绞痛、慢性心功能不全,与强心苷合用	选择性扩张冠状动脉,新近心肌梗死者禁用
卡维地洛	阻断α、$β_1$和$β_2$受体,有一定抗氧化作用	治疗心绞痛、心功能不全、高血压	

第二十九章 作用于血液及造血器官的药物

一、抗凝血药

抗凝血药分类及常用药

（1）

肝素香豆两大类，体内外均强抗凝。更有肝素低分子，出血危险明显减。
香豆体外不抗凝，只因拮抗维素K。

（2）

拮抗维K华法林，促纤溶酶多药品。链激酶与尿激酶，抗血小板双嘧达。
肝素可救DIC，诸药溶栓抗血凝。

表 29-1 常用抗凝血药

药物	作用机制	临床应用	不良反应及防治	其他特点
肝素（静脉注射）	与血浆AT-Ⅲ结合→加速（约一千倍）其对凝血因子Ⅱa、Ⅸa、Ⅹa、Ⅺa、Ⅻa的灭活→抗凝	①心血管手术 ②体外循环、心导管、血液透析等 ③血栓栓塞疾病 ④弥散性血管内凝血（DIC）	①出血，用鱼精蛋白对抗 ②血小板减少症（PF$_4$↑→免疫复合物→血小板↓） ③骨质疏松等	①抗凝血功能迅速、强大、短效 ②体内外均有效
低分子量肝素：依诺肝素、替地肝素、弗希肝素、洛吉肝素、洛莫肝素	与血浆中AT-Ⅲ结合→选择性抑制Ⅹa	同肝素	易出血，亦可用鱼精蛋白对抗	①选择性↑→出血并发症少 ②不易引起血小板减少 ③生物利用度高、半衰期长
水蛭素	抑制凝血酶	DIC、血液透析、冠状动脉成形术后、心梗溶栓	出血和低血压	多肽类，口服不吸收
香豆素类药（口服抗凝药）：华法林、双香豆素、醋硝香豆素	拮抗维生素K，干扰凝血因子Ⅱ、Ⅶ、Ⅸ、Ⅹ，C蛋白和S蛋白合成后羧基化修饰	防治血栓栓塞性疾病	①易出血，严重者给予维生素K$_1$治疗 ②血浆蛋白结合率高，易出现竞争性结合	①显效慢（12~24h） ②持续时间长（3~4d） ③仅体内有效

注释：AT-Ⅲ，抗凝血酶Ⅲ；PF$_4$，血小板释放因子4。

肝素

抗凝依赖 AT-Ⅲ，提高效能上千倍。灭活因子Ⅱ、Ⅸ、Ⅹ，防治血栓和栓塞。心脑梗死 DIC，透析介入心导管。

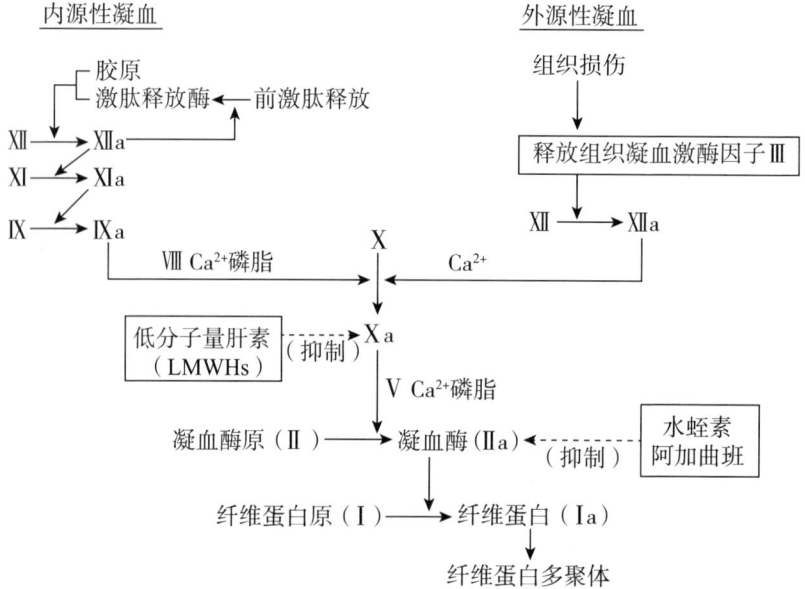

图 29-1　肝素、低分子量肝素及水蛭素在凝血与纤维蛋白溶解过程中的作用

肝素与血浆中 AT-Ⅲ（血浆抗凝血酶Ⅲ）结合，加速其对凝血因子Ⅱa、Ⅸa、Ⅹa、Ⅺa、Ⅻa 等的灭活；低分子量肝素选择性抑制凝血因子Ⅹa，而水蛭素和阿加曲班直接抑制凝血因子Ⅱa

二、纤维蛋白溶解药

概述

纤维蛋白溶解药，抢救心梗最重要。一代链激尿激酶，二代 t-PA 较好。三代单链激活物，肺栓塞急亦可治。

表 29-2　纤维蛋白溶解药药理学特点比较

药物	作用靶点	作用方式	作用特点	临床应用	不良反应
链激酶	纤溶酶原	间接激活	与纤溶酶原结合	溶栓	出血、过敏
尿激酶	纤溶酶原	直接激活	无选择性	溶栓，尤其脑栓塞	出血
重组葡激酶	纤溶酶原	间接激活	与纤溶酶原结合	溶栓	出血、过敏
t-PA	纤溶酶原	直接激活	有选择性	溶栓	出血少

药物	作用靶点	作用方式	作用特点	临床应用	不良反应
阿尼普酶	纤溶酶原	直接激活	作用持久，有选择性	溶栓	出血少、过敏
Scu-PA	纤溶酶原	直接激活	作用强大，有选择性	溶栓	出血少、过敏少

注释：t-PA 为组织型纤溶酶原激溶剂，Scu-PA 为单链尿激酶型纤溶酶原激活物。

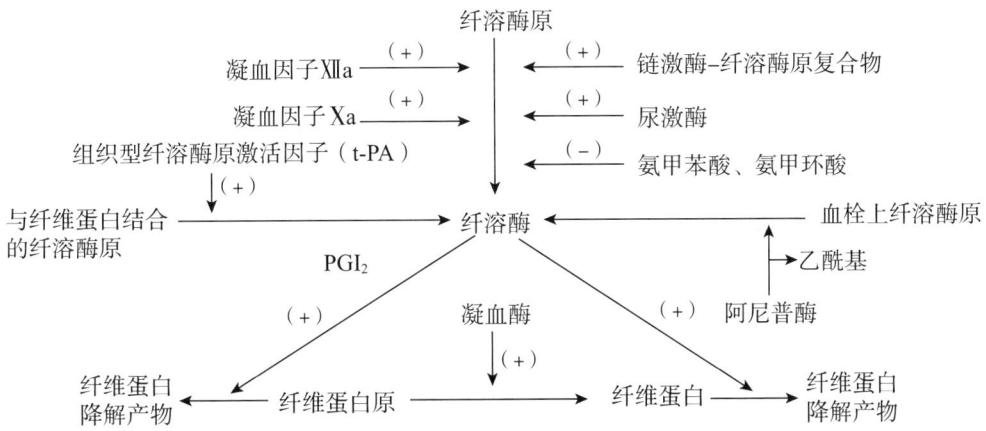

图 29-2　纤维蛋白原溶解系统和激活因子及药物作用部位
(+) 表示激活或促进，(−) 表示抑制

三、抗血小板药

抗血小板药分类

二抑二阻分四类，一分为三第一类，阿司匹林为代表，噻氯匹定机制异，基因重组水蛭素，阿昔单抗新潮最。

表 29-3　抗血小板药物的分类

药物分类	药物举例
抑制血小板代谢的药物	
环氧酶抑制药	阿司匹林
TXA$_2$ 合酶抑制药和 TXA$_2$ 受体阻断药	利多格雷、匹可托安
磷酸二酯酶抑制药	双嘧达莫
阻碍 ADP 介导的血小板活化的药物	噻氯匹定
凝血酶抑制药	水蛭素、阿加曲班
血小板膜糖蛋白 Ⅱb/Ⅲa 受体阻断药	拉米非班、珍米罗非班、阿昔单抗等

注释：TXA$_2$，血栓素 A$_2$；ADP，二磷酸腺苷。

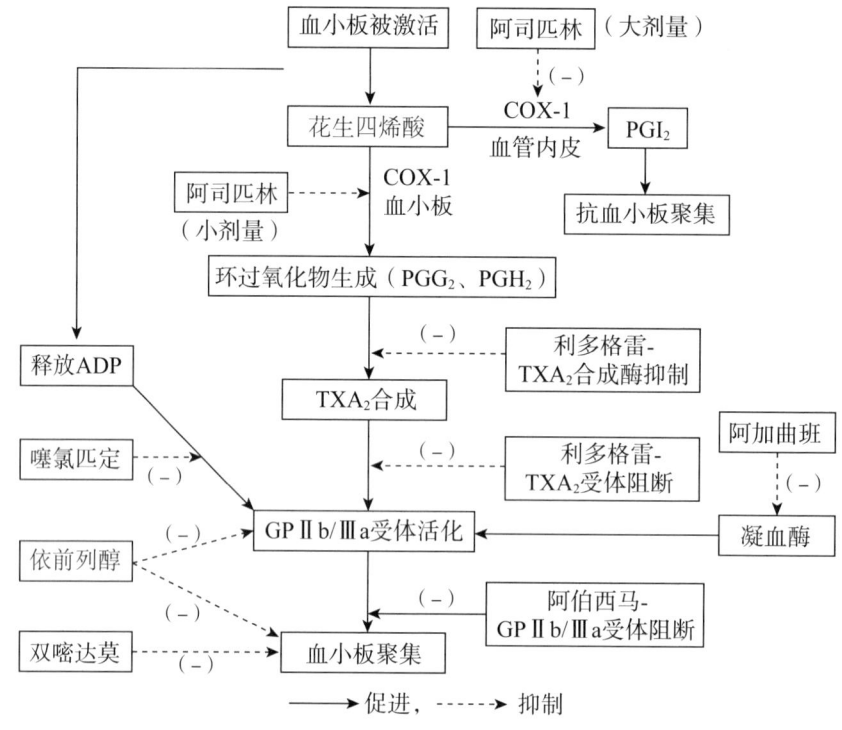

图 29-3 抗血小板类药物的作用环节

COX-1，环氧酶-1；PGI_2，前列环素；PGG_2，前列腺素 G_2；PGH_2，前列腺素 H_2；TXA_2，血栓素 A_2；ADP，二磷酸腺苷；GP Ⅱb/Ⅲa 受体，血小板糖蛋白受体

表 29-4 抗血小板药药理学特点比较

药物	作用靶点	作用机制	临床应用	注意事项
阿司匹林	环氧酶	使环氧酶失活，减少 TXA_2 生成	血栓栓塞性疾病：急性心肌梗死、不稳定型心绞痛、一过性脑缺血	小剂量应用
利多格雷	TXA_2	抑制 TXA_2 合成酶，阻断 TXA_2 受体	同阿司匹林	
双嘧达莫	磷酸二酯酶、腺苷酸环化酶	抑制 PDE，激活 AC，使 cAMP 浓度升高，抑制血小板聚集	与华法林合用于心脏瓣膜置换术后血栓形成	心绞痛患者慎用
前列环素	腺苷酸环化酶	激活 AC，使 cAMP 升高；扩张血管	急性心肌梗死、外周闭塞性血管疾病	作用短暂
噻氯匹定	ADP	抑制 ADP、胶原、凝血酶、血小板活化因子引起的血小板聚集	预防心肌梗死、一过性脑缺血、卒中、治疗间歇性跛行、不稳定型心绞痛	骨髓毒性

续表

药物	作用靶点	作用机制	临床应用	注意事项
水蛭素	凝血酶	通过抑制凝血酶产生抗凝血和抗血小板双重作用	预防术后血栓形成	过量无对抗剂
阿昔单抗	GP Ⅱb/Ⅲa受体	阻碍血小板与配体结合	同噻氯匹定	肽类，口服无效

注释：PDE，磷酸二酯酶；TXA_2，血栓素 A_2；AC，腺苷酸环化酶；GP Ⅱb/Ⅲa 受体，血小板膜表面糖蛋白受体。

四、止血药

止血药的分类及常用药

（1）

止血药分四类型：促凝促小板生成，收缩血管抗纤溶，常用维K酚磺胺，止血芳环凝血酶，神经垂体卡巴洛。

（2）

维生素K酚磺胺，促进生成凝血物。氨甲苯酸抗纤溶，收缩血管垂后素。卡巴各洛降通透，明胶海绵用局部。

```
          ┌ 促凝血药 ┌ 促凝血因子生成：维生素K
          │         └ 促血块形成：凝血酶
          │ 促血小板生成药：酚磺乙胺（止血敏）
止血药 ───┤ 收缩血管药：垂体后叶素、安特诺新（安络血）
          │ 抗纤溶药 ┌ 氨甲苯酸（止血芳酸、对羟基苄胺）
          └         └ 氨甲环酸（止血环酸、凝血酸）
```

图 29-4 止血药的类型

维生素 K

K_1、K_2 均为脂溶性，K_3、K_4 水溶人工品，因子 Ⅱ、Ⅶ、Ⅸ、Ⅹ 辅，抗凝蛋白也合成[1]，用于凝血酶原低，反应胃肠与血溶。

注释：[1] 维生素K参与肝凝血因子Ⅱ、Ⅶ、Ⅸ、Ⅹ，蛋白原C和蛋白质S合成后羟基化修饰。

五、抗贫血药及造血细胞生长因子

（一）抗贫血药

📖 抗贫血药分类

抗贫血药三类型：叶酸维 B_{12} 铁制剂。缺血贫血补铁剂，酸类维 C 促吸收。钙磷鞣剂碍吸收，减轻反应宜饭后。注射 B_{12} 服叶酸，治疗恶贫与巨幼。

表29-5 抗贫血药药理学特点比较

	剂型	作用机制	适应证	体内过程	不良反应
铁剂	片、糖浆、注射剂	补充铁	缺铁性贫血	以 Fe^{2+} 形式吸收，通过肠黏膜细胞脱落，经胆汁、尿液、汗液排泄	胃肠刺激、便秘、急性中毒（1g/d）
叶酸	片、注射剂	一碳单位形成，参与体内DNA合成	巨幼细胞贫血	十二指肠、空肠上段吸收，广泛分布，经尿、胆汁排泄	少
维生素 B_{12}	注射剂	参与叶酸代谢，参与神经髓鞘脂质合成	恶性贫血及巨幼细胞贫血（伴有神经症状）	食物中维生素 B_{12} 吸收需要内因子，吸收后90%贮存于肝内	少

📖 铁制剂

硫酸亚铁价最廉，不佳即用注射铁，血红蛋白铁蛋白，缺铁贫血疗效绝。刺激胃肠吐泻秘，荨麻休克偶可见。

📖 叶酸

四氢叶酸先变身，参与合成 DNA，缺乏 dTMP 阻，巨幼贫血可出现，治疗营养贫各种，妇幼保健需补充。

📖 维生素 B_{12}

参与代谢两过程，一为叶酸循环用，二为三羧酸循环，共维髓鞘完无损，用治巨幼恶贫血，也治神经炎肝病。

（二）造血细胞生长因子

📖 概述

基因重组造因子，粒红细胞更常用，治疗贫血 EPO，最佳慢性尿毒症，非格司亭促粒熟，用于"粒乏"艾滋病。

表 29-6　造血生长因子药理学特点比较

药品	剂量	药理作用	临床应用	不良反应
促红细胞生成素（EPO）	50～100U/kg，每周3次，皮下或静脉注射	促进红系干细胞增生、成熟	慢性肾病所致贫血	血压升高，局部皮肤反应，关节痛
粒细胞集落刺激因子（G-GSF）（非格司亭）	1～20μg/kg，每天皮下或静脉注射	①刺激粒细胞集落形成单位，促进中性粒细胞成熟 ②刺激成熟粒细胞从骨髓释出 ③增强中性粒细胞趋化及吞噬功能	自体骨髓移植及肿瘤化疗后中性粒细胞缺乏，先天性中性粒细胞缺乏	注射局部反应，轻、中度骨折
粒细胞/巨噬细胞集落刺激因子（GM-CSF）（沙格司亭）	125～500μg/kg，每天皮下或静脉注射	①刺激粒细胞、单核细胞、巨噬细胞和巨核细胞的集落形成和增生 ②增强中性粒细胞吞噬功能和细胞毒性作用	骨髓移植、肿瘤化疗、骨髓造血不良、再生障碍性贫血、艾滋病粒细胞缺乏	骨痛、不适、流感样症状、发热、腹泻、呼吸困难、皮疹

六、血容量扩充药

概述

（1）

右旋糖酐中低小，通管抗凝低小好。扩容中右维持长，肾衰低小可利尿。量大出血速堵肾，用后化验被干扰。

（2）

三类渗透压均增，渗透利尿各类共，低小改善微循环，降低血压黏滞性。滞留休克心脑梗，偶见过敏性反应。

表 29-7　不同分子量右旋糖酐作用特点比较

	增加渗透压	抑制血小板、红细胞聚集	抑制凝血酶系	渗透性利尿
右旋糖酐 70	++++			+
右旋糖酐 40	+++	+	+	+
右旋糖酐 10	++	+	+	+

第三十章 影响自体活性物质的药物

一、药物类型

影响自体活性物质的药物

自体活性药抑抗，局部激素受影响[1]。前列腺素白三烯，五羟色胺组胺抗。
激肽内皮紧张素，一氧化氮用途广。

注释：[1] 这些自体活性物质又称为局部激素。

影响自体活性物质药
- 膜磷脂代谢药物及拮抗药
  - 前列腺素：前列地尔、米索前列醇、恩前列素、卡前列素
  - 白三烯及拮抗药：齐留通
- 5-HT类及拮抗药
  - 受体激动药：舒马普坦、西沙必利、右芬氟拉明
  - 受体拮抗药：赛庚啶、昂丹司琼、麦角胺
- 组胺和抗组胺药：H_1、H_2、H_3受体阻滞药
- 多肽类药：抑肽酶、内皮素、血管紧张素
- NO及其供体与抑制药：NO

图 30-1 影响自体活性物质的药物种类

二、抗组胺药

H_1受体拮抗药

苯海拉明异丙嗪，一代用氯苯那敏。防晕止吐抗过敏，缺点短干耐倦困[1]。
二代药阿司咪唑，首选皮肤变态病。

注释：[1] 指作用时间短、口鼻眼干、耐药、困倦。

抗过敏药

氯苯那敏赛庚啶，苯海拉明异丙嗪，拮抗组胺有嗜睡，阿司咪唑长效应。

表 30-1 H_1受体拮抗药药理作用特点比较

药物	持续时间（h）	镇静催眠	防晕止吐	主要用途	单次剂量（g）
乙醇胺类					
苯海拉明	4～6	+++	++	皮肤黏膜过敏、晕动症	25～50
茶苯海明	4～6	+++	+++	晕动症	25～50

续表

药物	持续时间(h)	镇静催眠	防晕止吐	主要用途	单次剂量(g)
吩噻嗪类					
异丙嗪	6~12	+++	++	皮肤黏膜过敏、晕动症	12.5~50
乙二胺类					
曲吡那敏	4~6	++		皮肤黏膜过敏	25~50
烷基胺类					
氯苯那敏	4~6	+		皮肤黏膜过敏	4
哌嗪类					
布可立嗪	16~18	+	+++	防晕止吐	25~50
美克洛嗪	12~24	+	+++	防晕止吐	25
哌啶类					
赛庚啶	3	++		过敏/偏头痛(抗5-HT)	4
苯茚胺	6~8	-(兴奋)	-	皮肤黏膜过敏	25~50
特非那定	12~24	-	-	皮肤黏膜过敏	60
阿司咪唑	10天	-	-	皮肤黏膜过敏	10
酮替芬	40	+		皮肤黏膜过敏	1
其他类					
氮卓斯汀	12~24	±	-	支气管哮喘预防,皮肤黏膜过敏	1~4,0.1%

注释：- 表示无作用，+、++、+++ 分别表示作用弱、中、强；表中前四种为第一代（经典）抗组胺药，后三种为第二代（新型）H_1 受体拮抗药。

H_1 受体拮抗药的用途

此类药物抗过敏，防晕止吐也有功。

表 30-2 H_1 受体拮抗药的药理作用、临床应用及不良反应

项目	说明
药理作用	
抗 H_1 受体作用	对抗组胺引起的支气管、胃肠道平滑肌的收缩作用。对组胺直接引起的局部毛细血管扩张和通透性增加有很强的抑制作用，但对血管扩张和血压降低仅有部分对抗作用
中枢抑制作用	这类药物可有不同程度的中枢抑制作用
其他作用	多数 H_1 受体拮抗药有抗乙酰胆碱、局部麻醉和奎尼丁样作用
临床应用	
皮肤黏膜变态反应性疾病	对荨麻疹、过敏性鼻炎疗效好，对昆虫咬伤所致皮肤瘙痒和水肿也有良效
防晕止吐	用于晕动症、反射病等引起的呕吐
其他作用	可与平喘药氨茶碱合用，减少后者的副作用

项目	说明
不良反应	
中枢神经系统反应	镇静、嗜睡等中枢抑制现象
消化道反应	口干、厌食、便秘或腹泻
其他反应	偶见粒细胞减少及溶血性贫血

H₂ 受体拮抗药

抑制胃壁 C 泌酸，治疗消化性溃疡。

表 30-3　H₂ 受体拮抗药药理作用特点比较

药物	生物利用度（％）	峰值时间（h）	半衰期（h）	有效血浓度维持时间（h）	相对抑酸强度	对肝药酶抑制
西咪替丁	70～80	0.75～1.5	2	5	1.0	0.4g，2 次 / 天或每餐 0.2g 加临睡前 0.4g（0.8g/qn）*
雷尼替丁	50～60	1～2	2～3	8～12	5.0	150mg，2 次 / 天(75mg/qn)*
法莫替丁	43	1～3.5	2.5～4	12	40.0	20mg，2 次 / 天（20mg/qn）*
尼扎替丁	90	1～3	2	8	5.0	150mg，2 次 / 天（150 mg/qn）*
罗沙替丁	85	1～3	4	8～12	6.0	75mg，2 次 / 天（75mg/qn）*

注释：* 括号内为维持量，qn 为每晚 1 次。

三、膜磷脂代谢药

前列腺素

各种前列腺素物，来自花生四烯酸，作用用途各不同，临床应用渐推广。

表 30-4　作用于心血管的 PGs 类药物

药物	作用	用途	不良反应
前列地尔（PGE₂）	扩张血管，抗血小板聚集	动脉导管未闭和急性心脏缺血（血管内注射）、阴茎注射诊断和治疗阳痿	头痛、食欲减退、腹泻、低血压、心动过速等，孕妇禁用
依前列醇（PGI₂）	扩张血管，抗血小板聚集（强）	治疗血栓病、外周血管病、缺血性心脏病、肺动脉高压	低血压、潮红、胃肠道反应等
依洛前列素	PGI₂ 衍生物，性质稳定，与依前列醇相同	与依前列醇相同	同依前列醇

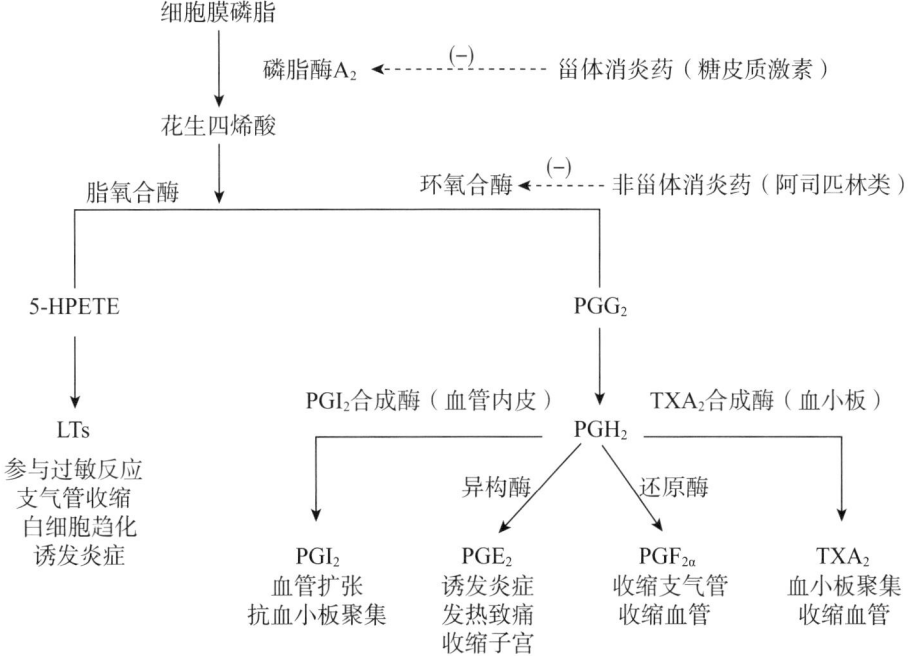

图 30-2 花生四烯酸代谢途径、主要代谢物的生物活性及药物作用环节

细胞受到刺激时,磷脂酶 A_2(PLA$_2$)被激活,使细胞膜磷脂释放出花生四烯酸(AA),游离 AA 经两条途径被转化。①环氧合酶(COX)途径:AA 被催化生成前列腺素(PGs)和血栓素(TXs);②脂氧合酶(LOX)途径:AA 生成过氧化氢廿碳四烯酸(HPETE)、白三烯(LTs)、羟化廿碳四烯酸(HETE)和脂氧素(LXs)

表 30-5 作用于消化性溃疡的 PGs 类药物

药物	作用	应用	不良反应
米索前列醇	PGE$_1$ 衍生物,抑制胃酸分泌,保护黏膜	消化性溃疡的防治	腹痛、腹泻约13%,另有恶心、头痛等。孕妇禁用
恩前列素	**PGE$_2$ 衍生物**,抑制胃酸分泌和胃泌素释放;保护黏膜作用持久	消化性溃疡的防治	稀便、腹泻。孕妇禁用
利奥前列素	PGE$_1$ 衍生物,抑制胃酸分泌;保护黏膜	消化性溃疡	稀便、腹泻的发生率为4.5%~20%

注释:前列腺素 E(PGE)对胃有良好的保护作用,但作用时间短,副作用多。目前多用其结构类似物,如米索前列醇、恩前列素等。

表 30-6　作用于生殖系统的 PGs 类药物

药物	作用	应用	不良反应
地诺前列酮（PGE_2）	收缩整个孕期子宫	2～3 个月妊娠的流产	恶心，呕吐
硫前列酮	收缩子宫平滑肌	终止妊娠	
卡前列素（15-甲基-$PGF_{2α}$）	活性较 PGF 高 10 倍，作用持久，终止妊娠后能很快恢复月经和生育能力	终止妊娠，宫缩无力导致的产后出血	副作用少，安全

白三烯的作用

收缩血管支气管，参与炎症与过敏。

表 30-7　白三烯（LTs）的作用

LTs 的作用	说明
对呼吸系统的影响	LTs 可引起支气管收缩、黏液分泌增加和肺水肿，哮喘患者症状严重程度与血浆中 LTs 含量成正比
对心血管系统的影响	可直接收缩血管引起短暂升压，随后使心排血量和血容量减少，引起持久降压；使冠脉持久收缩，冠脉血流量明显减少，导致心肌缺血性损害；增敏心脏对组胺所致的快速心律失常作用，并可能与脑血管痉挛和脑缺血有关
过敏反应的重要介质	LTs 在急性炎症中具有重要作用，并对其他介质产生诱导和促进作用
炎性肾脏疾病的病理介质	LTs 使肾血管和肾小球小动脉收缩，减少肾小球滤过率，增强血管通透性，引起蛋白尿

白三烯拮抗药

白三烯的拮抗药，舒张血管支气管。减轻炎症抗过敏，普鲁斯特治哮喘。

表 30-8　白三烯拮抗药

分类	药物	作用或用途
羟乙酰苯类	EPL-55712	阻断 LTD_4 或 LTD_4 受体，使平滑肌松弛，抑制 LTD_4 引起的皮肤毛细血管通透性增加
LTD_4 结构类似物	孟鲁司特、扎鲁司特	竞争性阻断 LTD_4 受体，使平滑肌松弛，治疗季节性过敏性鼻炎
	普鲁司特	用于治疗哮喘

分类	药物	作用或用途
LTB$_4$受体拮抗药	普仑司特	可抑制白细胞趋化、游走和聚集,具有抗氧化作用和缓解细胞损伤作用
白三烯合成抑制药	齐留通	预防或减轻支气管哮喘的发作,使严重患者的皮质激素用量明显减少

四、5-羟色胺受体拮抗药

概述

5-羟色胺拮抗药,常用防治偏头痛,氯氮平抗精神病,降低血压酮色林。

表30-9 5-羟色胺受体拮抗药的分类、药理作用及临床应用

分类	药理作用	临床应用
赛庚啶和苯噻啶(新度美安)	选择性阻断5-HT$_2$受体,并可阻断H$_1$受体和具有较弱的抗胆碱作用	预防偏头痛发作,治疗湿疹
昂丹司琼	选择性阻断5-HT$_3$受体,具有强大镇吐作用	治疗癌症患者手术和化疗伴发的严重恶心、呕吐
麦角生物碱类5-HT拮抗药		
胺生物碱:美西麦角(二甲基麦角新碱)	5-HT$_2$受体拮抗药	防止偏头痛,产后出血(麦角新碱)
肽生物碱:麦角胺	收缩血管	偏头痛的诊断和治疗
酮色林	5-HT$_{2A}$受体拮抗药	降低高血压
氯氮平	5-HT$_{2A/2C}$受体拮抗药	抗精神病

五、麦角生物碱

概述

麦角新碱缩子宫,产后出血可应用,麦角胺治偏头痛,帕金森病溴隐亭。

表30-10 麦角生物碱分类和作用受体

麦角生物碱	α受体	DA受体	5-HT受体	子宫平滑肌	应用
麦角二乙胺	0	+++	+	0	致幻作用
麦角新碱	+	+	-(PA)	+++	产后出血
甲基麦角酰胺	+/0	+/0	-	+/0	偏头痛

续表

麦角生物碱	α 受体	DA 受体	5-HT 受体	子宫平滑肌	应用
麦角胺	−(PA)	0	+(PA)	+++	偏头痛
溴隐亭	−	+++	−	0	帕金森病

注释：+ 表示激动作用，− 表示阻断作用，PA 表示部分激动作用，0 表示无作用。

六、一氧化氮

一氧化氮（NO）的作用

一氧化氮扩血管，动脉硬化可拮抗。可作递质或调质，学习记忆可改善。

表 30-11　NO 的作用和应用

NO 的作用和应用	说明
舒张血管平滑肌	NO 还具有内皮细胞保护作用，可对抗缺血再灌注对血管内皮的损伤
抗动脉粥样硬化作用	NO 抑制血小板的黏附和聚集，减少 TXA_2 和生长因子的释放，抑制中性粒细胞与内皮细胞的黏附和血管平滑肌细胞增生，抑制 LDL 氧化
降低肺动脉压和扩张支气管平滑肌	可用于治疗新生儿肺动脉高压和呼吸窘迫综合征，对成年人呼吸窘迫综合征也有疗效
可作为神经递质或调质发挥作用	可能对脑发育和学习记忆发挥短时程或长时程增强效应，某些 NO 供体可用于治疗阳痿

第三十一章 作用于呼吸系统的药物

呼吸系统疾病药理及药物治疗

呼吸系统痰咳喘，相应药物来治疗。

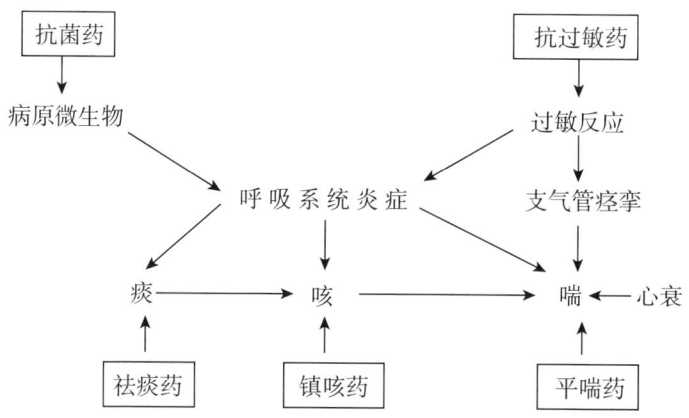

图 31-1 呼吸系统疾病药理及用药示意图

一、平喘药

平喘药的分类及常用药物

平喘药分三大类：支扩抗炎抗过敏。支扩又可分三种：受体激动与拮抗，还有茶碱黄嘌呤，平喘止咳有疗效。抗炎平喘药两种，色甘酸钠酮替芬。

沙丁胺醇

商品名为舒喘灵，$β_2$ 选择兴奋受体，明显舒张支气管，剂量过大有心悸，治疗支哮喘息支，夜间发作缓释用。

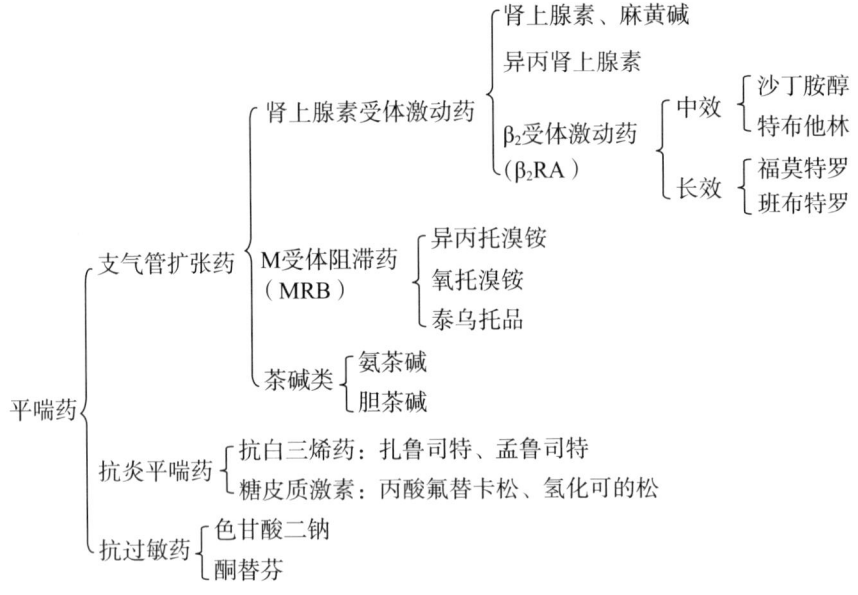

图 31-2　平喘药类型及代表药物

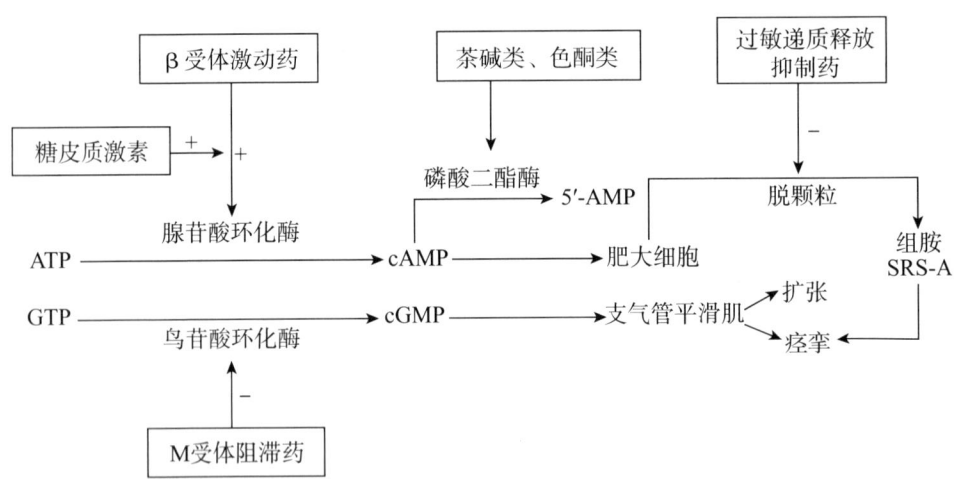

图 31-3　平喘药作用原理示意图

ATP，三磷酸腺苷；GTP，二磷酸腺苷；cAMP，环磷酸腺苷；cGMP，环磷酸鸟苷；5'-AMP，5'-腺嘌呤核苷酸；SRS-A，过敏性慢反应物质

治疗支气管哮喘的策略包括三个方面：①抗感染治疗，应用糖皮质激素控制炎症；②控制喘息症状，应用支气管扩张药（肾上腺素受体激动药、茶碱素抗胆碱药等）来缓解支气管平滑肌痉挛；③用抗过敏药物预防哮喘的复发

表 31-1　β 受体激动药平喘作用比较

药物	激动受体 β_2	激动受体 β_1	激动受体 α	作用时间（h）	平喘特点	应用	不良反应
肾上腺素	+	+	+	1~2	强、快、短暂	哮喘急性发作	心悸、心律失常、血压升高、肌震颤
异丙肾上腺素	+	+	-	1~2	强、快、短暂	哮喘急性发作	心悸、心律失常、肌震颤
麻黄碱	+	+	+	3~6	强、慢、持久	防治轻症哮喘	心悸、中枢兴奋、快速耐受性
沙丁胺醇	++	±	-	4~6	强、快、持久，口服有效	哮喘、喘息性慢性支气管炎	肌震颤，过量可致心悸
特布他林	++	±	-	4~6	兴奋心脏作用弱	同沙丁胺醇	肌震颤
克伦特罗	+++	±	-	6~8	较沙丁胺醇强100倍，并能促进痰液排出	同沙丁胺醇	肌震颤
非诺特罗	++	±	-	>8	强于沙丁胺醇，能抑制肥大细胞脱颗粒	同沙丁胺醇	头痛、头晕、肌震颤

注释：① β_2 受体激动药的不良反应包括心脏反应、肌肉震颤和代谢紊乱，可引起乳酸、丙酮酸升高和低血钾。②气道中 β 肾上腺素受体主要是 β_2 受体。β_2 受体激动时，抑制肥大细胞和中性粒细胞释放炎症介质和过敏介质，促进气道腺体分泌，减轻气道黏膜下水肿，降低血管通透性，使气道平滑肌松弛，增强气道纤毛运动，这些效应均有利于缓解或消除喘息。③ β_2 受体激动药的主要作用是松弛支气管平滑肌，β_2 受体激动药与受体结合后，引起受体构型改变，激活兴奋性 G 蛋白，活化腺苷酸环化酶，催化细胞内 ATP 转化为 cAMP，引起细胞内 cAMP 水平增加，进而激活依赖于 cAMP 的蛋白激酶 A（PKA），使细胞内 Ca^{2+} 下降、肌球蛋白轻链激酶失活、钾通道开放，导致支气管平滑肌松弛。

氨茶碱

直接舒张平滑肌，主要抑制二酯酶。各种哮喘能治疗，强心利尿抗心衰。

不良反应胃肠道，心律失常血压低。

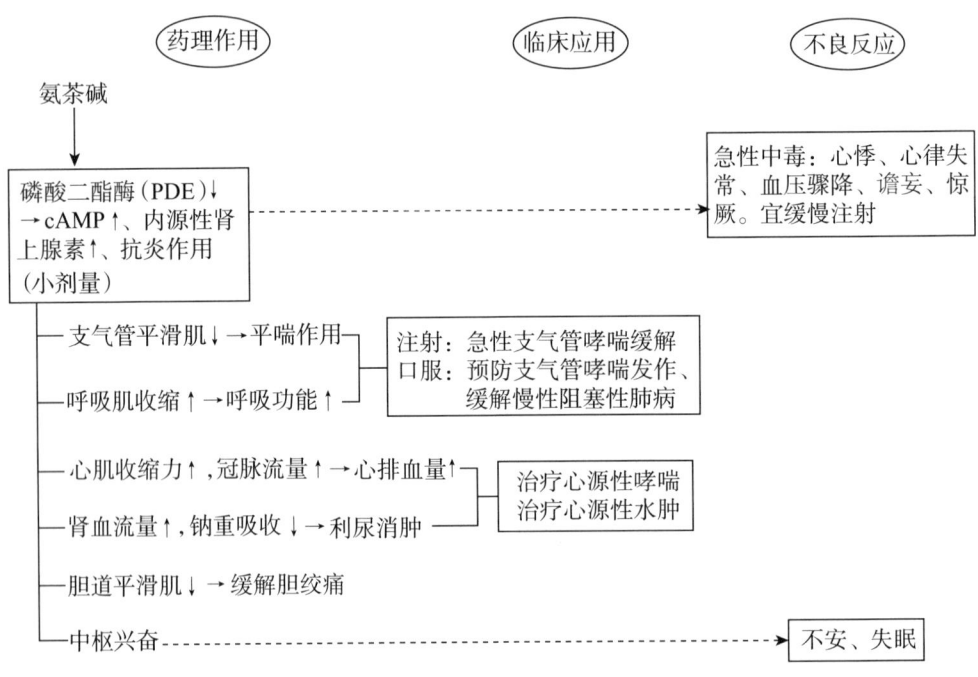

图 31-4 氨茶碱的药理作用、临床应用和不良反应

表 31-2 常用的茶碱类平喘药

药物	维持时间（h）	生物利用度（%）	$t_{1/2}$（h）	作用和应用	不良反应
氨茶碱	5~6	96	7.8	①扩张支气管：用于各型哮喘 ②强心利尿，扩张冠状动脉：用于急性心功能不全、肾性水肿 ③松弛胆管平滑肌，用于胆绞痛	兴奋、不安、失眠、消化道刺激，剂量过大可致心悸、心律失常
二羟丙茶碱	3~4	72	2.1	与氨茶碱相似，但胃肠刺激小，兴奋心脏作用弱，尤适用于伴有心动过速的哮喘患者	偶见口干、恶心、心悸、多尿，大剂量可致中枢兴奋
胆茶碱				茶碱和胆盐的复合物，口服吸收快，维持时间较长，肠刺激小；作用、应用和氨茶碱相似	同氨茶碱，但较轻

糖皮质激素

抗炎平喘最常用,"三松两德"共五种。局部可有副作用,声音嘶哑念珠病。

表 31-3 常用于平喘的几种糖皮质激素类药物比较

药物	作用特点	不良反应
倍氯米松	地塞米松衍生物,局部抗炎作用比地塞米松强 500 倍。用于支气管扩张药不能满意控制病情的慢性哮喘患者	长期吸入可引起声音嘶哑、口腔真菌感染,宜多漱口
丙酸倍氯米松	抗炎作用为地塞米松的 500 倍。在肺部的局部作用较强,但起效较慢,必须预先给药	同倍氯米松
布地奈德	不含卤素的糖皮质激素类药物,与倍氯米松有相似的局部抗炎作用。用于控制或预防哮喘发作	同倍氯米松
曲安奈德	局部抗炎作用与倍氯米松相似	同倍氯米松
氟尼缩松	局部抗炎作用与倍氯米松相似,但作用时间较长,每日用药 2 次即可	同倍氯米松

表 31-4 常用抗过敏平喘药作用比较

药物	作用特点	临床作用	不良反应
色甘酸钠	对外源性(过敏性)哮喘疗效较好,对内源性(感染性)哮喘疗效较差	预防哮喘发作,须在接触哮喘诱因前 7~10 天用药,亦可预防运动性哮喘	少数患者吸入后有咽喉和气道刺激症状,出现胸部紧迫感,甚至诱发哮喘,必要时同时吸入 β_2 受体激动药加以预防
酮替芬	抑制过敏性介质释放,H_1 受体阻断作用	预防各型哮喘,对儿童疗效较好	镇静、疲倦、头晕、口干、胃肠不适等,连续用药可自行缓解
奈多罗米	抑制炎症介质释放及炎症细胞功能,抑制 P 物质释放	预防性治疗哮喘、喘息型慢性支气管炎	味觉异常(主要为苦味),偶有头痛、恶心、呕吐、咽部刺激性咳嗽

表 31-5 常用白三烯调节药平喘作用比较

药物	分类	临床作用	不良反应
扎鲁司特	选择性 $Cys-LT_1$ 受体阻断药	轻至中度慢性哮喘的预防和治疗,严重哮喘患者的辅助治疗	头痛、咽炎、鼻炎、胃肠道反应,转氨酶升高
孟鲁司特	选择性 $Cys-LT_1$ 受体阻断药	同上扎鲁司特	同扎鲁司特
齐留通	5-LOX 抑制药	临床应用与扎鲁司特相似	偶见转氨酶升高

注释:5-LOX 为 5-脂氧酶,花生四烯酸经该酶代谢后可生成白三烯。

表 31-6 常用平喘药作用的比较

	β受体激动药			茶碱		异丙托溴铵	皮质激素			色甘酸钠	酮替芬
	吸入	口服	注射	口服	注射	吸入	吸入	口服	注射	吸入	口服
缓解慢性症状	++++	+++	0	+++	0	+++	+++	++++	0	++	++
缓解急性症状	++++	++	+	+	+	+	-	±	-	-	-
哮喘持续状态	++++	+	++++	+	+++	++	-	+++	++++	-	-
预防发作	+++	+++	0	+++	++	+++	+++	++++	0	+++	+++
预防运动哮喘	++++	++	0	+++	0	±	-	-	0	++++	++
减轻气道炎症	+	+	0	++	0	±	++++	++++	0	++++	?

注释：- 无作用, + ~ ++++ 作用强度大小, 0 未作比较。

二、镇咳药

镇咳药的分类及代表药

镇咳药物分三类，中枢外周及双重。中枢镇咳有两种，前者吗啡可待因，后者咳平咳必清，苯丙哌林属双重。

常用镇咳药

镇咳强效可待因，兼有止痛但成瘾。作用较强咳必清，止咳解痉无瘾性。祛痰平喘镇咳强，兼抗组胺克咳敏。

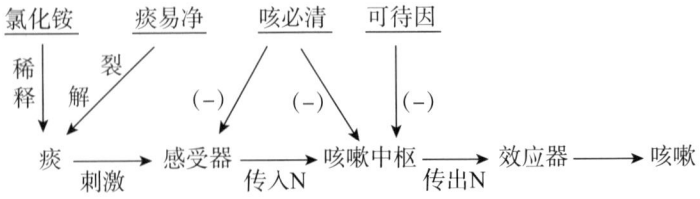

图 31-5 咳嗽反射及镇咳药、祛痰药作用环节示意图

N，神经

表 31-7　镇咳药的分类及代表药

分类	代表性药物
中枢性镇咳药	成瘾性：可待因 非成瘾性：右美沙芬、喷托维林
外周性镇咳药	苯佐那酯
双重作用镇咳药	苯丙哌林

喷托维林

商品名为咳必清，直抑中枢不成瘾。局麻轻度抗 M，兼有镇咳外周性。上感干咳阵咳好，偶有消化道反应。

氯哌斯汀

商品药名称咳平，镇咳弱于可待因，还能阻断 H_1 受体，末梢气管亦松弛，治疗干咳反应轻，上感慢支癌结核。

表 31-8　常用止咳药作用特点

药物	起效时间（min）	维持时间（min）	镇咳强度	作用和应用	成瘾性	耐受性	呼吸抑制	不良反应
中枢性镇咳药								
可待因（甲基吗啡）	20	4～6	约为吗啡的 1/4	目前最有效的镇咳药，用于其他镇咳药无效的剧烈干咳	＋	＋	＋	偶致恶心、呕吐、便秘、中枢兴奋，多痰者禁用，久用易成瘾
喷托维林（咳必清）		4～6	可待因的 1/3	具有镇咳、局麻及轻度阿托品样作用。用于呼吸道炎症引起的干咳、阵咳，对小儿百日咳效果尤好	－	－	－	偶有轻度头晕、口干、恶心、腹胀、便秘，青光眼患者禁用

续表

药物	起效时间（min）	维持时间（min）	镇咳强度	作用和应用	成瘾性	耐受性	呼吸抑制	不良反应
氯哌斯汀（咳平）	20~30	3~4	仅次于可待因	主要抑制咳嗽中枢，兼具组胺H_1受体阻断作用。用于急性上呼吸道炎症、慢性支气管炎、结核、肺癌所致的频繁无痰干咳	-	-	-	可致轻度口干、嗜睡
右美沙芬（右甲吗喃，美沙芬，普西兰）	15~30	3~6	与可待因相当	目前临床应用最广的镇咳药，主要用于干咳，常与抗组胺药合用	-	-	-	可有嗜睡、恶心、眩晕等，孕妇、哮喘、肝病及痰多者慎用。青光眼患者、妊娠3个月内妇女及有精神病史者禁用
外周性镇咳药								
苯佐那酯（退咳）	10~20	3~8	略低于可待因	有较强的局麻作用，抑制牵张感受器及感觉神经末梢。用于干咳、阵咳，支气管镜等检查前预防咳嗽	-	-	-	可致轻度嗜睡、头痛。服时勿嚼碎，以免引起口腔麻木
那可丁		4	与可待因相似	解除支气管平滑肌痉挛，用于干咳	-	-	-	偶见恶心、嗜睡、头痛
苯丙哌林（咳快好）	15~20	4~7	可待因的2~4倍	镇咳、祛痰及平滑肌解痉作用，应用同上	-	-	-	可致口干、嗜睡、头晕、厌食等，服用时勿嚼碎

三、祛痰药

祛痰药分类

（1）

别名黏液促进药，祛痰药分两类好：黏液分泌促进剂，氯化铵等为代表；黏液溶解药四类，常用药物要记牢。

（2）

刺激分泌氯化铵，稀痰易咳体液酸。乙酰半胱、溴己新，羧甲司坦解黏痰。

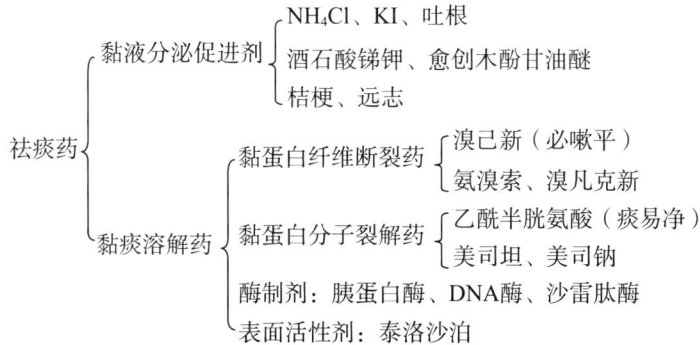

图 31-6　祛痰药分类

表 31-9　常用祛痰药作用特点

药物	作用机制	作用与应用	不良反应
促进黏液分泌药			
氯化铵	刺激胃黏膜，反射性促进呼吸道分泌，部分从支气管排出，形成高渗带出水分	祛痰作用较弱，主要作为祛痰合剂的组成成分，用于急性呼吸道炎症痰黏稠不易咳出者	剂量过大可致恶心、呕吐及支气管痉挛。溃疡病及肝肾功能不良者慎用
愈创木酚甘油醚	刺激胃黏膜，反射性促进呼吸道分泌	祛痰作用较强，另有防腐作用，可减轻痰液恶臭，用于急性支气管炎、支气管扩张	偶见胃肠道反应及嗜睡，大剂量有松弛平滑肌作用。肺出血者禁用
溶解黏痰药			
乙酰半胱氨酸	结构中的巯基（—SH）能断裂糖蛋白多肽链中的二硫键（—S—S），降低痰液黏度	溶解白色痰液和脓性黏液，用于痰液黏稠、咳痰困难和痰阻气道等患者	有特殊臭味，易引起恶心、呕吐、口臭，刺激呼吸道，可引起呛咳及支气管痉挛，哮喘者禁用

续表

药物	作用机制	作用与应用	不良反应
溴己新（必嗽平）	裂解黏痰中的黏多糖，并抑制其合成，使痰液变稀	祛痰作用较强，尚有镇咳作用，用于慢性支气管炎、哮喘及支气管扩张症痰液黏稠不易咳出者	个别患者有恶心及胃部不适，偶见血清转氨酶升高。消化性溃疡及肝功能不良者慎用

第三十二章　作用于消化系统的药物

一、抗消化性溃疡药

📖 抗溃疡药分类及常用药

抗溃疡药四类分，抗酸抑酸抗幽菌，黏膜保护药连同，铝铋丙谷前列醇，
抑酸受体三阻断，三代拉唑抑氢泵。氢氧化铝广制酸，收敛止血护溃疡。
雷尼替丁抑泌酸，奥美拉唑效速长。护膜促生硫糖铝，解痉止痛山莨碱。
甲硝唑，抗螺菌，联用铋剂效更强。

表 32-1　常用抗消化性溃疡药及其作用机制

分类	作用机制	常用药物
抗酸药	一类弱碱性物质，口服后能中和胃酸，升高胃内容物 pH，降低胃酸及胃蛋白酶活性，对胃十二指肠黏膜起保护作用	氢氧化镁、三硅酸镁、氢氧化铝、碳酸钙、碳酸氢钠
抑制胃酸分泌药		
H_2 受体拮抗药	阻断壁细胞 H_2 受体，对基础胃酸分泌抑制最强	西咪替丁、雷尼替丁、法莫替丁、尼扎替丁
M 胆碱受体拮抗药	阻断 M 受体，减少胃酸分泌	阿托品
促胃液素受体拮抗药	竞争性阻断促胃液素受体，减少胃酸分泌	丙谷胺
胃壁细胞 H^+ 泵抑制药	抑制 H^+-K^+-ATP 酶活性，抑制 H^+ 分泌，同时使胃蛋白酶分泌减少	奥美拉唑
黏膜保护药		
黏膜保护药衍生物	PGE_2 及 PGI_2 的衍生物能防止有害因子损伤胃黏膜	米索前列醇、恩前列素、硫糖铝
铝、铋制剂	聚合成胶冻，牢固地黏附于上皮细胞及溃疡基底，抵御胃酸和消化酶的侵蚀，促进溃疡愈合	枸橼酸铋钾
抗幽门螺杆菌药	消除幽门螺杆菌，减少胃及十二指肠溃疡复发率	抗胃酸分泌药、硝基咪唑类、抗生素等

（一）抗酸药

概述

抗酸药物为碱性，中和胃酸作用强。氢氧化铝作代表，收敛止血护溃疡。

表 32-2 各种抗酸药的比较

药物	优点	缺点
氢氧化镁	中和胃酸作用快而强，为较好的抗酸药	可引起腹泻，小部分 Mg^{2+} 可被吸收，肾功能不全者慎用
氢氧化铝	具有收敛、止血作用，可引起碱中毒	中和胃酸作用较氢氧化镁弱而缓慢，可引起便秘，减少肠道磷酸盐的吸收
三硅酸镁	对溃疡面具有保护作用	中和胃酸作用弱而缓慢，很少单用，作为复方成分之一
碳酸钙	抗酸作用强而迅速、持久，不引起全身酸碱平衡紊乱	可引起反跳性胃酸分泌增加，因此对溃疡病的疗效不理想
碳酸氢钠	全身性应用可碱化尿液，纠正酸血症等	缺点较多，很少用于治疗消化性溃疡

合成解痉药

合成解痉药三类，季胺类与叔胺类。M_1 受体阻滞药，作用类似阿托品。
常用治疗溃疡病，可有口干难视物。

表 32-3 合成解痉药的比较

分类	药物	药理作用	临床应用	不良反应
季胺类	溴甲阿托品（胃疡平）	解除胃肠道痉挛及抑制胃酸分泌作用较强	胃及十二指肠溃疡，胃酸过多，胃炎，痉挛性大肠炎	较少，敏感者可见口干、排尿困难、便秘
	丙胺太林（普鲁本辛）	对胃肠道 M 胆碱受体选择性较高，抑制胃肠道平滑肌作用较强而持久，抑制腺体分泌，不易通过血脑屏障，中枢作用弱	胃、十二指肠溃疡，胃肠痉挛，胃炎，胰腺炎，多汗症，妊娠呕吐	口干、视物模糊、排尿困难、心悸、便秘、头痛等

续表

分类	药物	药理作用	临床应用	不良反应
叔胺类	地美戊胺（胃胺、胃安）	强度与阿托品相似，作用快，易透过血-脑屏障	胃溃疡，胃酸过多，急性胃炎，幽门痉挛等	口干、视物模糊
	贝那替秦（胃复康）	除上述作用外，尚具安定作用	伴有焦虑症的溃疡患者	
M_1胆碱受体阻断药	哌仑西平	选择性阻断胃壁细胞上的M_1胆碱受体，抑制胃酸分泌	胃十二指肠溃疡、急性胃黏膜出血及促胃液素瘤	青光眼及前列腺肥大患者慎用

胃壁细胞质子泵抑制药

抑制氢泵壁细胞，抑酸酶螺强久好[1]。一代奥美二兰索，三代泮多雷贝高。
用于溃疡食管炎，上消出血反应少。

注释：[1] 此类药物不仅有强大而持久的抑酸作用，也可抑制胃蛋白酶的分泌，另外对幽门螺杆菌也有抑制作用。

表32-4 奥美拉唑的药理作用、临床应用、不良反应及药物相互作用

项目	说明
药理作用	通过抑制H^+-K^+-ATP酶发挥作用，抑制基础胃酸分泌及组胺、促胃液素引起的胃酸分泌，升高血中促胃液素水平，抗幽门螺杆菌作用
临床应用	胃、十二指肠溃疡，反流性食管炎，卓-艾综合征，幽门螺杆菌感染
不良反应	头痛、头晕、口干、恶心、腹胀、失眠、皮疹、外周神经炎、血浆转氨酶、胆红素升高，长期应用可使胃内细菌滋长
药物相互作用	肝药酶抑制剂，可延长苯妥英钠、地西泮、华法林的消除

（二）抑制胃酸分泌药

H_2受体拮抗药

阻壁细胞H_2受体，抑制基础胃酸泌。一代西咪二雷尼，三代法莫高效率。
治疗溃疡促愈合，头痛"白少"需注意。

表 32-5　H_2 受体拮抗药作用比较

	作用特点	临床用途	不良反应
西咪替丁	抑制基础胃酸及夜间和各种刺激引起的胃酸分泌，抑制胃蛋白酶分泌，保护胃黏膜，停药后复发率24%	用于消化性溃疡。十二指肠溃疡疗效较好，愈合率78%，胃溃疡为68%，可用于治疗带状疱疹	发生率1%～5%，头痛、头晕、乏力、焦虑、幻觉、性功能减退、男性乳腺发育、肝功能损伤、白细胞↓
雷尼替丁	抑制胃酸作用为西咪替丁的4～10倍，远期疗效优于西咪替丁，且复发率低	对胃溃疡、十二指肠溃疡均有较好疗效，用于促胃液素瘤（卓-艾综合征）	发生率约10%，头痛、头晕、幻觉、狂躁，静注可致心率↓，偶见转氨酶↑、白细胞↓、血小板↓
法莫替丁	长效、强效，作用为西咪替丁的40～50倍，雷尼替丁的7～10倍，对肝药酶无抑制作用，无抗雄激素作用，也不影响催乳素	适用于胃及十二指肠溃疡、反流性食管炎、应激性溃疡与急性胃黏膜出血、上消化道出血等	不良反应少，头痛、头晕、便秘、腹泻、心率↑、血压↑、转氨酶↑、白细胞↓

（三）增强胃黏膜屏障功能的药物

胃黏膜保护药

主要治疗胃溃疡，常用前列与硫糖。前者增强双屏障，后者还抑幽螺妷。
更有枸橼酸铋钾，黏盐增加胃酶抗。

表 32-6　前列腺素衍生物

药物	作用	应用	不良反应
米索前列醇	PGE_1 衍生物，抑制胃酸分泌，保护黏膜	消化性溃疡的防治	腹痛、腹泻发生率约13%，另有恶心、头痛等。孕妇禁用
恩前列素	PGE_2 衍生物，抑制胃酸分泌和促胃液素释放，保护黏膜作用持久	消化性溃疡的防治	稀便、腹泻。孕妇禁用
利奥前列素	PGE_1 衍生物，抑制胃酸分泌，保护黏膜	消化性溃疡的防治	稀便、腹泻的发生率为4.5%～20%
阿巴前列素	PGE_2 衍生物，抑制胃酸分泌，保护黏膜	消化性溃疡的防治	稀便、腹泻的发生率为34%
曲莫前列素	PGE_2 衍生物，抑制胃酸分泌，保护黏膜	消化性溃疡的防治	腹痛、恶心、呕吐
罗沙前列醇	抑制胃酸分泌，保护黏膜	消化性溃疡的防治	哮喘患者禁用

药物	作用	应用	不良反应
依尼前列素	PGE_1衍生物，抑酸强而持久	消化性溃疡的防治	
美昔前列素	PGE_1衍生物，抑制胃酸分泌，保护黏膜	消化性溃疡的防治	不明显

表 32-7 其他黏膜保护药

药物	作用	应用	不良反应
硫糖铝	聚合成保护胶胨，促PGE_2合成，增加胃黏液和碳酸氢盐分泌，抗HP	消化性溃疡，慢性糜烂性胃炎、反流性食管炎	较轻，有便秘、口干、皮疹、头晕等。不能与抗酸药、抑制胃酸分泌药同用
枸橼酸铋钾（胃得乐）	形成氧化铋胶体，促黏液分泌，抗HP	消化性溃疡	服药期间舌、便黑染，偶见恶心等消化道症状，牛奶、抗酸药可降低其作用
胶体果胶铋	形成保护胶体，促黏液分泌，抗HP	消化性溃疡	同枸橼酸铋钾
替普瑞酮	增加黏液合成、分泌，促PGE_2合成	消化性溃疡	发生率低于0.55%，主要为胃肠道反应
麦滋林	促PGE_2合成，抗炎，抑制胃蛋白酶活性	消化性溃疡	同替普瑞酮
思密达	保护覆盖作用极强，促黏液合成，抗HP	消化性溃疡	同替普瑞酮

（四）抗幽门螺杆菌药

幽门螺杆菌（Hp）

胃中幽门螺杆菌，参与溃疡之形成。消除幽门螺杆菌，治疗溃疡有保证。

表 32-8 根治幽门螺杆菌的常用药物

药物种类	具体药物
抗胃酸分泌药	H_2受体阻断药，H^+-K^+-ATP酶抑制药
铋盐	枸橼酸铋钾
硝基咪唑	甲硝唑
抗生素	甲基红霉素，阿莫西林，四环素

二、助消化药

概述

胃酶胰酶稀盐酸，乳酶生与酵母干。胃酶常配稀盐酸，消化不良服之妙，胰酶酵母治亦然，乳酶主治小儿泄。

表 32-9　常用助消化药

药物	作用	应用	注意事项
稀盐酸	服后使胃内酸度增加，胃蛋白酶活性强度增加	慢性胃炎、胃癌、发酵性消化不良等	与胃蛋白酶同服
胃蛋白酶（胃液素，白布圣）		胃蛋白酶缺乏症，进食蛋白性食物过多致消化不良，病后恢复期消化功能减退	与稀盐酸同服
胰酶（胰液素）	含胰蛋白酶、胰淀粉酶及胰脂肪酶，消化脂肪、蛋白质和淀粉	消化不良，食欲缺乏，胰液分泌不足	在酸性环境中易被破坏，制成肠溶片或与碳酸氢钠同服，服用时不要嚼碎
乳酶生（表飞鸣）	分解糖类产生乳酸，使肠内酸性增加，从而抑制肠内腐败菌的繁殖，减少发酵和产气	消化不良，腹胀，小儿消化不良性腹泻	不能与抗菌药或吸附剂同时服用。置于阴凉处保存
干酵母	含少量 B 族维生素，尚含转化酶和麦芽糖酶	消化不良、食欲缺乏、维生素 B 缺乏症的辅助用药	嚼服，用量过大可引起腹泻

三、止吐药

止吐药的类型

止吐药分四类型，均为受体阻滞药，作用机制有差异，抗晕止吐有显效。

表 32-10　止吐药的分类

分类	作用机制	用途	常用药物
H_1 受体拮抗药	具有中枢镇静作用和止吐作用	预防和治疗晕动症、内耳性眩晕病等	苯海拉明、茶苯海明
M 胆碱受体阻滞药	阻断呕吐中枢和外周反射途径中的 M 受体，降低迷路感受器的敏感性和抑制前庭小脑通路的传导	抗晕动病，预防恶心、呕吐	阿托品、苯海索

分类	作用机制	用途	常用药物
多巴胺（D_2）受体拮抗药	阻断中枢化学感受区的D_2受体，降低呕吐中枢的神经活动	控制某些化疗药物引起的恶心、呕吐	氯丙嗪、硫乙拉嗪、多潘立酮
$5-HT_3$受体拮抗药	抑制外周神经系统突触前$5-HT_3$受体，阻断呕吐反射	治疗化疗药引起的恶心、呕吐	阿洛司琼等

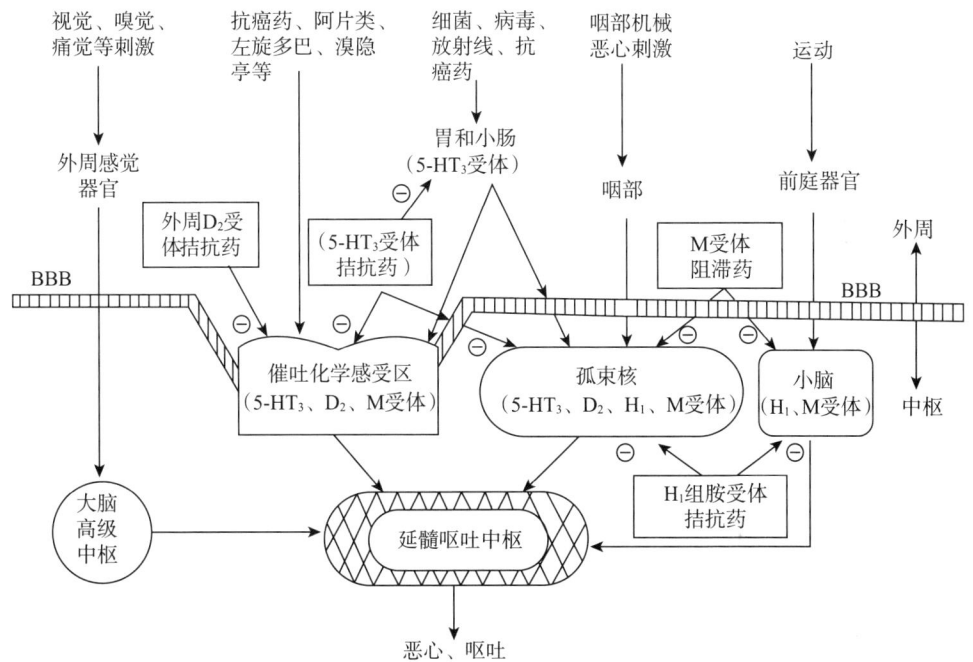

图 32-1 呕吐的生理调节和止吐药的作用原理

BBB，血-脑屏障

延髓的呕吐中枢可接受来自催吐化学感受区（CTZ）、前庭、内脏等传入冲动而引发呕吐。CTZ分布着多巴胺、组胺、胆碱受体，前庭器官通过胆碱能、组胺能神经纤维与呕吐中枢相连。$5-HT_3$亚型受体通过外周、中枢部位（如孤束核）参与呕吐反应。M胆碱受体阻滞药、H_1受体拮抗药、多巴胺受体拮抗药和$5-HT_3$受体拮抗药通过阻断这些受体而发挥止吐作用

多潘立酮

阻断D_2胃肠部分，促进蠕动胃排空。恶心呕吐多有效，尤其消化不良症。协调胃肠防反流，主要泌乳与头痛。

西沙必利

全胃肠道动力药，主治胃瘫轻度好。胃肠反流食管炎，慢性便秘亦能疗。矫枉过正可腹泻，不良反应较为少。

表 32-11 西沙必利与多潘立酮作用特点比较

	多潘立酮	西沙必利
药理作用	阻断胃肠 D_2 受体,加强胃肠蠕动,促进胃的排空,协调胃肠运动,防止食物反流,对结肠作用小	作用类似多潘立酮,增加结肠蠕动,促进肠壁肌层神经丛释放 ACh
临床用途	偏头痛、颅外伤、放疗及化疗引起的恶心与呕吐、慢性消化不良、恶心、呕吐、胃轻瘫、胃潴留	用于胃肠反流性疾病、反流性食管炎,治疗慢性自发性便秘,用于各种胃轻瘫
不良反应	头痛,促进泌乳素与胃酸分泌。婴幼儿、孕妇慎用	一过性腹泻,一过性腹痛

增强胃肠动力药

增强胃动药五类,作用机制不相同。西沙必利灭吐灵,根据临床可选用。

表 32-12 增强胃肠动力药物及其作用机制

所属种类	代表药物	作用机制
M 胆碱受体激动药	氯贝胆碱	增强胃肠道平滑肌收缩力
胆碱酯酶抑制药	新斯的明	减少乙酰胆碱降解
多巴胺受体拮抗药	甲氧氯普胺(灭吐灵)	阻断突触前多巴胺受体
5-HT_4 受体激动药	西沙必利	激活兴奋性神经元的 5-HT_4 受体
促胃动素受体激动药	乙琥红霉素	激动神经和平滑肌促胃动素受体

四、泻药

泻药的种类与功能

(1)

泻药可分三类型:渗透刺激润滑性,盐类渗透激蠕动;酚酞蒽醌刺激性;液状石蜡与甘油,润滑软化粪便用。

(2)

硫酸镁的用途广,吸水导泻和利胆,扩管降压抗惊厥,适量慢速报安全。液体石蜡开塞露,刺激润滑促排便。

表 32-13 泻药的种类及其作用机制

分类	药物	作用机制
容积性泻药（渗透性泻药）	硫酸镁、硫酸钠	盐类在肠道难以吸收，大量口服后形成高渗而阻止肠内水分的吸收，扩张并刺激肠道，促进肠蠕动
	乳果糖	在小肠内不被消化吸收，故能导泻
	食物纤维素	不被肠道吸收，增加肠内容积并可吸收水分，保持粪便湿软，有良好的通便作用
刺激性泻药（接触性泻药）	酚酞	口服后在肠道内与碱性肠液相遇形成可溶性钠盐，能促进结肠蠕动
	蒽醌类：大黄、番泻叶、芦荟	口服后被大肠内细菌分解为蒽醌，能促进结肠蠕动
润滑性泻药	液状石蜡	矿物油，不被肠道吸收，起润滑肠型和软化粪便作用
	甘油	以5%浓度的液体进入肛门，由于高渗刺激肠壁引起排便，并有局部润滑作用

五、止泻药

止泻药的分类及功能

（1）
止泻药物三类分，收敛吸收抑肠动。鞣酸蛋白收敛用，吸收常用矽炭银，抑肠蠕动三小类，阿片泄宁洛哌丁。

（2）
地芬诺酯洛哌丁，抑肠蠕动泻则宁，鞣酸蛋白碳酸铋，收敛吸附效也行。

表 32-14 常用止泻药

药物	作用	应用	不良反应
阿片制剂	激动阿片受体，兴奋小肠和大肠平滑肌，提高张力，使推进性蠕动减慢、排空延迟，增加水分的吸收，抑制消化腺的分泌，并对中枢有抑制作用，减弱便意和排便反射	较严重的非细菌感染性腹泻	长期反复应用易产生耐药性和依赖性，大剂量可致中毒
地芬诺酯（苯乙哌啶）	哌替啶同类物，对肠道运动的影响类似阿片类	急、慢性功能性腹泻	轻而少见，大剂量（40～60mg）长期服用可产生成瘾性，一般剂量则少见

药物	作用	应用	不良反应
洛哌丁胺（苯丁哌胺）	除直接抑制肠道蠕动外，还可减少肠壁神经末梢释放乙酰胆碱，减弱肠道蠕动，作用强而迅速	急、慢性腹泻	轻微，少数患者可出现口干，偶见便秘、恶心、眩晕及皮疹等
鞣酸蛋白	在肠中释出鞣酸，能与肠黏膜表面的蛋白质形成沉淀，附着在肠黏膜上，减轻刺激，减少炎性渗出物，起收敛、止泻作用	胃肠炎、非细菌感染性腹泻	
次碳酸铋	同鞣酸蛋白	同上	
药用炭	不溶性粉末，因其颗粒很小，总表面积很大，能吸附大量气体、毒物，起保护、止泻和阻止毒物吸收的作用	同上	

六、利胆药

利胆药的分类

利胆药物分两类：一为促泌一排空。前者天然鹅熊牛，去氢胆碱半合成。后者硫酸镁"缩胆"[1]，均治胆炎胆石症。

注释：[1] 硫酸镁可刺激十二指肠黏膜分泌缩胆囊素。

表 32-15　常用利胆药

药物	作用	应用	不良反应
去氢胆酸	增加胆汁的分泌，使胆汁稀释，促进脂肪的消化吸收	胆囊及胆管功能失调，胆汁淤滞，阻止胆道逆行性感染，也可用于排出胆结石	胆道完全梗阻及严重肝肾功能减退者禁用
熊去氧胆酸	减少普通胆酸和胆固醇吸收，抑制胆固醇合成与分泌	胆固醇性胆结石，对胆色素结石、混合性结石无效；胆囊炎、胆管炎	常见腹泻，胆道完全梗阻及严重肝肾功能减退者禁用

续表

药物	作用	应用	不良反应
鹅去氧胆酸	抑制羟基-甲基戊二酰辅酶A还原酶（HMG-CoA还原酶）的活性，减少胆固醇合成及分泌，降低胆固醇含量，促进溶解胆固醇结石，对混合性结石也有一定的作用	结石直径小于2cm、胆囊功能良好的胆石症患者	常有腹泻，约2周后适应自愈。个别有血清转氨酶升高、头晕、恶心等。慢性肝病、溃疡病、肠炎及功能不全者禁用。糖尿病患者禁用。妊娠妇女禁用
硫酸镁（$MgSO_4 \cdot 7H_2O$，硫苦）	口服高浓度硫酸镁或用导管直接注入十二指肠，因反射性引起胆总管括约肌松弛，胆囊收缩，促进胆道小结石排出	胆囊炎，胆石症，十二指肠引流检查	大量口服可引起反射性盆腔充血和失水。月经期、妊娠妇女及老年人慎用
桂美酸	促进胆汁的分泌和排泄，并能松弛胆总管括约肌，有解痉止痛作用，作用显著而持久；能使血中胆固醇分解成胆酸排出而降低胆固醇	胆石症、慢性胆囊炎、胆囊切除手术后综合征、高脂血症和肠道感染的辅助治疗	
牛胆酸钠	刺激肝细胞分泌胆汁，促进脂肪乳化和吸收，辅助脂溶性维生素吸收	长期胆瘘、胆汁丧失的患者，脂肪消化不良和慢性胆囊炎	
茴三硫	促进胆汁、胆酸、胆色素分泌，增加肝的解毒功能	胆囊炎，胆石症，急慢性肝炎，肝硬化	偶发过敏反应，有腹胀、腹泻、皮疹、发热，大剂量长期使用可致甲亢。胆道阻塞者禁用

七、治疗肝性脑病药

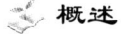
概述

肝性脑病血氨高，治疗原则降血氨。增加支链氨基酸，或促肾脏排血氨。

表 32-16　治疗肝性脑病药

药物	作用机制	不良反应
谷氨酸	与血中过多的氨结合成无毒的谷氨酰胺，在肾经谷氨酰胺酶作用将氨解离由尿排出，可减轻肝性脑病症状	大量口服可引起恶心、呕吐、腹泻，滴注过快可引起流涎，皮肤潮红
精氨酸	参与体内的鸟氨酸循环，促进体内尿素产生和排泄，从而降低血氨	易引起高氯酸血症
乳果糖	在结肠被细菌分解为乳酸和少量醋酸，使结肠内 pH 下降呈酸性，H^+ 与 NH_3 结合成 NH_4^+（铵盐），随粪便排出体外而降低血氨	
14 氨基酸注射液 -800	由较多支链氨基酸（异亮氨酸、亮氨酸等）和较少芳香族氨基酸（苯丙氨酸、酪氨酸和色氨酸）等 14 种氨基酸组成，可纠正血浆支/芳比值的偏低，促进肝性脑病患者的苏醒和恢复	滴注过快可引起恶心、呕吐

第三十三章 子宫平滑肌兴奋药和抑制药

作用于子宫的药物分类

作用子宫药两类：兴奋药和抑制药。

表 33-1 作用于子宫的药物分类

按作用性质分类	按药物性质分类	常用药物
子宫平滑肌兴奋药	性激素 缩宫素 麦角生物碱 前列腺素类	雌激素 缩宫素 麦角新碱、甲基麦角新碱 地诺前列酮（PGE_2）、地诺前列素（$PGF_{2\alpha}$）、硫前列酮、卡前列素
子宫平滑肌抑制药	性激素 β_2肾上腺素受体激动药 钙通道阻滞药 硫酸镁 前列腺素合成酶抑制药	孕激素 利托君、硫酸沙丁胺醇 硝苯地平 硫酸镁 吲哚美辛

一、子宫平滑肌兴奋药

子宫平滑肌兴奋药分类

子宫兴奋药三类，缩宫前列素麦角。缩宫又名催产素，产后出血催引好。
麦角缩宫强而久，用于宫血复原早。

表 33-2 子宫兴奋药作用比较

药物	药理作用	临床应用	不良反应
缩宫素	①兴奋子宫：直接兴奋子宫平滑肌，加强其收缩 ②促进排乳：使乳腺泡肌上皮收缩 ③松弛血管平滑肌	催产、引产（2～5U），产后止血（5～10U）	催产及引产时剂量过大可致胎儿窒息或子宫破裂
垂体后叶素（含缩宫素和加压素等）	含缩宫素（10U）和加压素（10U） ①对子宫作用类似缩宫素 ②有抗利尿作用	催产及引产，肺出血的止血，尿崩症的治疗	面色苍白、心悸、胸闷、恶心、腹痛、过敏反应
前列腺素 PGE_2、$PGF_{2\alpha}$	对妊娠各期子宫肌有兴奋作用	催产、引产，抗早孕	恶心、呕吐、腹痛
麦角生物碱（麦角胺、麦角新碱）	①兴奋子宫：对临产、新产子宫肌敏感，对子宫体、颈作用无差别 ②收缩血管、止血	治疗子宫出血，产后子宫复原，治疗偏头痛，中枢抑制作用	麦角新碱可致呕吐、血压升高、过敏反应，禁用于催产、引产

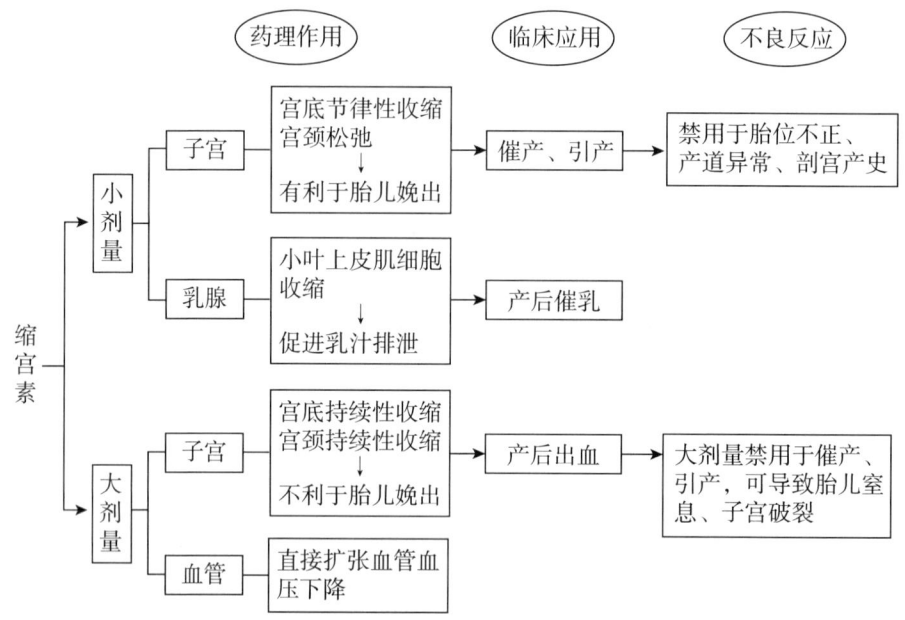

图 33-1　缩宫素的药理作用、临床应用和不良反应

缩宫素作用于缩宫素受体，通过 PLC-IP$_3$-Ca^{2+} 信号转导途径发挥药理作用（PLC 为磷脂酶 C，IP$_3$ 为三磷酸肌醇）

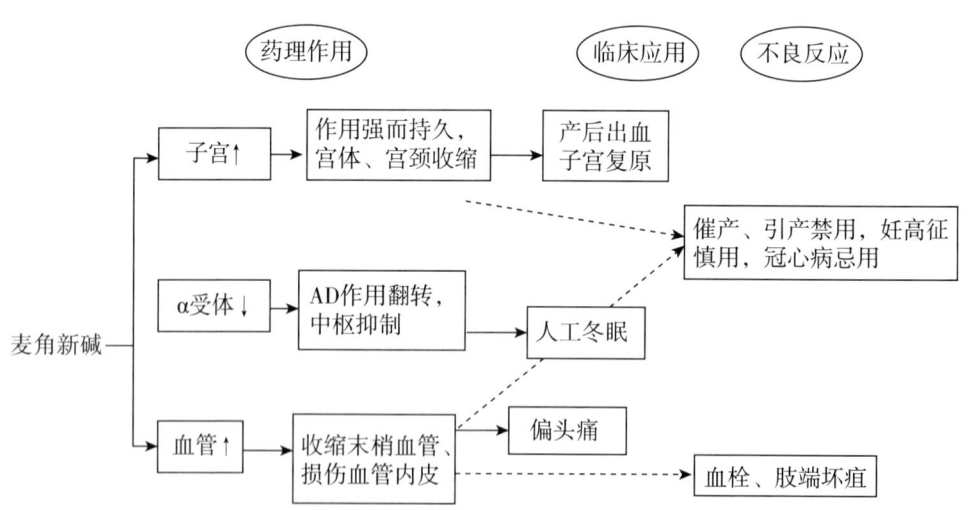

图 33-2　麦角新碱的药理作用、临床应用和不良反应

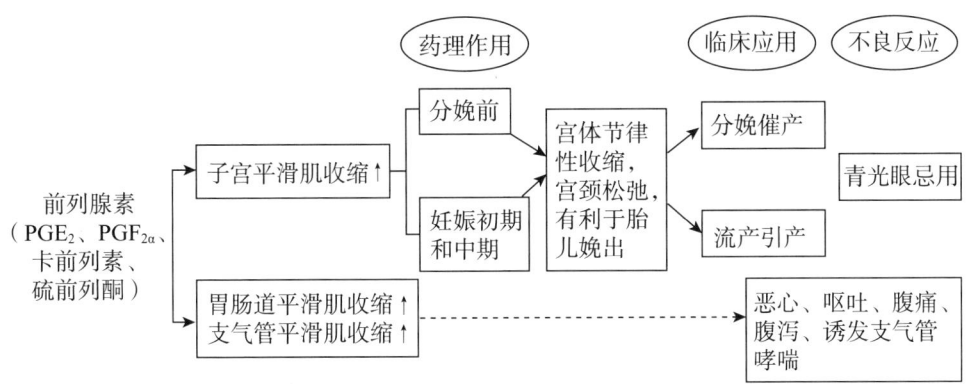

图 33-3 前列腺素对子宫平滑肌的作用、临床应用和不良反应

PGE_2 为前列腺素 E_2，$PGF_{2\alpha}$ 为地诺前列素，卡前列素为 15-Me-$PGF_{2\alpha}$，硫前列酮为 sulprostone。

二、子宫平滑肌抑制药

概述

抑制子宫平滑肌，预防早产安胎宜。

表 33-3 常用子宫平滑肌抑制药

药物	作用机制	应用	备注
利托君	兴奋 β_2 受体	防治早产	不良反应较严重，可致心率加快，收缩压升高，血红蛋白降低，个别患者可出现肺水肿，甚至有生命危险
特布他林	兴奋 β_2 受体	防治早产	
沙丁胺醇	兴奋 β_2 受体	防治早产	
海索那林	兴奋 β_2 受体	防治早产	
硫酸镁	拮抗 Ca^{2+}，降低子宫对缩宫素的敏感性	防治早产、妊娠高血压综合征及子痫发作	对禁用 β_2 受体激动药的产妇，可用本药治疗
硝苯地平	阻滞 Ca^{2+} 内流	防治早产	
吲哚美辛	抑制前列腺素合成酶	仅在 β_2 受体激动药和硫酸镁使用无效或受限时	慎用，限用于妊娠34周之内的孕妇

第三十四章 性激素类药及避孕药

一、雌激素类药

概述

天然主要雌二醇，临床用己烯雌酚，促女发育与成熟，用于宫血更年征。
退乳痤疮癌避孕，注意呕吐与水肿。

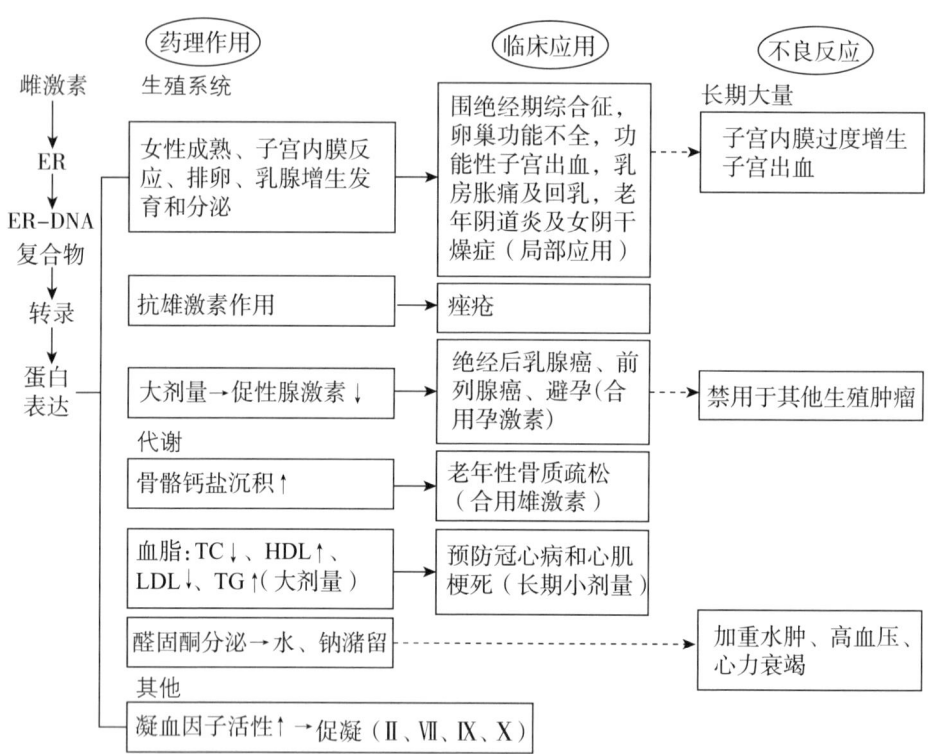

图 34-1 雌激素类药的药理作用、临床应用和不良反应
ER，雌激素受体；TC，血清总胆固醇；HDL，高密度脂蛋白；LDL，低密度脂蛋白；TG，三酰甘油

表 34-1 雌激素类药及雌激素拮抗药

分类	生理及药理作用	临床应用	不良反应
雌激素类药	促进未成年女性性器官的发育和成熟，在孕激素协同下形成月经周期，抑制排卵，升高血压，促进血液凝固	绝经期综合征，卵巢功能不全和闭经，功能性子宫出血，乳房胀痛及退乳，青春期痤疮，晚期乳腺癌，前列腺癌	常见厌食、恶心、呕吐及头晕，引起子宫出血，大量应用引起水钠潴留可致水肿

续表

分类	生理及药理作用	临床应用	不良反应
雌激素拮抗药	有较弱的雌激素活性和中等程度的抗雌激素作用，促进腺垂体分泌促性腺激素，诱发排卵	功能性不孕症，功能性子宫出血，月经不调，晚期乳腺癌及长期应用避孕药后发生的闭经等	长期大剂量应用可引起卵巢肥大。卵巢囊肿者禁用

表 34-2 人工合成雌激素类药物作用特点

	化学结构	给药途径	作用特点	主要途径
己烯雌酚	非甾体	口服	中效	与雌二醇相同
炔雌醇	甾体	口服	高效、长效	女性避孕
尼尔雌醇	甾体	口服	高效、长效	更年期综合征
炔雌醚	甾体	口服	高效、长效	女性避孕
氯烯雌醚	甾体	口服	弱效	更年期综合征

二、孕激素类药

概述

天然主要黄体酮，临床常用人工品，保胎利尿增乳腺，用于宫血癌痛经，黄体酮可治流产，偶见呕吐头腹痛。

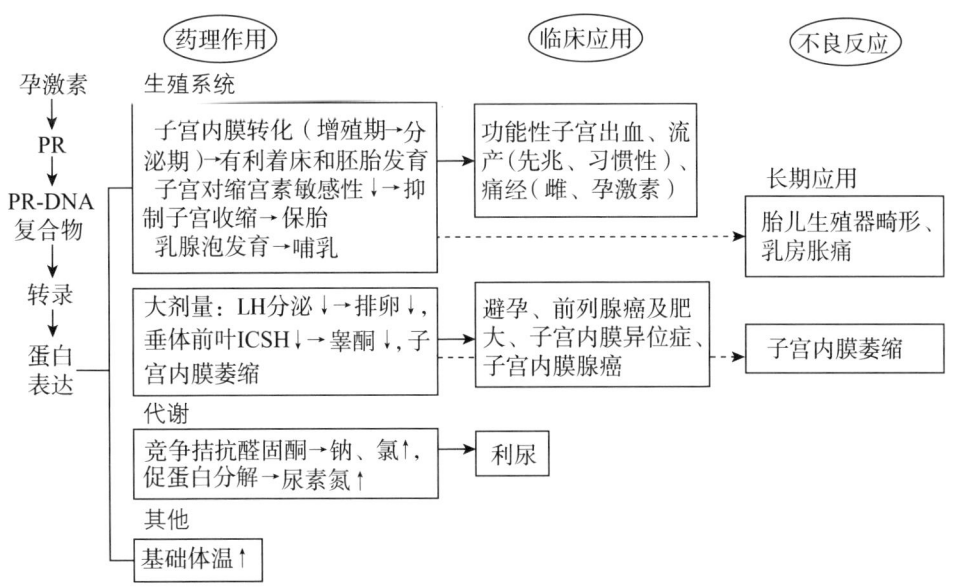

图 34-2 孕激素类药的药理作用、临床应用和不良反应
PR，孕激素受体；ICSH，间质细胞刺激激素；LH，黄体生成素

表 34-3 孕激素药物作用的比较

药物	作用时间（d）	雌激素作用	雄激素作用	抗雌激素作用	抗雄激素作用	同化作用
黄体酮	1	-	-	+	-	-
己酸孕酮	8～14	微	微	-	-	-
甲羟孕酮	冲剂 1～3 注射剂 4～12 周	-	+	+	-	-
甲地孕酮	1～3	-	+	+	+	-
炔诺酮	1～3	±	+	+	-	+
18-炔诺孕酮	1～3	-	+	+	-	+

表 34-4 雌激素与孕激素类药物的比较

	雌激素类药	孕激素类药
天然类、人工合成品	雌二醇（E_2），己烯雌酚	黄体酮（孕酮）、甲羟孕酮（安宫黄体酮）、炔诺酮
作用	促进女性的发育和成熟，维持第二性征，抑制排卵，升高高密度脂蛋白（HDL），降低糖耐量	促使子宫内膜增厚，有利保胎，利尿，促进乳腺发育，为哺乳做好准备，同时抑制排卵，轻度升高体温
用途	功能性子宫出血，更年期综合征，退乳及乳房胀痛，青春期痤疮，晚期乳腺癌、前列腺癌，避孕	功能性子宫出血，痛经，先兆流产和习惯性流产，子宫内膜异位症，子宫内膜腺癌、前列腺癌，避孕
不良反应	恶心、呕吐、厌食，大剂量雌激素可引起水、钠潴留而导致水肿	恶心、呕吐、头痛、腹痛等

三、雄激素类药

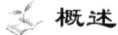 概述

天然主要为睾酮，临床常用睾甲丙，促男发育第二征，刺激造血同化增。治疗宫血性功低，再障乳癌查肝功。

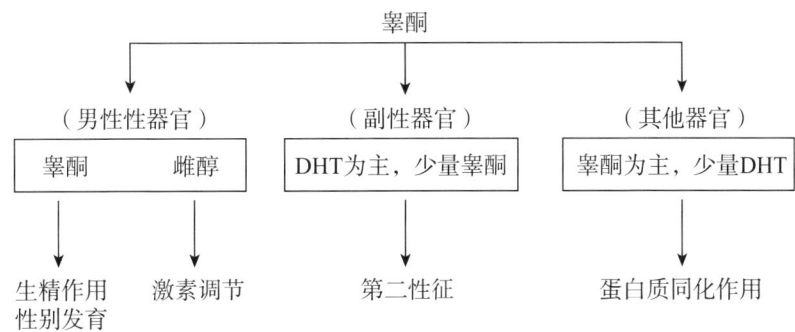

图 34-3 雄激素的作用
DHT,氢睾酮

表 34-5 雄激素类药和同化激素类药

分类	生理及药理作用	临床应用	不良反应
雄激素类药	促进男性性器官及副性器官的发育和成熟,促进男性第二性征形成,促进精子的生成及成熟,同化作用,促进骨髓造血	睾丸功能不全,功能性子宫出血,晚期乳腺癌,贫血,虚弱	女性患者长期应用可引起女性男性化,男性患者可发生性欲亢进,也可出现女性化
同化激素类药		吸收不良,以及蛋白质分解亢进或损失过度的患者	长期应用可引起水、钠潴留,女性患者男性化,偶可见胆汁淤积性黄疸

四、避孕药

避孕药的种类

多为女用男用少,临床常用四类药,抑制排卵长短效,探亲避孕抗着床,男性减精用棉酚,孟苯醇醚外用好。

表 34-6 避孕药的种类及作用

分类	药理作用	作用特点
抑制排卵的避孕药	抑制排卵,抗着床作用,使宫颈黏液黏稠度增加,不利于精子进入子宫	本类药物应用不受月经周期的限制,排卵前、排卵期及排卵后服用,都可影响孕卵着床
抗着床避孕药(探亲避孕药)	使子宫内膜发生各种功能和形态变化,阻碍卵着床	本类药物的应用时间不受月经周期的限制
男性避孕药	棉酚可破坏睾丸细精管的生精上皮,使精子数量减少,直至无精子。停药后可逐渐恢复	因其可引起不可逆性精子发生障碍,限制了棉酚作为常规避孕药使用

续表

分类	药理作用	作用特点
外用避孕药	较强杀精作用,破坏精子的膜结构,使精子失去穿透卵子的能力	杀精剂使用简便,不影响人体内分泌功能,但其避孕失败率高于其他屏障避孕法

注释：避孕药是目前避孕方法中一种安全、有效及使用方便、效果较理想的避孕方法。现有的避孕药大多为女性避孕药，男性用药较少。

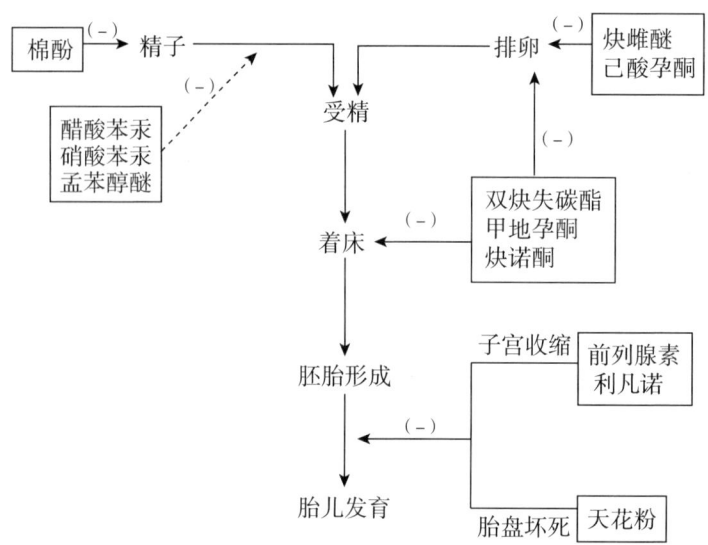

图 34-4　计划生育用药作用部位示意图

(-) 抑制

生殖是一个复杂的生理过程，包括精子和卵子的形成、成熟、排放、受精、着床及胚胎发育等多个环节，阻断其中任何一个环节均可达到避孕或终止妊娠的目的

第三十五章　肾上腺皮质激素类药物

一、糖皮质激素

糖皮质激素的生物学作用

（1）

三大代谢作用强，升糖移脂又分蛋。轻度保钠和排钾，还能促进水排泄。
多个器官受影响，神经兴奋易失眠。胃酸分泌易溃疡，允许作用升血压。
红白小板三增多，调动机体抵抗力，参与应激当主将，生理作用比较强。
抗炎症、抗毒素、抗过敏、抗休克，药理作用大剂量，临床称之为"四抗"。

（2）

保钠排钾高血糖，减少蛋白向心胖。红白小板三增多，淋巴嗜酸却减量。

（3）

降温降淋降嗜酸，升红升白升小板。抗炎抗毒抗免疫，抗休克促微循环。

（4）

肌酐糖原血糖升，负氮平衡脂质增，允许作用免疫抑，抗炎休克抗过敏，
三系增加淋酸减[1]，中枢兴奋退热灵。

注释：[1] 糖皮质激素使红细胞、白细胞和血小板增多，使嗜酸性粒细胞和淋巴细胞减少。

糖皮质激素的种类及特点

氢可内源是短效，地米长效水盐少。抗炎最强血糖高，泼尼松居中情挑。

糖皮质激素的临床应用

严重急性感染用，防治炎症后遗症。过敏自身免疫紊，休克抑制排他性。
再障紫癜与急淋，替代局部皮肤病。

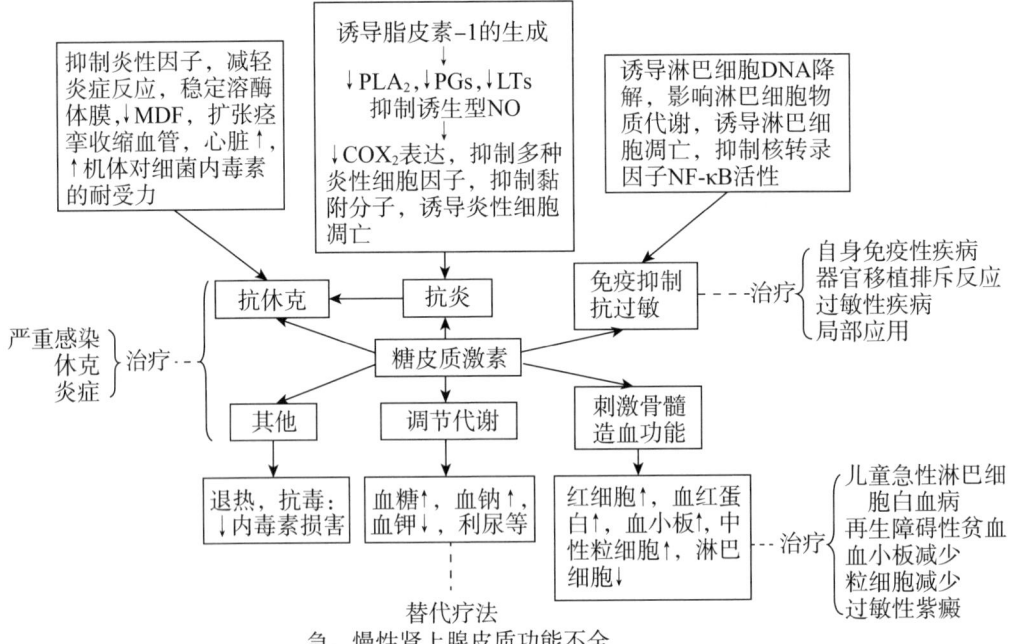

图 35-1 糖皮质激素类药物的作用和临床应用
↑促进或增加，↓抑制或减少
MDF，心肌抑制因子

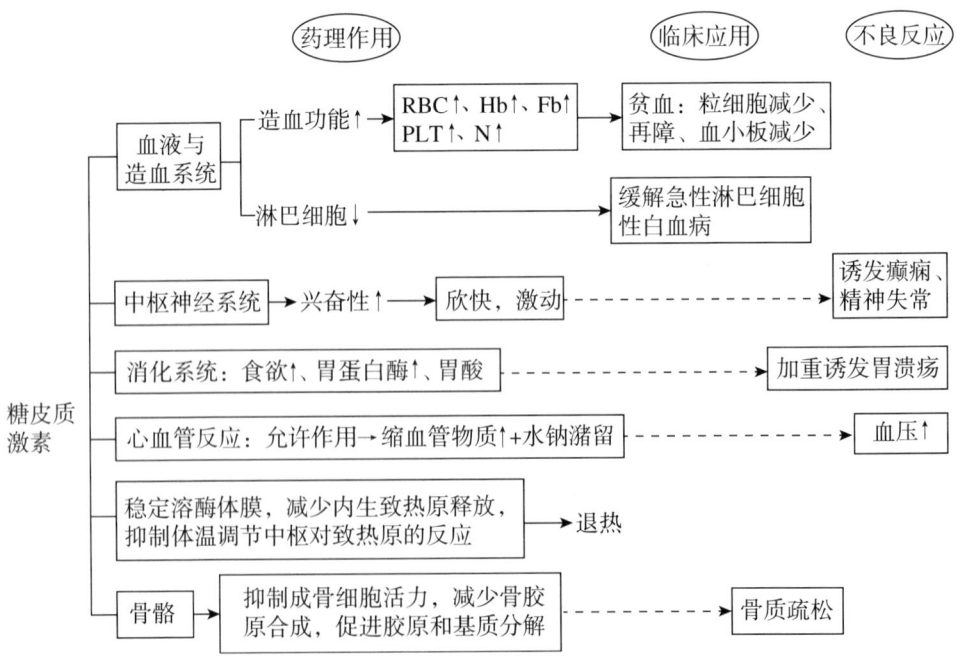

图 35-2 糖皮质激素类药物的其他药理作用、临床应用和不良反应
RBC，红细胞；Hb，血红蛋白；PLT，血小板；Fb，纤维蛋白原；N，中性粒细胞

表 35-1 糖皮质激素的临床应用

用途	疾病举例
严重感染或炎症	
严重急性感冒	中毒性菌痢，暴发型流行性脑膜炎及败血症、结核病的急性期
抗感染治疗及防止某些炎症的后遗症	结核性脑膜炎、脑炎、心包炎、风湿性心瓣膜炎、损伤性关节炎、睾丸炎、烧伤后瘢痕挛缩、角膜炎、视网膜炎、视神经炎
自身免疫性疾病、器官移植排斥反应和过敏性疾病	①自身免疫性疾病：严重风湿热、风湿性心肌炎、风湿性及类风湿关节炎、全身性红斑狼疮、自身免疫性贫血、肾病综合征
	②抗感染治疗及防止某些炎症的后遗症：结核性脑膜炎、脑炎、心包炎、风湿性心瓣膜炎、损伤性关节炎、睾丸炎、烧伤后瘢痕挛缩、角膜炎、视网膜炎、视神经炎
	③器官移植排斥反应：用于异体器官移植术后
抗休克治疗	作为各种休克的综合治疗措施之一
血液病	急性淋巴细胞白血病、再生障碍性贫血、粒细胞减少症、血小板减少症、过敏性紫癜
局部用药	湿疹、接触性皮炎、牛皮癣、肛门瘙痒等
替代治疗	肾上腺全切除术后、急慢性皮质功能减退等

糖皮质激素的不良反应

（1）

长期应用反应多，诱发溃疡感染扩。库欣癫痫精神异，骨质疏松重骨折。
血脂血压都升高，停药反跳肾腺缩。

（2）

感染扩散诱溃疡，亢奋骨疏尿有糖，低钾潴钠高血压，脸胖肌瘦长痤疮。
久用渐停避反应，不良反应要谨防。

表 35-2 糖皮质激素的不良反应及禁忌证

不良反应	禁忌证	说明
类肾上腺皮质功能亢进症	严重高血压、糖尿病、骨质疏松等禁用	长期大量应用糖皮质激素的结果
类肾上腺皮质功能减退症	长期用药不能突然停药	长期用药，通过负反馈抑制下丘脑-垂体-肾上腺皮质系统的功能
诱发或加重感染	药物不能控制的感染禁用	糖皮质激素抑制免疫
诱发或加重溃疡病，影响伤口愈合	活动性溃疡病、创伤修复期禁用	糖皮质激素抑制蛋白质合成，促进蛋白质分解，抑制肉芽组织增生，刺激胃酸分泌

不良反应	禁忌证	说明
影响儿童生长，致畸胎	孕妇禁用	
中枢兴奋	严重精神病、癫痫禁用	糖皮质激素兴奋中枢神经系统
反跳现象	长期用药不能突然停药	长期用药，肾上腺皮质功能减退，突然停药将会使病情突然加重

二、盐皮质激素

盐皮质激素的种类及功能

盐皮质素有两种，去氧皮质醛固酮。水电平衡能维持，保钠排钾是特征。
治疗艾迪生氏病，常与氢考替代用。

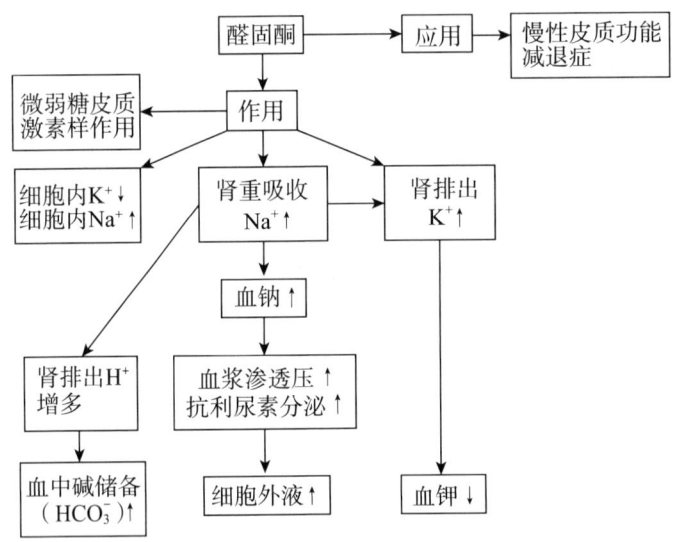

图 35-3 醛固酮的作用和临床应用

三、皮质激素抑制药

皮质激素抑制药的种类

皮质激素抑制药，临床应用有多种：螺内酯利尿排出，氨鲁米特抑库欣。

表 35-3　皮质激素抑制药

药物	作用	用途
螺内酯	结构和醛固酮相似，与醛固酮受体结合，阻止醛固酮发挥作用	保钾性利尿
米托坦	选择性作用于肾上腺皮质束状带、网状带细胞，使其萎缩、坏死	治疗肾上腺皮质癌
美替拉酮	抑制糖皮质激素的生物合成，降低其在血浆中的水平	治疗肾上腺皮质肿瘤，垂体释放ACTH功能试验
氨鲁米特	抑制糖、盐皮质激素的合成	治疗由垂体所致ACTH过度分泌诱发的库欣综合征
酮康唑	阻断真菌类固酮的合成	治疗库欣综合征和前列腺癌，抗真菌

第三十六章 甲状腺激素、抗甲状腺药及调节钙磷代谢的激素

一、甲状腺激素

甲状腺激素的合成与分泌

碘和蛋白是原料,滤泡细胞内合成。钠碘转运体摄碘,过氧化酶活化碘。
碘化缩合生激素,储存甲状滤泡中。TSH 作用下,激素分泌进血液。

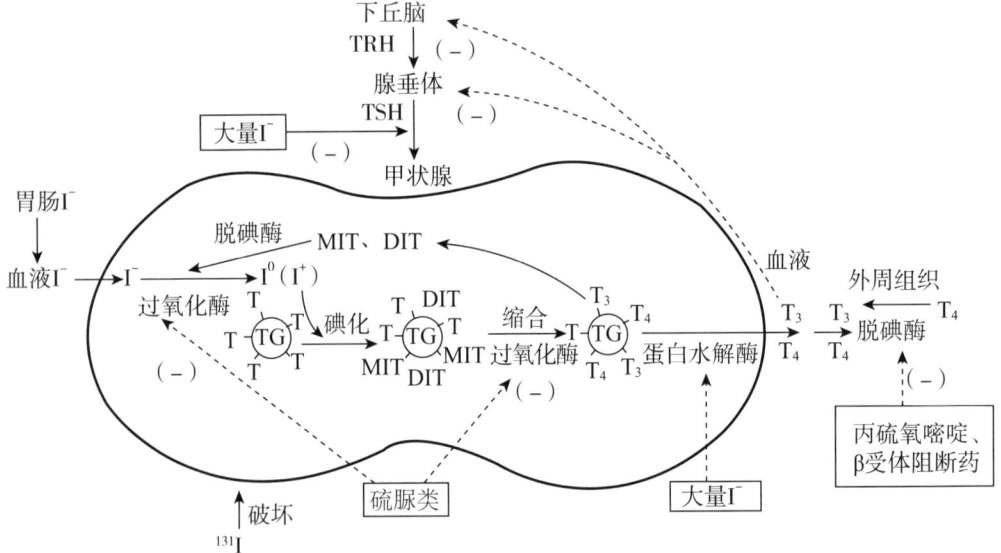

图 36-1 甲状腺激素合成、分泌调节和抗甲状腺药物作用环节
TG,甲状腺球蛋白;T,酪氨酸;MIT,一碘酪氨酸;DIT,二碘酪氨酸;T_4,四碘甲腺原氨酸;T_3,三碘甲腺原氨酸

甲状腺激素的生物学作用

促进代谢食欲佳,促解蛋白糖脂肪。刺激机体产热多,基础代谢率升高。
神经兴奋促生长,神经发育早完善。

甲状腺激素的作用和临床应用

甲腺激素含 T_3T_4,生长发育赖维持。交感肾系反应提,主治甲肿甲功低。
成人儿童终生替,过量反致甲亢进。

表 36-1　甲状腺激素的作用和临床应用

项目	内容
生理作用	①促进幼年动物和人类的生长发育，增强基础代谢率和氧耗量 ②对蛋白质、糖、脂肪代谢及生长发育具有特殊效应，并与其他激素相互作用 ③有助于生殖，保持心肌、胃肠造血系统等正常功能
药理作用	①促进生长发育、新陈代谢和物质氧化，提高物质代谢率和增加氧耗 ②促进蛋白质合成和骨骼及中枢神经系统的生长发育 ③提高机体对儿茶酚胺的敏感性
临床应用	①呆小病：幼婴呆小病若早诊治，可发育正常 ②黏液性水肿：昏迷者应紧急处理，立即静脉滴注大量 T_3（40～120μg），并每隔 6 小时注射 5～15μg，待清醒后改为口服。垂体功能降低的患者宜先用皮质激素，再给予甲状腺素 ③治疗单纯性甲状腺肿 ④用于 T_3 抑制试验做鉴别诊断

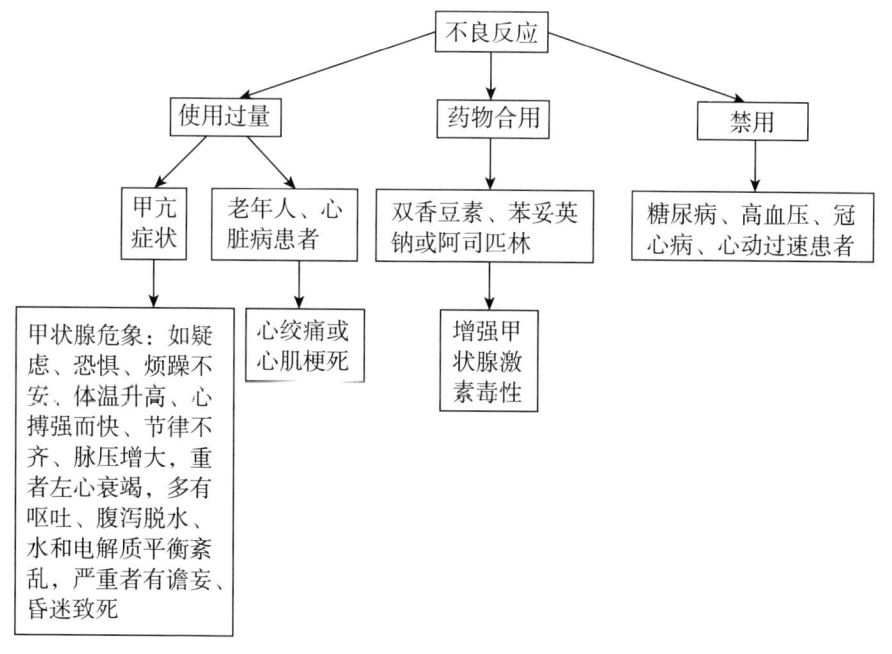

图 36-2　甲状腺激素制剂的不良反应

二、抗甲状腺药

抗甲状腺药的分类

抗甲状腺药四类，甲腺合成可受抑，或抑甲腺之分泌，治疗甲亢显效力。

表 36-2 抗甲状腺药

分类及代表药	药理作用	临床应用	主要不良反应
硫脲药（甲硫氧嘧啶、丙硫氧嘧啶）	抑制甲状腺激素的合成，抑制外围组织 T_4 转化为 T_3，抑制免疫作用	甲亢的内科治疗，甲状腺手术前准备，甲状腺危象的治疗	皮肤过敏反应，消化道反应，粒细胞缺乏，甲状腺及甲状腺功能减退
碘及碘化物（卢戈液）	小剂量碘是合成甲状腺激素的原料，大剂量碘有抗甲状腺作用	用于预防单纯性甲状腺肿，用于甲状腺术前准备及治疗甲状腺危象	咽喉不适等，过敏反应，诱发甲状腺功能紊乱
β受体阻断药（普萘洛尔等）	阻断β受体，减少甲状腺素的分泌，改善甲亢所致的心率加快、心收缩力增强的症状	辅助治疗甲亢、甲状腺危象，甲状腺术前准备	心血管反应，诱发或加剧支气管炎
放射性碘	γ、β射线损伤甲状腺，γ射线可在体外测得	用于治疗甲亢，用于甲状腺摄碘功能检查	剂量过大容易导致甲状腺功能低下

硫脲类

硫脲四药最常用，硫氧嘧啶甲与丙，甲巯咪唑卡比马，抑制甲状腺合成，用于甲亢并危象，注意过敏粒乏症。

表 36-3 硫脲类甲状腺药的不良反应

不良反应	常见症状及其他
过敏反应	皮肤瘙痒、药疹，少数伴有发热
消化道反应	厌食、呕吐、腹痛等，罕见黄疸性肝炎
粒细胞缺乏症	最严重的不良反应，发病率 0.3%～0.6%
甲状腺肿及甲状腺功能减退	及时发现异常并停药可恢复

放射性碘

放射性碘两射线，主要β而α少见。前者射程 2 毫米，简便安全疗效显。用于甲亢诊与治，剂量过大走反面。

表 36-4 碘和放射性碘的作用、临床应用及不良反应

药物	作用特点	作用机制	临床应用	不良反应
碘及碘化物（复方碘溶液）	作用快而强，1~2天起效，10~15天达最大效应，长期应用可对抑制出现逸脱，使甲亢复发	①抑制甲状腺激素释放 ②抑制TSH释放 ③抑制甲状腺激素合成	小剂量防治单纯甲状腺肿，大剂量用于甲状腺功能亢进症的手术前准备，大剂量甲状腺危象的治疗	血管神经性水肿等碘过敏症状，诱发甲状腺功能紊乱，哺乳妇女和孕妇慎用
放射性碘（^{131}I）	作用慢，1个月见效，3~4个月甲状腺功能恢复正常	利用β射线射程短，仅限于甲状腺内，破坏甲状腺实质。10%的γ射线可在体外测得，故作为甲状腺摄碘功能的测定依据	用于不宜手术或手术后复发者，用硫脲类无效或过敏者，示踪量诊断甲状腺的功能	易产生甲状腺功能低下。20岁以下的患者禁用，可导致生殖细胞突变和细胞减少

注释：TG，甲状腺球蛋白；GSH，还原性谷胱甘肽；GSSG，氧化性谷胱甘肽；NADPH，辅酶Ⅱ。

三、调节钙磷代谢的激素

甲状旁腺素与降钙素

甲旁溶骨升血钙，肠肾吸钙把磷排。降钙素则相对抗，促进成骨降血钙。

盖三淳 [1.25-(OH)$_2$-D$_3$]

作用小肠以及肾，促进吸收钙和磷。调节成骨与溶骨，升高血磷和血钙。

甲状旁腺素、降钙素和盖三淳对钙磷代谢的影响

钙磷代谢药三种，保钙排磷甲旁素，保钙保磷盖三醇，排钙排磷降钙素。

表 36-5 常用调节血钙浓度药物的作用特点

药物	作用	用途	不良反应
双氢速甾醇（盖三醇）	升高血浆钙，弱抗佝偻活性	甲状旁腺功能低下，低血钙，自发性/手术后手足抽搐	高钙血症
降钙素	抑制破骨细胞吸收，抑制肾小管对钙磷重吸收，抑制肠道钙转运，有镇痛作用	畸形性骨炎，高血钙症，绝经期骨质疏松，骨生成缺陷	恶心、面潮红、皮疹、口异味、腹痛、尿频、抽搐等

续表

药物	作用	用途	不良反应
甲状旁腺素	促进肾重吸收钙和排泄磷，促进骨吸收和释放 Ca^{2+}，促进骨化三醇骨钙入血以及 $1,25(OH)_2-D_3$ 合成	急性甲状旁腺功能低下	过量时可引起血钙升高、肾和血管骨化，以及过敏反应

治疗骨质疏松症的药物

双膦酸盐类药物，抑制破骨促成骨。还有激素和钙剂，调节血钙建奇功。

表 36-6　常用治疗骨质疏松症的药物

药物	作用与用途		不良反应
双膦酸盐类	抑制破骨细胞增殖、分化、募集、促凋亡，增加成骨细胞活性，治疗骨质疏松症，同服		
依替膦酸钠	钙剂、维生素D，变形性骨炎，癌症患者高钙血症		恶心、胃痛腹泻、骨痛
帕米膦酸	抑制骨吸收的浓度下不抑制磷酸钙形成，用于恶性肿瘤患者高钙血症		发热、低血钙、GPT、GOT ↑
唑来膦酸	癌症晚期患者高钙血症		血小板↓、肌酐↑、发热、血细胞↓、低钙血症
雌激素类	骨质量↑，骨吸收↓	预防替补	胃肠道症状，体重↑阴道出血
碳酸钙	减缓骨质，抗酸	↓绝经期补钙	嗳气、胃酸↑、便秘

注释：GPT，谷丙转氨酶；GOT，谷草转氨酶；↑表示增加，↓表示减少

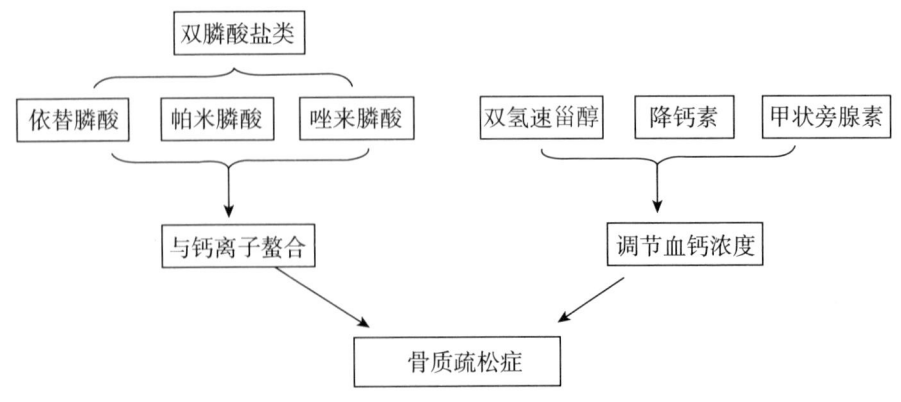

图 36-3　影响骨质疏松的药物及其作用

第三十七章　胰岛素及其他降血糖药

一、胰岛素

🔖 胰岛素的生物学作用

胰岛素，降血糖，促钾入胞血钾降。加强氧化促合成，提高蛋白升脂肪。

表 37-1　胰岛素对组织代谢的作用

代谢作用	肝细胞	脂肪细胞	肌肉
糖	糖原异生↓ 糖原分解↓ 糖酵解↑ 糖原合成↑	葡萄糖摄取↑ 甘油合成↑	葡萄糖摄取↑ 糖酵解↑ 糖原合成↑
脂肪	脂肪合成↑	三酰甘油合成↑ 脂肪酸合成↑	
蛋白质	蛋白质分解↓		氨基酸摄取↑ 蛋白质合成↑

注释：↑表示促进作用，↓表示抑制作用。

🔖 胰岛素分泌不足时的代谢障碍

胰岛素若分泌少，糖的利用有障碍。血糖不易进细胞，能量不足感饥饿。
患者总是想进食，血糖超过肾糖阈。随尿排出能利尿，脱水口渴又多饮。
组织蛋白分解多，体重不断会减轻。脂肪动员酮体生，酮症易致酸中毒。

🔖 胰岛素的作用和用途

常用制剂有数种，促进糖原脂合成。主治1型糖尿病，各型糖尿亦适应。

🔖 胰岛素的不良反应

过敏反应较轻微，过量可致低血糖。脂肪萎缩注射处，少数胰岛素抵抗。

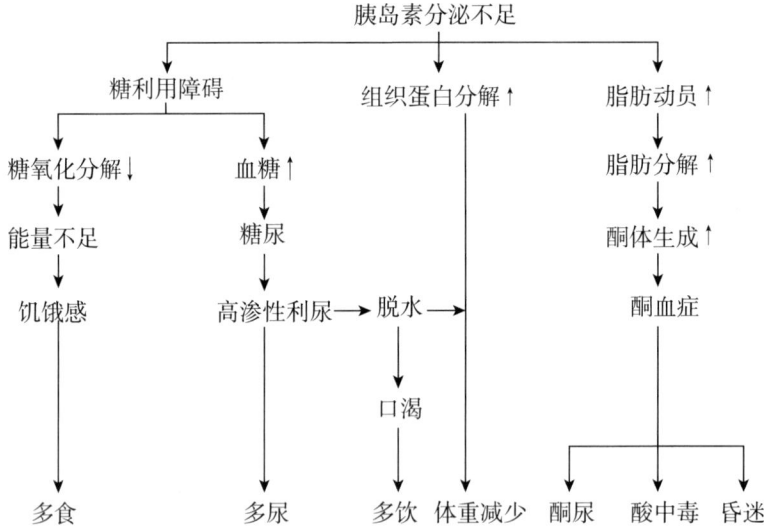

图 37-1 胰岛素分泌不足时的代谢障碍

如果胰岛素长期分泌不足，或机体组织细胞对胰岛素的敏感性降低，机体的代谢活动将会发生严重障碍

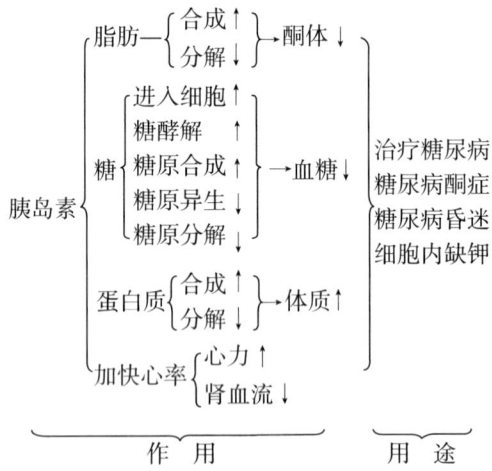

图 37-2 胰岛素的作用和用途

↑增加，↓减少

表 37-2 胰岛素的不良反应

不良反应	说明
低血糖症	胰岛素过量所致,早期表现为饥饿感、出汗、焦虑、震颤等症状,严重者可引起昏迷、休克及脑损伤,甚至死亡
过敏反应	一般反应轻微
胰岛素抵抗	急性抵抗多因并发感染、创伤、手术等疾病所致
脂肪萎缩	见于注射部位

二、口服降血糖药

口服降血糖药种类

磺脲双胍阿波糖,餐时调节与增敏。磺脲三代胍更新,餐后降糖抑酶用。

瑞格列奈仿生理,噻唑烷酮保功能[1]。

注释:[1] 噻唑烷酮类化合物包括罗格列酮、吡格列酮等,是一类新型胰岛素增敏剂,能改善胰岛 β 细胞功能,显著改善胰岛素抵抗及代谢紊乱,对 2 型糖尿病及其心血管并发症均有疗效。

表 37-3 各类口服降血糖药的作用机制及主要药物举例

分类	降血糖的作用	药物举例
磺酰脲类促胰岛素分泌药	通过关闭 ATP 敏感的钾通道,促进胰岛 β 细胞分泌胰岛素	甲苯磺丁脲、格列本脲、格列齐特
非磺酰脲类促胰岛素分泌药	同上	瑞格列奈、那格列奈
双胍类	通过活化 AMPK,抑制肝内糖异生,使肝葡萄糖减少;增加肌肉对葡糖糖摄取,促进脂肪酸氧化,增强肌肉和脂肪组织对胰岛素的敏感性	二甲双胍
α-葡萄糖苷酶抑制药	抑制小肠黏膜上皮细胞刷状缘的 α-葡萄糖苷酶,阻止 1,4-糖苷键水解,减缓多糖和蔗糖分解为葡萄糖的速度,延缓糖的吸收,使餐后血糖降低	阿卡波糖
胰岛素增敏药	激活 PPAR-γ,增加肌肉及脂肪组织对胰岛素的敏感性,同时减少肝葡萄糖的生成	罗格列酮、吡格列酮

注释:AMPK,AMP 依赖的蛋白激酶;PPAR-γ,过氧化物酶增殖体受体-γ。

磺酰脲类

饭前齐特后本脲,降糖抗凝抗利尿。机制刺激 β 释放,胞内游离钙增高。

用于 2 型功能存,注意消化白细胞。

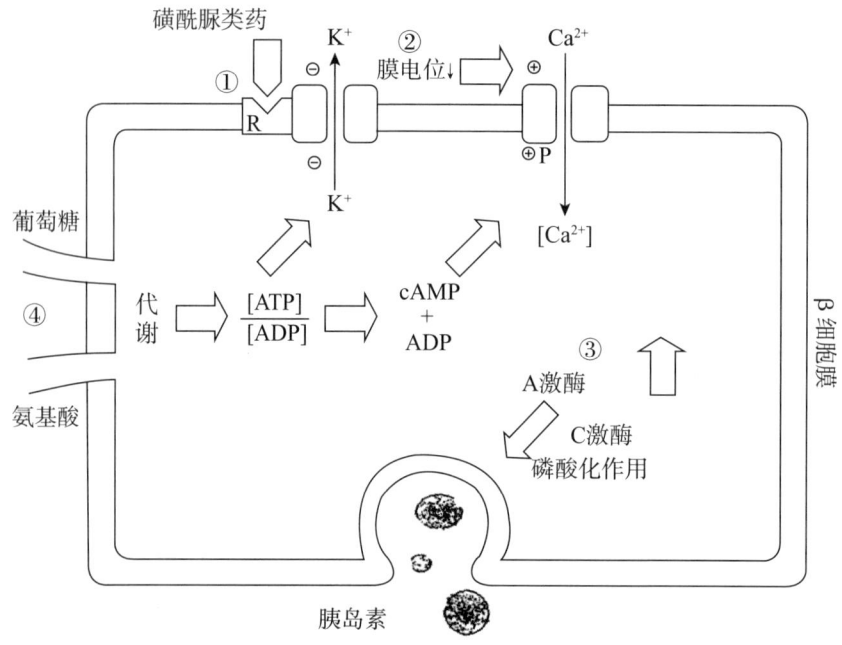

图 37-3　磺酰脲类药物的作用机制示意图

①药物与受体结合抑制 ATP 敏感的 K^+ 通道，减少 K^+ 外流；②降低膜电位，开启电压依赖 Ca^{2+} 通道，使胞内 Ca^{2+} 增加；③激活 A 激酶和 C 激酶，促进磷酸化作用，引起胰岛素分泌；④体内葡萄糖或氨基酸转运入细胞内，经代谢使 ATP/ADP 比例增加。同样可抑制 ATP 敏感 K^+ 通道，沿上述①、②、③途径引起胰岛素分泌

表 37-4　磺酰脲类药物降血糖的主要作用

作用部位	作用
胰	增加胰岛 β 细胞对葡萄糖的敏感性，提高血浆胰岛素含量
肝	减少肝对胰岛素的摄取和肝糖原输出
肌肉	增加胰岛素，促进葡萄糖摄取
脂肪	促进脂肪合成，减少血中游离脂肪酸

双胍类

双胍降糖常用到，轻症肥胖疗效好。

阿卡波糖

阿卡波糖延糖吸，第一口饭同时吃。

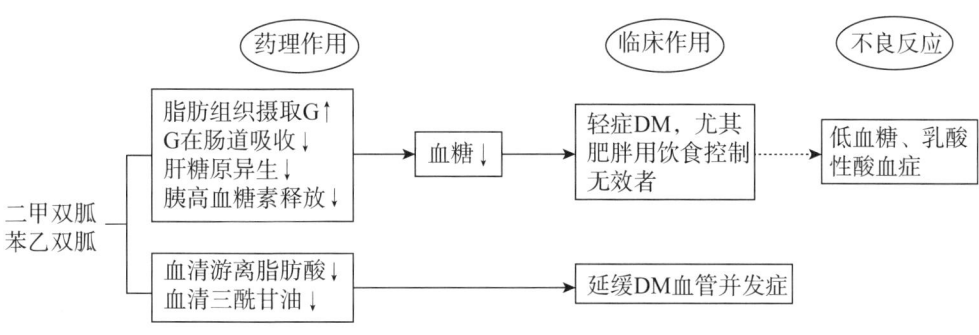

图 37-4　双胍类口服降糖药的药理作用、临床应用和不良反应

↑增多，↓减少
G，葡萄糖；DM，糖尿病

表 37-5　阿卡波糖的药理作用、应用与不良反应

药理作用	临床应用	不良反应
在肠道内可竞争抑制α葡萄糖苷酶，降低多糖和蔗糖分解为葡萄糖，并延缓其在肠道的吸收	用于胰岛素依赖型和非依赖型糖尿病，可与其他口服降血糖药或胰岛素联合应用，有效率约为55%	可引起腹胀、腹痛、腹泻，个别可出现低血糖反应

其他新型降血糖药

其他新型降糖药，临床疗效也不错。

表 37-6　其他新型降血糖药

分类	代表药	作用	用途
以胰高血糖素样肽-1为作用靶点的药物	胰高血糖素样肽-1（GLP-1）	促进胰岛素的合成和分泌，增加胰岛β细胞数量，抑制胰高血糖素分泌，促进生长抑素分泌，抑制食欲与摄食，延缓胃排空	治疗2型糖尿病
	依克那肽	长效GLP-1受体激动剂，抑制二肽基酶Ⅳ活性，保护内源性GLP-1免受该酶降解，使血浆GLP-1水平升高	治疗2型糖尿病
胰淀粉样多肽类似物	醋酸普兰林肽	延缓葡萄糖的吸收，抑制胰高血糖素的分泌，减少肝糖原生成和释放，改善总体血糖控制作用	辅助胰岛素治疗1、2型糖尿病

第三十八章 抗菌药物概论

一、抗菌药物的基本概念

基本概念

抗菌药属化疗族,抗生素与抗菌谱。抑菌药与杀菌药,抗菌活性与浓度。药敏试验有价值,化疗指数可评估。

表 38-1 抗菌药的基本概念

常用名词	定义或概念
化疗药	用于治疗细菌和其他病原微生物、寄生虫以及癌细胞等所致疾病药物的统称。抗菌药物指能抑制或杀灭细菌,用于预防和治疗细菌性感染的药物,包括人工合成抗菌药和抗生素
抗生素	微生物(细菌、真菌、放线菌属)的代谢产物,低浓度时能杀灭或抑制自身以外的其他病原微生物,包括天然抗生素和人工半合成抗生素
抗菌谱	指抗菌药抑制或杀灭病原微生物的范围,包括广谱与窄谱,是临床选药的基础
抑菌药	指仅有抑制微生物生长繁殖而无杀灭作用的药物,如红霉素类
杀菌药	不仅能抑制微生物生长繁殖而且能杀灭之的药物,如青霉素类
抗菌活性与浓度	抗菌活性是指药物抑制或杀灭细菌的能力,可用体外和体内两种试验方法测定。体外药物敏感试验简称药敏试验,对指导临床用药具有重大参考价值。能够抑制培养基内细菌生长的最低浓度,称为最低抑菌浓度(MIC);能够杀灭培养基内细菌的最低浓度,称为最低杀菌浓度(MBC)
药敏试验	指体外抗菌活性,对具体用药有指导意义。但还要注意药物体内抗菌活性
化疗指数	衡量化疗药物临床应用价值和安全性评价的重要参数。可理解为狭义的治疗指数。化疗指数一般可用动物半数致死量(LD_{50})和半数有效量(ED_{50})之比,或 5% 致死量(LD_5)与 95% 有效量(ED_{95})之比来衡量。即一般可用动物实验的 LD_{50}/ED_{50} 或 LD_5/ED_{95} 比值表示

二、抗菌药物重要机制

作用机制

抑制细菌之繁殖,关键环节被打断。抑制合成细胞壁,影响胞膜通透性。叶酸代谢受抑制,细菌核酸难合成。作用核蛋白亚基,抑制蛋白质合成。

```
                          ┌ 抑制胞质内黏肽前体的形成——磷霉素
         ┌ 抑制细胞壁合成 ┤ 抑制胞质膜阶段的黏肽合成——万古霉素
         │                └ 抑制转肽酶、阻碍黏肽形成——青霉素等
         │
         │ 影响胞膜通透性   选择性地与胞膜中的磷脂结合，使膜受损——多黏菌素
         │
抗菌药   │ 抑制叶酸代谢   ┌ 抑制二氢叶酸合成酶——磺胺类
物机制 ──┤                └ 抑制二氢叶酸还原酶——甲氧苄啶
         │
         │                ┌ 与核蛋白体30S亚基结合，阻止肽链延伸——四环素
         │ 抑制蛋白质合成 ┤ 与核蛋白体30S亚基结合，阻碍蛋白质合成的三个阶段——氨基糖苷类
         │                └ 与核蛋白体50S亚基结合，抑制肽酰基转移酶——氯霉素
         │
         │ 抑制核酸合成   ┌ 抑制DNA回旋酶——喹诺酮类
         └                └ 抑制以DNA为模板的RNA多聚酶——利福平
```

图 38-1　抗菌药物的作用机制

三、细菌耐药性

细菌耐药性的种类

细菌耐药性两种：天然固有获得性。固有耐药基因定，获得改变代谢径。

表 38-2　细菌耐药性的种类

种类	说明
固有耐药性（天然耐药性）	由细菌染色体基因决定，代代相传，不会改变
获得性耐药性	细菌与抗生素接触后，由质粒介导，通过改变自身的代谢途径，使其不被抗生素杀灭。此耐药性可因不再接触抗生素而消灭，也可由质粒将抗药性转移给染色体而代代相传，成为固有的耐药性

细菌产生耐药性的方式

细菌产生耐药性，常见方式有五种。

表 38-3　细菌产生耐药性的常见方式

耐药方式	靶点	代表药物
产生灭活酶	①水解酶：β内酰胺酶	青霉素、头孢菌素
	②钝化酶：乙酰化酶、磷酸化酶、腺苷化酶	庆大霉素、链霉素
	③其他酶类：乙酰转移酶、酯酶、核苷转移酶	氯霉素、大环内酯类、林可霉素

续表

耐药方式	靶点	代表药物
靶位结构改变	①核糖体 30S 亚基 P10 蛋白 ② RNA 多糖酶 β 亚基 ③核糖体 50S 亚基 ④青霉素结合蛋白	链霉素 利福霉素 克林霉素、红霉素 青霉素、头孢菌素
细菌外膜通透性改变	通过蛋白的性质和数量改变	β 内酰胺类、喹诺酮类
影响主动流出系统	膜蛋白	β 内酰胺类、喹诺酮类、大环内酯类等
细菌代谢途径改变及其他		磺胺类

四、抗菌药物的合理应用

应用原则

根据细菌与药敏，药物特性要查明。患者情况应知晓，抗菌药物常联用。
防止滥用不合理，配伍注意适应证。

表 38-4 抗菌药物合理应用原则

原则	说明
尽量确定病原菌	尽早分离培养患者的致病菌，进行体外药敏试验，有针对性地选用抗菌药，或根据临床经验选择适当药物进行经验性治疗
按适应证选药	根据抗菌药的抗菌谱、药效学和药动学特点选用抗菌药物，使之进入有效的作用部位并达到有效药物浓度，还要考虑患者的全身状况和肝肾功能的状态
抗菌药物的预防应用范围	风湿性心脏病患儿及常发生链球菌咽炎或风湿热的儿童和成人，流行性脑膜炎发病季节，进入疟疾区的人群，风湿性心脏病、先天性心脏病患者手术前、大手术后等，可选用适宜的抗菌药物预防应用
抗菌药物的联合应用	注意适应证，利用药物的协同作用减少用药剂量，提高疗效，降低药物的毒性和不良反应
防止抗菌药物的不合理使用	病毒感染、原因未明的发热患者一般不用抗菌药物，尽量避免皮肤黏膜的局部应用（有皮肤感染者除外），剂量要适当，疗程要足够
考虑患者的其他因素	患者肾功能减退、肝功能减退、新生儿、儿童、孕妇和哺乳期妇女等，都要谨慎用药

特殊病理情况用药原则

特殊病理情况时，用药更加要慎重。

表 38-5　抗菌药物在特殊病理生理状况患者中应用的基本原则

患者状态	供选择药物	忌（慎）用药物
肾功能减退	①经肝代谢、肝胆排泄的抗菌药物可正常使用：大环内酯类、多西环素、利福平、克林霉素、氯霉素、异烟肼、甲硝唑 ②经肾排泄、肾毒性低的品种减量应用：β-内酰胺类（一代头孢菌素除外）、氟喹诺酮类	经肾排泄、肾毒性大的药物：氨基糖苷类、万古霉素、多黏菌素B、四环素类（除多西环素）
肝功能减退	①经肾排泄药物可正常使用：β-内酰胺类、氨基糖苷类、万古霉素、多黏菌素B、氟喹诺酮类 ②经肝代谢、肝毒性低的药物可减量：红霉素类（酯化剂除外）、林可霉素类、甲硝唑	经肝代谢、肝毒性大的药物：磺胺类、利福平、氯霉素、异烟肼、红霉素酯化剂、四环素类
老年患者	经肾排泄、毒性低的抗菌药：青霉素类、头孢菌素类、减量（1/2～2/3）应用	避免用毒性大的药物：氨基糖苷类、万古霉素等

预防用药

发生某些疾病时，预防用药可采用。

表 38-6　抗菌药物的预防应用

抗菌药物	人群	预防疾病	用药时间
苄星青霉素、普鲁卡因青霉素或红霉素	风湿性心脏病患儿及常发生链球菌咽炎或风湿热的儿童和成人	风湿热	数年，直至病情稳定
磺胺嘧啶	易感人群	流行性脑膜炎	
乙酰嘧啶和磺胺多辛的复方制剂	进入疟疾区的人群	疟疾	进入前2周开始服用，时间不超过3个月
青霉素、阿莫西林、头孢唑啉	风湿性心脏病、先天性心脏病人工瓣膜患者	感染	口腔、上呼吸道、尿道及心脏手术前
青霉素、阿莫西林（克林霉素、甲硝唑）	战伤、复合外伤、闭塞性脉管炎患者截肢手术后	气性坏疽	

联合用药的指征

某些特殊情况时，联合用药有指征。

表 38-7　联合用药的指征

指征	说明
病因未明而又危及生命的严重感染	可采用扩大抗菌谱的经验方法
混合感染	可采用氨基糖苷类或第三代头孢菌素等抗革兰氏阴性菌和甲硝唑等抗厌氧菌药物联合治疗，或用广谱抗菌药亚胺培南等
减缓耐药性的产生	结核病治疗常用二联、三联用药
减少不良反应	联合用药可减少与药物剂量相关的毒性反应
细菌感染所致的脑膜炎或骨髓炎	应采用联合用药

五、常用抗生素

常用抗生素种类

青霉头孢内酰胺，氨苷合成与天然。林可多肽大环酯，广谱氯霉与四环。

杀菌抑菌谱广窄，分类分型应了然。

抗生素
- 青霉素类
  - 窄谱：青霉素G、青霉素V
  - 耐酶：甲氧西林、苯唑西林、氯唑西林
  - 广谱：氨苄西林、阿莫西林
  - 抗铜绿假单胞菌广谱：羧苄西林、哌拉西林
  - 抗G⁻杆菌类：美西林、替莫西林
- 头孢菌素类
  - 第一代：头孢氨苄、头孢唑啉（先锋Ⅴ）
  - 第二代：头孢呋辛、头孢克洛
  - 第三代：头孢哌酮钠（头孢氧哌唑，先锋必）、头孢噻肟
  - 第四代：头孢匹罗、头孢砒肟
- 非典型β-内酰胺类：泰能、头孢西丁
- 氨基糖苷类
  - 天然：链霉素、卡那霉素、庆大霉素、新霉素
  - 半合成：阿米卡星（丁胺卡那霉素）
- 大环内酯类
  - 第一代：红霉素
  - 第二代：克拉霉素、阿奇霉素
- 林可霉素类：林可霉素（洁霉素）、克林霉素
- 多肽类：万古霉素类、多黏菌素类、杆菌肽类
- 广谱类
  - 四环素类：多西环素、米诺环素
  - 氯霉素类：氯霉素、甲砜霉素

图 38-2　常用抗生素分类

第三十九章 β-内酰胺类抗生素

一、β-内酰胺类抗生素的分类、抗菌作用机制和耐药机制

β-内酰胺类抗生素的分类

β-内酰胺类药，青霉头孢其他等。还有此类抑制药，复方制剂亦常用。

表 39-1 β-内酰胺类抗生素的分类

分类	代表药物
青霉素类抗生素	
窄谱青霉素类	青霉素 G、青霉素 V
耐酶青霉素类	甲氧西林、氯唑西林、氟氯西林
广谱青霉素类	氨苄西林、阿莫西林
抗铜绿假单胞菌广谱青霉素类	羧苄西林、哌拉西林
抗革兰氏阴性菌青霉素类	美西林、匹美西林
头孢菌素类	
第一代头孢菌素	头孢拉定、头孢氨苄、头孢噻吩
第二代头孢菌素	头孢呋辛、头孢克洛
第三代头孢菌素	头孢哌酮、头孢噻肟、头孢克肟
第四代头孢菌素	头孢匹罗、头孢吡肟
其他 β-内酰胺类	碳青酶烯类、头霉素类、氧头孢烯类 单环 β-内酰胺类
β-内酰胺酶抑制药	棒酸、舒巴坦类
β-内酰胺类抗生素的复方制剂	优立新等

β-内酰胺类抗生素的作用机制

β-内酰胺类药，破坏菌壁能杀菌。

细菌对 β-内酰胺类产生耐药的机制

细菌产生耐药性，耐药机制有数种。

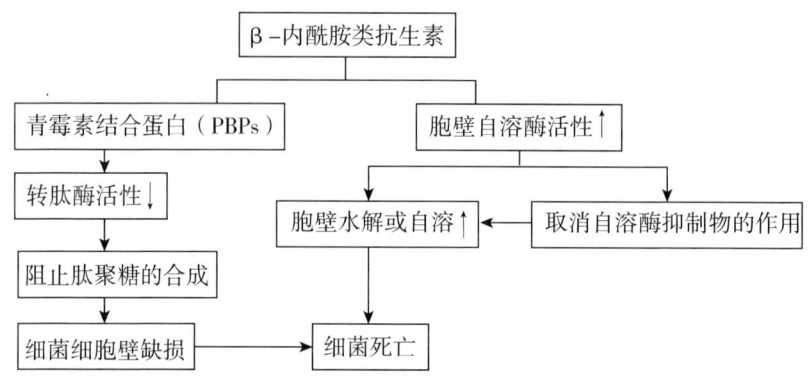

图 39-1　β-内酰胺类抗生素的作用机制

表 39-2　细菌对 β-内酰胺类抗生素产生耐药的机制

耐药机制	说明
产生水解酶	细菌产生各种 β-内酰胺酶使药物结构中的 β-内酰胺环水解而失去抗菌活性
与药物结合	β-内酰胺酶可与某些耐酶 β-内酰胺类抗生素迅速结合，使药物不能到达作用靶位，即青霉素结合蛋白（PBPs）而发挥抗菌作用
改变 PBPs	PBPs 结构改变或合成量增加或产生新的 PBPs，使与 β-内酰胺类抗生素的结合减少，失去抗菌作用
改变菌膜通透性	突变菌株的菌膜上跨膜通道蛋白基因失活，使蛋白表达减少或消失，导致 β-内酰胺类抗生素进入菌内减少而耐药
增强药物外排	细菌通过胞浆膜上的主动外排系统——外排泵将进入菌体内的药物外排，使药物不能在作用部位达到有效浓度，从而形成低水平的非特异性多重耐药
细菌缺乏自溶酶	使 β-内酰胺类抗生素的杀菌作用下降或仅有抑菌作用

二、青霉素类

青霉素概况

（1）

母核两环关活性，特性范围活性定[1]。天然青 G 半合成，两大部分五类型[2]。

耐 G 金葡用新青，广谱抗绿抗革阴。

注释：[1] 青霉素的基本结构是由母核 [6-氨基青霉烷酸（6-APA）] 和侧链（R-C）组成的。母核又由噻唑烷环（A 环）和 β-内酰胺环（B 环）骈合而成，为抗菌活性的重要部分；母核中的 β-内酰胺环对抗菌活性起关键作用。侧链则主要与耐酸、耐酶等药理特性及抗菌谱有关。

[2] 青霉素类分为两大类，除青霉素 G 为主要天然青霉素外，其余均为半合成青霉素。

具体来说，又分为五种类型，即窄谱青霉素类、耐酶青霉素类、广谱青霉素类、抗铜绿假单胞菌广谱青霉素类以及抗革兰氏阴性青霉素类。

（2）

青霉抑壁抗革阳，奈氏螺旋杀菌强。苯唑氯唑耐酸酶，苄星效慢作用长。羧苄哌拉抗绿脓，氨苄阿莫抗菌广。

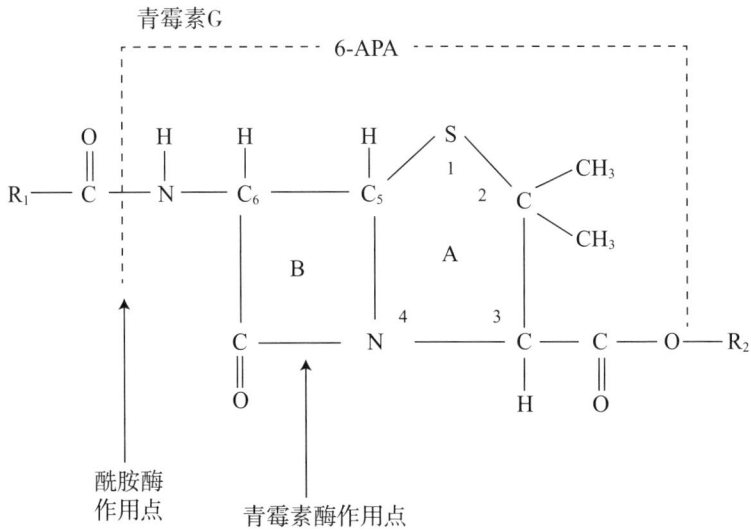

图 39-2　青霉素类的基本机构

青霉素 G

青G窄谱主抗阳，革阴杆弱阳杆强。球菌阴阳皆高效，放线杆菌螺体殃。敏感菌感应首选，变态赫氏反应常。

青霉素 G 的临床应用

流脓咽炎猩红热，白喉扁桃心内膜，肺炎丹毒破伤风，疖痈败血与蜂窝，放线菌病钩体病，淋病梅毒回归热。

苯唑西林

苯唑活性不及G，药理特性耐酸酶，主要用于耐G菌，金葡感染乳腺雁。少数恶心腹胀痛，不良反应较轻微。

广谱青霉素

广谱杀菌不耐酶，氨苄阿莫常伴随。后者肺肠球菌强，沙门幽螺连同记。用于敏感菌感染，金葡铜绿无效力。

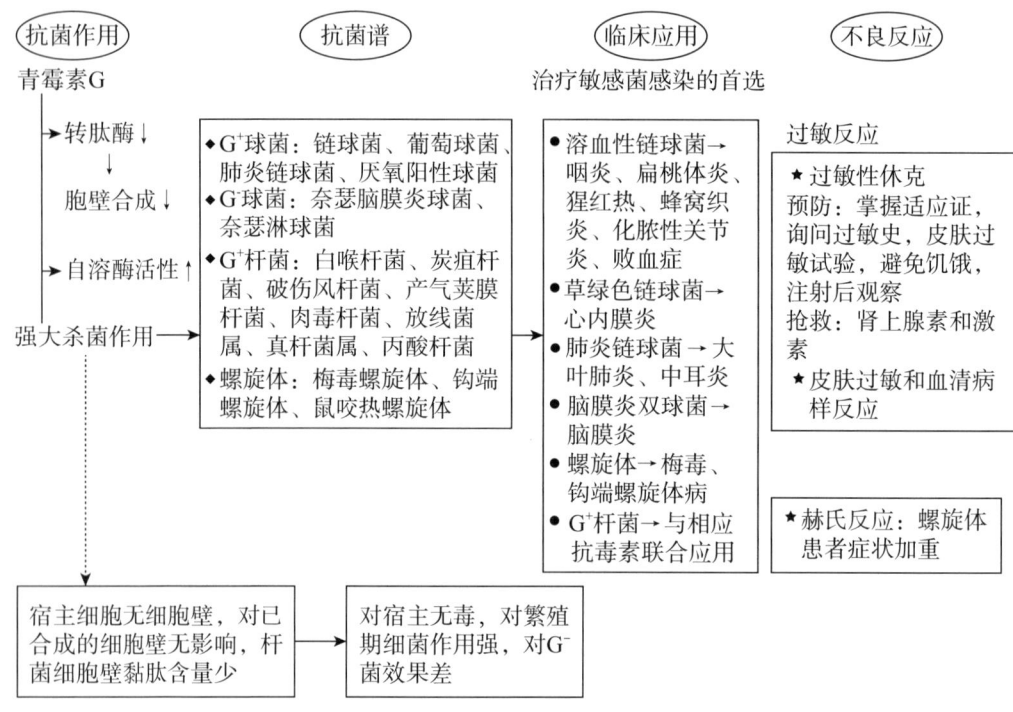

图 39-3 青霉素 G 的抗菌作用、抗菌谱、临床应用和不良反应

表 39-3 半合成青霉素类抗生素的药理作用特点

类别	代表药	口服	耐酶	药理作用特点
耐酸	青霉素 V	+	−	作用弱，只用于轻度感染
耐酶	双氯西林	+	+	耐青霉素酶，用于耐药金黄色葡萄球菌感染治疗
广谱	阿莫西林	+	−	耐酸可口服，不耐酶，抗菌谱广
抗铜绿假单胞菌	替卡西林	−	−	口服吸收差，对铜绿假单胞菌、其他革兰氏阳性杆菌作用强，临床用于铜绿假单胞菌感染治疗
	哌拉西林	−	−	
抗革兰氏阴性细菌	美西林	−	−	口服吸收差，注射给药，对革兰氏阴性菌抗菌谱广，作用强

抗铜绿假单胞菌广谱青霉素类

亦为广谱抗生素，特别针对铜绿单。羧苄哌拉为代表，前者注射不耐酸。后者强于氨羧苄，胃肠反应常腹泻。

防治青霉素过敏性休克的措施

详细询问过敏史，避免滥用局部用。注射前应做皮试，注射药物勿久置。急救药物置手边，发生休克救及时。

表 39-4 青霉素所致过敏性休克的防治措施

防治措施	说明
详细询问过敏史	青霉素过敏者禁用
避免滥用和局部用药	
避免饥饿时注射青霉素	
备好急救药品和设备	不在没有急救药物（肾上腺素等）和急救设备的条件下使用
做皮肤过敏试验	初次使用、用药间隔三天以上或换批号者，必须做皮肤过敏试验
注射液需现配	
密切观察	患者每次用药后需观察30分钟
发生过敏性休克及时抢救	应立即皮下或肌内注射肾上腺素0.5～1.0mg，严重者应稀释后缓慢静脉注射或滴注，必要时加入糖皮质激素及抗组胺药，同时要配合其他急救措施

三、头孢菌素类抗生素

分类及常用药物

（1）

头孢类似青霉素，四代药物应记清：一代先锋巳十八，二代克洛供口服，三代布烯与曲松，四代匹罗与吡肟。

（2）

Ⅰ是噻吩Ⅱ噻啶，Ⅳ是氨苄Ⅴ唑啉，Ⅵ是拉定均先锋，抗阳为主少抗阴。二代孟多与呋辛，抗阴加强抗耐性。三代他定和曲松，绿脓厌氧都有效。抗阳减弱其他广，没有肾毒少耐药。四代吡肟与匹罗，阴阳强抗疗效高。

表 39-5 常用头孢菌素类药物

药名	给药途径	抗菌作用			酶稳定性			临床应用	肾毒性
		G^+	G^-	铜绿假单胞菌	厌氧菌	G^+	G^-		
第一代									
头孢硫脒、头孢西酮、头孢噻吩、头孢噻啶、头孢唑啉、头孢替唑、头孢乙氰、头孢匹林、头孢拉定	注射	+++	+	-	-	+++	-	敏感菌所致呼吸道和尿路感染，皮肤及软组织感染	+++

续表

药名	给药途径	抗菌作用			酶稳定性			临床应用	肾毒性
		G⁺	G⁻	铜绿假单胞菌	厌氧菌	G⁺	G⁻		
头孢氨苄、头孢羟氨苄、头孢拉定	口服								
第二代									
头孢呋辛、头孢孟多、头孢替安、头孢尼西、头孢雷特、头孢西丁	注射	++	++	−	+	+++	+	敏感菌所致肺炎、胆道感染、菌血症、尿路感染和其他组织器官感染	+
头孢呋辛酯、头孢克洛	口服								
第三代									
头孢噻肟、头孢唑肟、头孢甲肟、头孢碘啶、头孢地嗪、头孢匹胺、头孢曲松、头孢他定、头孢哌酮、头孢磺啶	注射	+	++	+++	++	+++	+++	危及生命的败血症、脑膜炎、肺炎、骨髓炎及尿路严重感染的治疗，严重的铜绿假单胞菌感染	+
头孢克肟，头孢泊肟酯，头孢特仑酯，头孢布烯、头孢他美酯、头孢地尼	口服								
第四代									
头孢吡肟，头孢匹罗	注射	+++	+++	++	++	+++	+++	用于第三代头孢菌素耐药菌的严重感染	−

注释：+++ 表示作用强，++ 表示作用中等，+ 表示作用弱，− 表示无作用。

各类头孢菌素的特点

阳强阴差第一代，阳逊阴强第二代。三代阳弱阴更强，四代用于三代耐。

革兰阴阳皆高效，肾脏几乎无损害。

表 39-6　各代头孢菌素比较

	第一代头孢菌素	第二代头孢菌素	第三代头孢菌素	第四代头孢菌素
对 G^+ 菌抗菌作用	──────────────────────────────────→			减弱
对 G^- 菌的作用	──────────────────────────────────→			增强
β-内酰胺酶稳定性	──────────────────────────────────→			稳定性增强
临床应用	治疗敏感菌所致呼吸道和尿路感染、皮肤及软组织感染	治疗敏感菌所致肺炎、胆道感染、菌血症、尿路感染和其他组织器官感染，对铜绿假单胞菌无效	危及生命的败血症、脑膜炎、肺炎、骨髓炎及尿路严重感染的治疗，能有效控制严重的铜绿假单胞菌感染；对肠杆菌类、铜绿假单胞菌及厌氧菌有较强的作用	治疗对第三代头孢菌素耐药的细菌感染
肾毒性	──────────────────────────────────→			减弱

注释：第四代头孢菌素可高效抗革兰氏阳性菌和阴性菌，并且对 β-内酰胺酶高度稳定；第三代和第四代都能透过血-脑屏障（BBB）。

头孢菌素类的不良反应

过敏反应较常见，胃肠反应静脉炎。一代肾毒二代轻，二四无损肾小管。

大剂影响脑神经，偶有出血二重染。

表 39-7　头孢菌素类的不良反应

不良反应	说明
过敏反应	有皮疹、荨麻疹、哮喘、药热、血清病样反应、血管神经性水肿、过敏性休克等，发生率较青霉素低，其间有不完全交叉反应
胃肠道反应和菌群失调	有时还会发生二重感染
肾损害	第三代头孢菌素对肾毒性很小，第四代则对肾几乎无毒
造血系统毒性及凝血功能障碍	头孢孟多、头孢哌酮可引起低凝血酶系症或因血小板减少而导致严重出血
其他	与乙醇联合应用会产生"双硫仑"反应（酒醉样反应）

四、其他非典型 β- 内酰胺类抗生素

非典型 β- 内酰胺类抗生素种类

非典酰胺有四种,临床单独不常用。酰胺复方防耐药,碳青烯类出泰能。
亚胺培南亚拉丁,各种感染皆可用。

表 39-8 其他非典型 β- 内酰胺类药物的特点

药物	给药途径	抗菌作用特点	临床应用	主要不良反应
碳青霉烯类				
亚胺培南 美罗培南 帕尼培南	注射	抗菌谱广,耐酶,作用强,除对军团菌、沙眼衣原体和肺炎支原体无效外,对其他大多数革兰氏阳性和阴性菌、厌氧菌都有效	复方注射剂泰能用于革兰氏阳性和阴性需氧菌和厌氧菌,以及 MRSA 所致的各种严重感染,如呼吸道感染、尿路感染、皮肤软组织感染、腹腔感染、妇科感染、骨髓炎等	药疹和静脉炎,一过性氨基转氨酶升高等
头霉素类				
头孢西丁	注射	与第二代头孢菌素相同,其特点是抗厌氧菌作用强,对 β- 内酰胺酶稳定性高,比所有第三代头孢菌素强	盆腔、腹腔和妇科的需氧和厌氧菌的混合感染	常见有皮疹、静脉炎、蛋白尿、嗜酸性粒细胞增多
单环类				
氨曲南 卡芦莫南	注射	需氧革兰氏阴性杆菌。对包括铜绿假单胞菌的革兰氏阴性杆菌的抗菌作用、对 β- 内酰胺酶的稳定性均与头孢他定相似	大肠埃希菌、沙门菌属、克雷伯杆菌和铜绿假单胞菌等所致的下呼吸道感染、尿路感染、软组织感染及脑膜炎、败血症的治疗	少而轻,主要为皮疹、血清转氨酶升高、胃肠道不适
氧头孢烯类				
拉氧头孢 氟氧头孢	注射	广谱,对革兰氏阳性球菌和革兰氏阴性杆菌的作用同头孢他定,对铜绿假单胞菌的作用不及头孢他定,对厌氧菌尤其是脆弱拟杆菌的作用明显强于第一、二、三代头孢菌素	呼吸道感染、尿路感染、妇科感染、胆道感染及脑膜炎、败血症	皮疹,偶见凝血酶原减少或血小板功能障碍而致出血

抑制细菌细胞壁合成的抗生素

多种常用抗生素，抑制菌壁之合成。

表 39-9　抗菌药物抑制细菌细胞壁合成的作用特点

药物	靶点	部位	作用效果
青霉素	青霉素结合蛋白 PBPs	胞质膜	抑制转肽酶的转肽作用，阻碍转肽的合成，导致细胞壁缺损
头孢菌素类			
万古霉素	十肽聚合物	胞质膜	阻止 N-乙酰葡萄糖胺和 N-乙酰胞壁酸聚合物形成十肽聚合物
杆菌肽	焦磷酸酶	胞质膜	阻碍十肽聚合物脱磷酸化反应，影响膜磷酸酯循环
磷霉素	N-乙酰胞壁酸	胞质内	阻碍 N-乙酰胞壁酸形成
环丝氨酸	D-丙氨酸消旋酶和合成酶	胞质内	阻碍 N-乙酰胞壁酸五肽形成

第四十章 大环内酯类、林可霉素类及多肽类抗生素

一、大环内酯类抗生素

📖 大环内酯类抗生素的分类

按照结构分三类,十五阿奇半合成,红罗克拉十四元,十六麦交螺吉他。
球菌首选一代红,克拉阿奇二代新。

表 40-1 大环内酯类抗生素的分类

按化学结构分类	按来源分类	
	天然大环内酯类	半合成大环内酯类
14 元大环内酯类	红霉素	克拉霉素、罗红霉素、地红霉素、喹红霉素、泰利霉素
15 元大环内酯类		阿奇霉素
16 元大环内酯类	螺旋霉素、乙酰螺旋霉素、吉他霉素、乙酰吉他霉素、麦迪霉素、交沙霉素、竹桃霉素、罗沙米星	罗他霉素、米欧卡霉素

📖 大环内酯类抗生素特点

大环内酯类药物,共同特点有九个。

表 40-2 大环内酯类抗生素的共同特点

特点	说明
抗菌谱窄(略广于青霉素)	主要用于革兰氏阳性菌、革兰氏阴性球菌、厌氧菌、军团菌、衣原体、支原体等感染
在碱性环境中抗菌活性较强	在治疗尿路感染时需碱化尿液
口服后不耐酸	酯化衍生物可增加口服吸收
不易透过血-脑屏障	
血药浓度低	组织中浓度相对较高,痰、皮下组织及胆汁中明显超过血药浓度
抑菌作用	通过与细菌核蛋白体的 50s 亚基结合,抑制细菌蛋白质合成

特点	说明
主要经胆汁排泄	部分进入肝肠循环
细菌对本类药之间有不完全交叉耐药性	
毒性低微	主要是胃肠道反应,此外还可见肝损害、耳毒性、过敏反应、二重感染

常用大环内酯类抗生素

大环内酯抗生素,抑制蛋白之合成。大环内酯抗阳好,厌氧四体也有效。

呼吸道中浓度高,红霉最强作代表。螺旋麦迪与交沙,不良反应比红少。

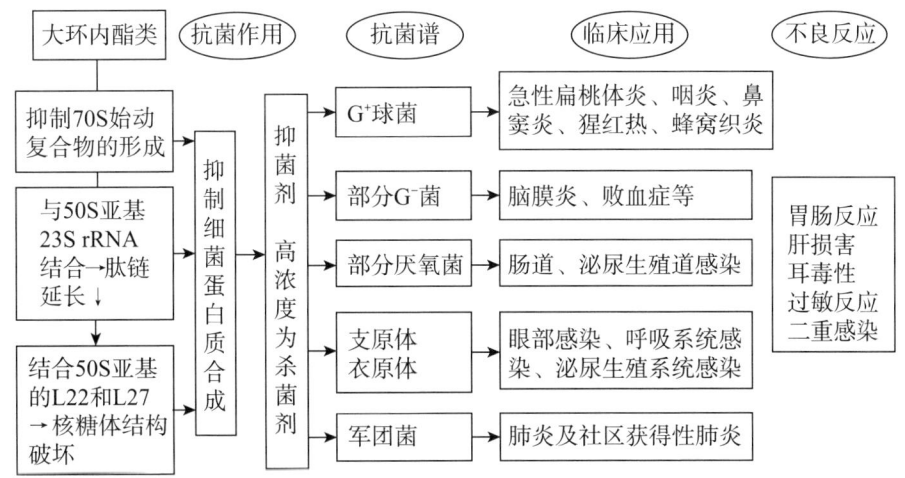

图 40-1 大环内酯类药物的抗菌作用、抗菌谱、临床应用和不良反应

红霉素

主抑革阳阴球菌,部分阴杆亦高敏。厌氧五体均有效[1],抗菌能力不如青。

用于耐青或过敏,注意胃肠与肝损。

注释:[1] 五体指肺炎支原体、衣原体、立克次体、螺旋体和溶脲脲原体,红霉素对其所致的感染也有效。

克拉霉素和阿奇霉素

克拉活性强于红,用于溃疡三联新[1]。阿奇抗菌谱较广,革阴作用明显增。

半衰期长本类最,二药不良反应轻。

注释:[1] 克拉霉素、替硝唑及胶体铋是治疗溃疡病的新三联疗法。

表 40-3 常用大环内酯类药物的特点

药物	酸稳定性	给药途径	抗菌作用	临床应用	主要不良反应
红霉素	不稳定	口服 注射	①革兰氏阳性菌：对金黄色葡萄球菌（包括耐药菌）、表皮葡萄球菌、链球菌等抗菌作用强 ②革兰氏阴性菌：对部分菌如脑膜炎奈瑟菌、淋病奈瑟菌、流感杆菌、百日咳鲍特菌、布鲁斯菌、军团菌等高度敏感 ③对某些螺旋体、肺炎支原体、立克次体和螺杆菌也有抗菌作用，为速效抑菌剂	耐青霉素的金黄色葡萄球菌感染和对青霉素过敏者，以及敏感菌所致的各种感染，如呼吸系统、泌尿系统感染	胃肠道反应、静脉炎、过敏反应、肝损害（依托红霉素肝损害较强），偶可导致耳鸣、暂时性耳聋
克拉霉素	稳定	口服	抗菌谱同红霉素，抗菌活性明显强于红霉素，对金黄色葡萄球菌和化脓性链球菌PAE较长	同红霉素	较红霉素轻，发生率较低
阿奇霉素		口服	抗菌谱较红霉素广，对革兰氏阴性菌作用强于红霉素，对肺炎衣原体的作用为大环内酯类中最强者，也具有明显的PAE，$t_{1/2}$长	同红霉素	较红霉素轻，发生率较低

注释：PAE，抗菌后效应。

表 40-4 其他大环内酯类抗生素

药物	作用特点	主要临床用途	不良反应与注意事项
吉他霉素	抗菌活性比红霉素弱，但金黄色葡萄球菌对其产生耐药的速度比红霉素慢	应用于革兰氏阳性菌所致皮肤软组织感染、消化道感染、猩红热等	同红霉素，轻微
麦迪霉素	抗菌谱与红霉素相似，抗菌活性略弱	作为红霉素替代品应用于敏感菌所致的咽部、呼吸道、皮肤和软组织、胆管等部位感染	不良反应较红霉素轻微
米欧卡霉素	麦迪霉素的二醋酸酯，口服吸收较麦迪霉素好，血药浓度高，作用时间长	适合于儿童使用	同麦迪霉素
交沙霉素	抗菌谱和抗菌作用与红霉素相同，对部分耐红霉素的金黄色葡萄球菌仍有效	适应证同麦迪霉素	偶有胃肠反应

药物	作用特点	主要临床用途	不良反应与注意事项
乙酰螺旋霉素	脱乙酰基转化为螺旋霉素,体外抗菌作用低于红霉素,但其体内作用较强,组织浓度较高,维持时间也较长	主要用于防治革兰氏阳性菌引起的轻中度感染	较轻
罗红霉素	抗菌谱同红霉素,对肺炎支原体、衣原体作用强	上、下呼吸道感染,皮肤软组织感染,非淋球菌性尿道炎	皮疹、皮肤瘙痒、头痛、头晕

二、林可霉素类抗生素

概述

(1)

林可似红强抗阳,耐青菌类及厌氧。克林更强骨中浓,合用红霉互拮抗。

(2)

林可霉素与克林,后者活性效更胜。抗菌谱似红霉素,强抑厌氧是特征。首选金葡骨髓炎,注意吐泻染二重。

表 40-5 克林霉素与红霉素作用特点的比较

克林霉素	红霉素
最主要特点是对各类厌氧菌均有强大的抗菌作用	对厌氧菌具有抑制作用
对 G^+ 需氧菌有显著活性,对部分 G^- 球菌也有抑制作用	对 G^+ 球菌有强大的抗菌作用,对部分 G^- 球菌和杆菌也高敏
对人型支原体和沙眼衣原体也有抑制作用	对螺旋体、肺炎支原体、衣原体(肺炎衣原体)、立克次体、溶脲脲原体都有抑制作用
对肠球菌、革兰氏阴性杆菌、肺炎支原体不敏感	属抑菌药,效力不及青霉素

三、多肽类抗生素

万古霉素类

万古多肽类常用,阻断细胞壁合成。强大杀菌革兰阳,尤其耐药葡球菌。仅用严重革阳感,注意耳肾毒过敏。

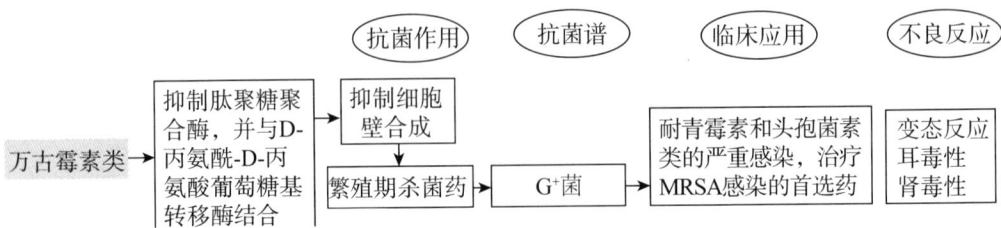

图 40-2　万古霉素类抗生素的抗菌作用、抗菌谱、临床应用和不良反应

表 40-6　万古霉素类抗生素的特点

特点	说明
对革兰氏阴性菌有强大杀菌作用	主要用于耐药金黄色葡萄球菌或对 β-内酰胺类抗生素过敏的严重感染，用于难辨梭状芽胞杆菌及其毒素引起的假膜性肠炎
抗菌机制	阻断细胞壁合成，造成细胞壁缺损
属繁殖期快速杀菌剂	
给药方式不同，用途不同	口服给药治疗假膜性肠炎和消化道感染，注射给药仅用于严重革兰氏阳性菌感染
毒性较大	具有耳毒性、肾毒性和变态反应

多黏菌素类

窄谱慢性杀菌药，强大抗菌革阴效。临床仅用 B、E、M[1]，主治大肠假单胞。

常用量下反应大，神经肾毒过敏哮。

注释：[1] 多黏菌素类有 A、B、C、D、E、M 等多种成分，临床上只用 B、E 和 M 三种。

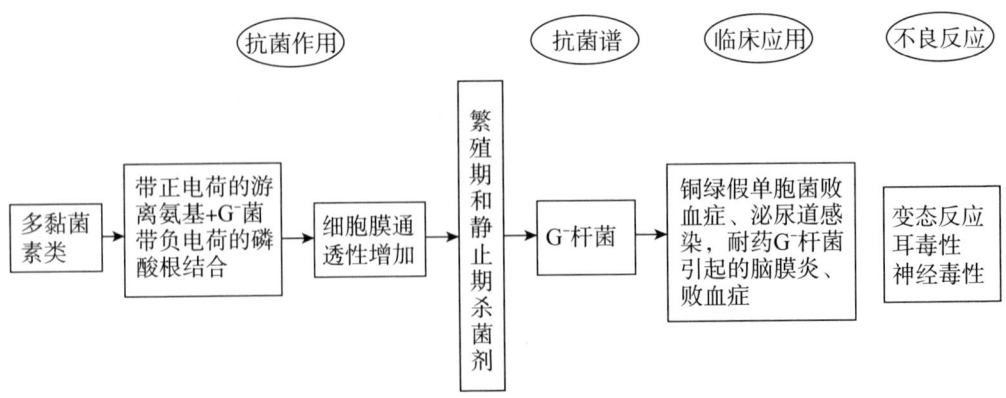

图 40-3　多黏菌素类抗生素的抗菌作用、抗菌谱、临床应用和不良反应

表 40-7　万古霉素、多黏菌素与大环内酯类的抗菌作用之比较

药物	作用机制	主要抗菌谱
大环内酯类	可逆性作用于细菌核糖 50S 亚基，通过不同环节抑制细菌蛋白质合成	对大多数革兰氏阳性菌、部分革兰氏阴性菌和厌氧菌有强大的抗菌活性，对葡萄球菌属、肺炎链球菌、破伤风杆菌、炭疽杆菌、白喉杆菌、淋病奈瑟菌、百日咳杆菌、空肠弯曲菌、流感杆菌、军团菌属等有强大抗菌活性，对肺炎支原体、衣原体等病原体也有良好作用
万古霉素	与细胞壁前体——肽聚糖五肽末端的 D-丙氨酰-D-丙氨酸结合，抑制葡萄糖基转换酶，防止肽聚糖的进一步延长和交叉连接，阻断构成细菌细胞壁坚硬结构的高分子肽聚糖合成，抑制细胞壁合成	仅对革兰氏阳性菌，特别是革兰氏阳性球菌，产生强大杀菌作用，尤其是对其他抗生素耐药和疗效差的金黄色葡萄球菌，是对抗脆弱类杆菌作用最强的抗生素，对肺炎链球菌、草绿色链球菌和化脓性链球菌高度敏感，对棒状杆菌和梭状杆菌也有一定抗菌活性
多黏菌属	多肽类抗生素与革兰氏阴性菌细胞膜的磷脂中带阴电荷的磷酸根结合，扩大细胞膜面积，通透性增加，细胞内的磷酸盐、核苷酸等成分外漏，导致细菌死亡，也可影响核质和核糖体的功能	主要为革兰氏阴性杆菌。特别对大肠埃希菌、肠杆菌属、克雷伯菌属及铜绿假单胞菌等高度敏感，对志贺菌属、沙门菌属、真杆菌属、流感杆菌、百日咳杆菌及除脆弱类杆菌外的其他类杆菌也有一定的抗菌活性

第四十一章 氨基糖苷类抗生素

氨基糖苷类抗生素概况

氨基苷类主抗阴，口服吸少限肠道。全身感染应注射，肾耳神经毒性高。
链霉窄谱加结核，庆大丁胺加妥布。对抗绿脓渐加强，依次毒减扩菌谱。
大观特产治淋病，新霉最毒只口服。

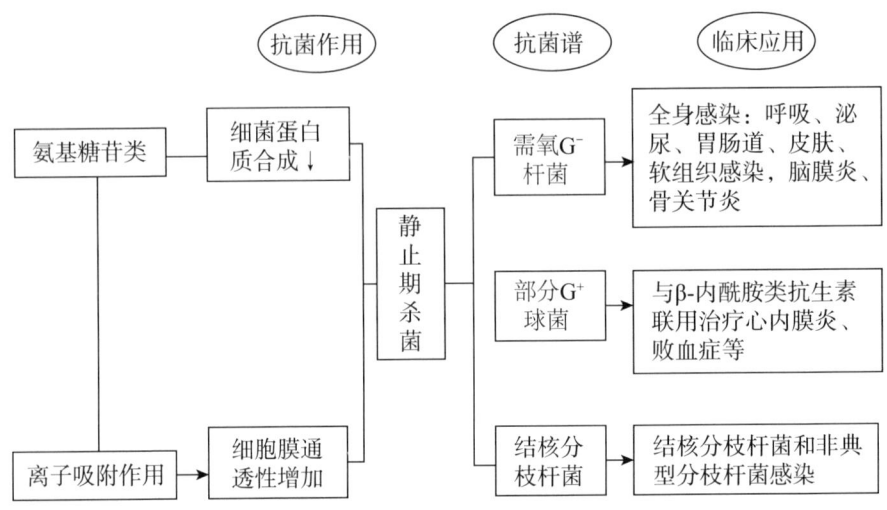

图 41-1 氨基糖苷类抗生素的抗菌作用及临床应用

氨基糖苷类抗生素分类及常用药物

两类天然半合成，后者米星与苄星，前者庆大卡那链，大观小诺新巴龙。

表 41-1 氨基糖苷类抗生素的分类

分类	药物
天然来源	
链霉菌产生	链霉素；新霉素类，如新霉素、巴龙霉素、利维霉素；卡那霉素类，如卡那霉素，核糖霉素
小单胞菌产生	庆大霉素、西索米星、小诺米星
人工合成	阿米卡星、奈替米星、卡那霉素β、阿贝卡星

氨基糖苷类抗生素的共同特点

化构性质均相似,主抑蛋白质合成,主抗需氧革阴杆,快速杀菌五特征,体内过程相雷同,肾耳神经有毒性。

表 41-2 氨基糖苷类抗生素的共同特点

共同特点	说明
化学结构及性质基本相似	均为氨基糖加苷元组成,水溶性好,性质稳定
主要作用于革兰氏阴性杆菌	呈杀菌作用
抗菌作用机制类似	均是抑制敏感菌蛋白质合成的启动、肽链延伸和终止三个阶段,从而抑制细菌蛋白质合成而产生抗菌作用,为静止期杀菌药
体内过程基本类同	口服难吸收,只适用于肠道感染和消毒;注射给药才能用于全身感染,药物进入血液与血浆蛋白结合少,主要分布于细胞外液,多以原形经肾以尿排出
不良反应类同	主要有耳毒性和肾毒性
快速杀菌	杀菌特点包括仅对需氧菌有效,对厌氧菌无效;杀菌速率与持续时间、浓度呈正相关;抗菌后效应(PAE)长,且持续时间与浓度呈正相关;具有初次接触效应(FEE),即细菌首次接触本类药物时,能被迅速杀死;在碱性环境中活性增强

氨基糖苷类抗生素的抗菌谱

强大杀抗阴性菌,链芐尚疗结核病。主治敏感菌感染,严重感染常联用。

表 41-3 氨基糖苷类抗生素的抗菌谱及药物敏感性

菌属	敏感性
需氧革兰氏阴性杆菌(包括大肠埃希菌、铜绿假单胞菌、变形杆菌属、克雷伯菌属、肠杆菌属、志贺菌属和枸橼酸杆菌属)	强大抗菌活性
沙雷菌属、沙门菌属、产碱杆菌属、不动杆菌属和嗜血杆菌属	有一定抗菌作用
MRSA 和 MRSE	有较好抗菌活性
革兰氏阴性球菌(淋病奈瑟菌、脑膜炎奈瑟菌)	作用较差
链球菌	作用微弱
肠球菌和厌氧菌	不敏感
结核分枝杆菌	链霉素、卡那霉素有效

注释:MRSA,耐甲氧西林金黄色葡萄球菌;MRSE,耐甲氧西林表皮葡萄球菌。

不良反应

氨基苷类副作用,耳肾肌毒及过敏。

表 41-4　氨基糖苷类抗生素的主要不良反应

不良反应	表现	防治要点
耳毒性	前庭神经损害:眩晕、头晕、恶心、呕吐、眼球震颤、共济失调 耳蜗神经损害:耳鸣、听力下降、耳聋	询问早期症状,检查听力,避免与有耳毒性药合用,停药并用维生素A、复合维生素B和泛酸钙等治疗
肾毒性	蛋白尿、管型尿、血尿,严重者发生氮质血症、肾衰竭、无尿	避免与有肾毒性药合用,定期检查肾功能
肌毒性	运动神经-肌肉接头受阻滞,出现肌无力、肌麻痹	可用新斯的明和钙剂对抗
过敏反应	嗜酸性粒细胞增多、皮疹、药热,链霉素可发生过敏性休克	给药前皮试,发生后给予葡萄糖酸钙和肾上腺素

链霉素

治疗结核有大名,多重耐药也有效。土拉鼠疫常有效,四环联用鼠疫好。
心内膜炎合用青,过敏反应最易招。

庆大霉素

革阴主要抗菌药,首选沙雷菌属好,可与他药联合用,严重感染疗效高。
术前预防术后炎,局部感染清肠道。

阿米卡星

阿米抗菌谱最广,阴杆金葡均较强,突出优点性稳定,耐药菌感首选当。
另一优点合用好,免缺粒乏效更良[1]。

注释:[1] 另一优点是与β-内酰胺类联合应用可获协同作用。当免疫缺陷或粒细胞缺乏合并严重G⁻杆菌感染时,合用比单独使用阿米卡星效果更好。

表 41-5 常用氨基糖苷类抗生素

药物	作用特点	应用	第Ⅷ对脑神经损害 前庭	第Ⅷ对脑神经损害 耳蜗	肾损害	神经肌肉阻滞	过敏
庆大霉素	对铜绿假单胞菌活性高,对耐药金黄色葡萄球菌有效	铜绿假单胞菌和其他革兰氏阴性杆菌感染	++	+	++	+	±
链霉素	抗菌谱较窄,对多数革兰氏阴性菌有较强的抗菌作用,对结核杆菌作用强	鼠疫与兔热病的首选药,与其他药合用治疗结核病	+++	+	+	++	++
妥布霉素	抗铜绿假单胞菌作用较庆大霉素强2~4倍,PAE较长	同庆大霉素,多用于铜绿假单胞菌感染	+	+	+	+	±
卡那霉素	抗菌谱与链霉素相似,对结核杆菌作用稍强,对铜绿假单胞菌无效	口服仅用于肠道术前消毒	+++	+++	++	+	+
阿米卡星(丁胺卡那霉素)	卡那霉素的半合成衍生物。抗菌谱与庆大霉素相似,对耐药菌仍有抗菌作用	需氧及对庆大霉素和妥布霉素耐药的革兰氏阴性杆菌感染	+	+++	+	+	±
西索米星	对铜绿假单胞菌的作用比庆大霉素大2倍,并与后者有完全交叉耐药性	同庆大霉素	++	++	+	±	±
奈替米星	抗菌作用同庆大霉素,对耐药的革兰氏阴性杆菌和耐药金黄色葡萄球菌仍有效	敏感菌所致的感染	+	+	+	++	±

注释:++++~+指出现频率由多到少,± 为偶见。

第四十二章 四环素类及氯霉素类抗生素

一、四环素类抗生素

> 概述

（1）

四环素类为广谱，抗阳难比青霉素。抗阴不如氨基苷，损肝损牙又损骨。
四环素儿童不宜，土霉毒小血药稀。强力组织浓度高，强效长效肾毒低。

（2）

天然合成两类分，广谱快速可抑菌，革兰阴阳均有效，连同四体并原虫。
米诺抗菌最为强，多西环素首选用。

表 42-1 常用四环素类药物

分类	药名	抗菌强度	特点与应用	主要不良反应
天然类	四环素	5	$t_{1/2}$ 为 8.5h。对多种革兰氏阳性和阴性菌、立克次体、衣原体、支原体、螺旋体、放线菌等有抑菌作用，能间接抑制阿米巴原虫。用于立克次体病、衣原体病、支原体肺炎等，也可用于革兰氏阳性或阴性杆菌所致的轻度感染	局部刺激，二度感染，影响骨、牙的生长，肝、肾损害，过敏反应等
	土霉素	6	对肠道感染包括肠内阿米巴疗效较好	同四环素，胃肠道反应多见
	金霉素	4	主要用于结膜炎、沙眼	
半合成类	多西环素（强力霉素）（1962）	2	口服吸收快而完全，食物吸收影响较小，$t_{1/2}$ 为 16～18h，可替代四环素与土霉素，还可用于治疗前列腺炎、霍乱和防治旅行腹泻	胃肠道刺激反应，宜饭后服
	米诺环素（二甲胺四环素）	1	口服吸收快而安全，不受牛奶等食物影响，脑脊液浓度高，$t_{1/2}$ 为 14h，临床应用同多西环素	能引起可逆性前庭反应，停药后 24～28h 可消失
	美他环素	3	对耐四环素、土霉素菌株仍有作用，主要用于耐药菌所引起的感染	同四环素

多西环素（强力霉素）

抗菌谱同四环素，效强效长复效速。酒渣痤疮前列炎，气管肺炎均首选。
尤宜肾衰胆道炎，注意吐泻口舌炎。

米诺环素

抗菌活性最为强，不受饮食之影响。浓度最高脑脊液，滞留脂肪时间长。
用于四青耐药菌，独特前庭诸症状。

二、氯霉素类抗生素

概述

（1）

氯霉素为广谱药，伤寒特效易入脑。滴眼滴耳有制剂，骨髓抑制死亡高。

（2）

抑制革阴高于阳，抗阳不如青四强。阻止合成蛋白质，耐药重感首选常。
局部点滴治眼病，血液毒性易再障。

表42-2 四环素类抗生素与氯霉素的比较

	四环素类	氯霉素
抗菌谱	抗菌谱广，对革兰氏阳性与阴性需氧和厌氧菌均有快速抑制作用，高浓度时也有杀菌作用，对革兰氏阳性菌的抗菌活性较革兰氏阴性菌高，对立克次体、支原体、衣原体、疟原虫属等亦有效	抗菌谱广，对革兰氏阴性及阳性菌都有抑制或杀灭作用，对革兰氏阴性菌的作用较革兰氏阳性菌强，对厌氧菌也有较强的抗菌作用，对支原体、衣原体及立克次体、氯霉素敏感，对分枝杆菌、真菌、各种病毒和原虫无效
作用机制	特异性地与细菌核蛋白体30S亚基结合，阻断了氨酰tRNA进入mRNA-核蛋白体复合物，最终导致蛋白质合成障碍，引起细菌胞膜的通透性增加，使胞内的核苷酸及其他重要物质外漏，从而导致细菌死亡	与细菌70S核蛋白体的50S亚基可逆性结合，特异性地阻止氨酰tRNA进入A位点，抑制肽链延伸，从而阻止蛋白质的合成
耐药性	多数革兰氏阳性菌对其耐药，细菌对四环素类存在交叉耐药性	各种细菌对氯霉素均可产生耐药性，其中以大肠埃希菌、痢疾杆菌、变形杆菌等较为多见
临床应用	主要应用于立克次体、支原体和衣原体引起的感染疾病，四环素类（多西环素）可作为首选，也用于治疗某些敏感细菌的感染	对伤寒、副伤寒感染及立克次体病有特效，治疗其他药物疗效不佳的脑膜炎，治疗敏感菌引起的眼内炎、全眼球炎及沙眼

续表

	四环素类	氯霉素
不良反应	主要有胃肠道反应、敏感反应、肝肾毒性，影响牙及骨骼的发育、二重感染等	主要有消化道反应、抑制骨髓造血系统功能、灰婴综合征、二重感染、肝肾功能损害

阻断蛋白质生物合成的抗生素

多种常用抗生素，阻断蛋白质合成。

表42-3 各种抗生素对蛋白质生物合成的阻断作用

抗生素	作用位点	作用原理	应用
四环素类（金霉素、新霉素、土霉素）	原核核蛋白小亚基	抑制氨酰-tRNA与小亚基结合，容易渗透入细菌体内	抗菌药
链霉菌、新霉菌、卡那霉菌	原核核蛋白小亚基	改变构象引起读码错误、抑制起始	抗菌药
氯霉素、林可霉素	原核核蛋白大亚基	抑制转肽酶、阻断延长	抗菌药
红霉素	原核核蛋白大亚基	抑制转肽酶、妨碍移位	抗菌药
夫西地酸	原核核蛋白大亚基	与EFG-CTPJ结合，抑制肽链延长	抗菌药
嘌呤霉素	真核及原核核蛋白体	氨基酰-tRNA类似物，引起未成熟肽链脱落	抗肿瘤药
放线菌酮	真核核蛋白体大亚基	抑制转肽酶、阻断延长	研究试剂

第四十三章 人工合成抗菌药

一、喹诺酮类抗菌药

喹诺酮类药物的分类

一代二代现少用，氟喹诺酮三四称，三代氟喹七沙星，氧氟沙星是代表。四代杀菌谱更广，杀菌作用效更强。

表 43-1 喹诺酮类药物的分类

分类	代表药	抗菌谱	主要应用范围
第一代	萘啶酸	G^-杆菌	泌尿道及肠道感染
第二代	吡哌酸	G^-杆菌为主	泌尿道、肠道及呼吸道感染
第三代	氧氟沙星 司帕沙星	G^-杆菌及G^+球菌	各种组织及系统感染
第四代	曲伐沙星 莫西沙星	G^-、G^+细菌及厌氧菌	包括厌氧菌引起的各组织及系统感染

喹诺酮类药物作用机制

喹诺酮类能杀菌，干扰DNA复制。靶点阴阳菌不同，抑制革阴回旋酶，抑制革阳异构酶，不能复制DNA。

常用氟喹诺酮类药物

氟喹诺酮谓沙星，诺氟广谱可治淋，氧氟环丙代代强，厌氧衣原结核清。

表 43-2 常用氟喹诺酮类药物

药物	临床应用
诺氟沙星	敏感菌所致肠道、泌尿道感染和淋病，也可外用治疗皮肤和眼部的感染
环丙沙星	主要用于对其他抗菌药耐药的革兰氏阴性杆菌所致的呼吸道、泌尿生殖道、消化道、骨与关节和皮肤软组织感染
氧氟沙星	敏感菌所致的上、下呼吸道感染，泌尿生殖道感染，胆道感染，皮肤软组织感染及盆腔感染
左氧氟沙星	敏感菌引起的各种急慢性感染、难治性感染

续表

药物	临床应用
氟罗沙星	敏感菌所致的呼吸系统、泌尿生殖系统、妇科、外科的感染性疾病或二次感染
司帕沙星	呼吸系统、泌尿生殖系统和皮肤软组织感染,也可用于骨髓炎和关节炎
莫西沙星	临床可用于急、慢性支气管炎和上呼吸道感染,也可用于泌尿生殖系统和皮肤软组织感染
依诺沙星	淋病、泌尿系统感染、肺部感染
司帕沙星	敏感菌、厌氧菌、支原体、衣原体感染

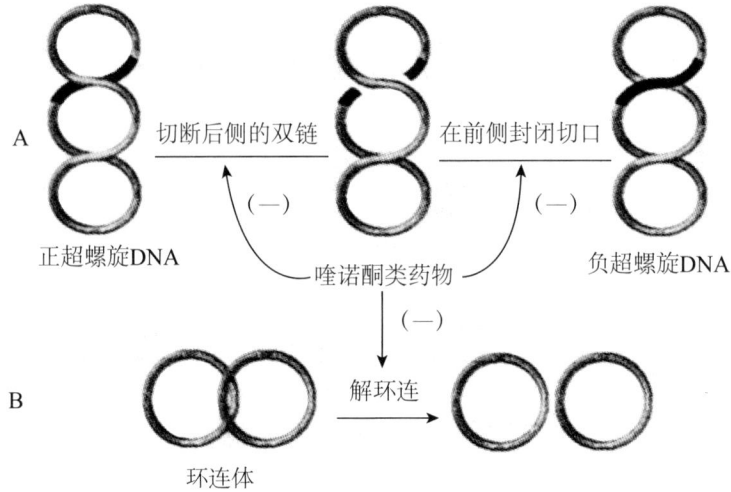

图 43-1 喹诺酮类药物的作用机制示意图
A. DNA 回旋酶作用机制;B. 拓扑异构酶Ⅳ作用机制
此类药物抑制 G⁻ 菌的 DNA 回旋酶,阻碍 DNA 复制而杀菌;抑制 G⁺ 菌的拓扑异构酶Ⅳ在 DNA 复制过程中的解环连活性,干扰细菌 DNA 复制

环丙沙星

抗菌活性本类骄,主治感染他耐药。铜绿流感肠肺球,金葡军团淋菌好。
胃肠过敏反应多,关节损害见儿少。

左氧氟沙星

生物利用度极高,抗菌活性环丙超。八五原型尿排泄,难治感染亦良效。
尚可治疗结核病,不良反应属最少。

表 43-3　常用喹诺酮类药物的比较

药物	抗 G⁻ 菌作用	抗 G⁺ 菌作用	给药方式	不良反应	相互作用
诺氟沙星	- → +++	+	口服		
环丙沙星	++++	++	口服、静脉滴注		
氧氟沙星	+++	+++	口服、静脉滴注	较少	少
依诺沙星	++ → +++	++	口服	稍多	
培氟沙星	++ → +++	++	口服	稍多	
莫西沙星	+++++	++	口服、静脉滴注	很少	极少

二、磺胺类抗菌药

磺胺类抗菌药的分类

药分三类应知晓，临床应用已较少。

表 43-4　常见磺胺类药物的分类及特点

分类	药物名称	用途
全身感染用		
短效	磺胺异噁唑（SIZ）	泌尿道、呼吸道感染（SMZ+TMP 等）
中效	磺胺嘧啶（SD）	流行性脑脊髓膜炎（SD）
长效	磺胺多辛（SDM，周效磺胺）	已少用
肠道用	柳氮磺吡啶	溃疡性结肠炎
外用	磺胺嘧啶银	皮肤黏膜铜绿假单胞菌、人肠埃希菌感染
	磺胺醋酰钠	沙眼、结膜炎、角膜炎

磺胺类药物抗菌谱

广谱抑菌价低廉，最为敏感球菌好。

表 43-5　磺胺类药物抗菌谱

作用	细菌
最敏感	A 群链球菌、肺炎链球菌、脑膜炎奈瑟菌、淋病奈瑟菌、鼠疫耶氏菌和诺卡菌属
敏感	大肠埃希菌、志贺菌属、布鲁菌属、变形杆菌属和沙门菌属
有作用	沙眼衣原体、疟原虫、卡氏肺孢子虫和弓形虫滋养体
无作用	支原体、立克次体和螺旋体

注释：磺胺类药物对大多数革兰氏阳性菌和阴性菌都有良好的抗菌活性。

常用磺胺类药物

（1）

广谱抑菌磺胺类，等量碱药首加倍。结晶损肾要多饮，过敏抑髓该倒霉。
磺胺嘧啶脑液高，流脑敏感首选药。新诺明，作用强，甲氧苄啶可增效。

（2）

磺胺嘧啶新诺明，常与增效剂合用。溃结柳氮磺吡啶，长期服药多反应。
烧伤米隆嘧啶银，磺胺醋酰治眼病。

表 43-6 常用磺胺类药物及甲氧苄啶（TMP）的抗菌作用特点

	特点	适应证	药动学	不良反应
磺胺异噁唑	短效	尿路感染	尿中不易析出结晶	消化道症状
磺胺嘧啶	中效	流行性脑脊髓膜炎	尿中易析出结晶	肾损害
磺胺甲噁唑（SMZ）	中效	尿路感染	酸性尿中可析出结晶	肾损害
磺胺甲氧嘧啶	长效			
磺胺多辛	长效	轻症感染、链球菌感染、疟疾		恶心、呕吐、皮疹、药热和白细胞减少等
柳氮磺吡啶	肠道应用	非特异性结肠炎		
磺胺嘧啶银	皮肤外用	Ⅱ度、Ⅲ度烧伤后感染		
磺胺米隆	皮肤外用	烧伤后感染		
磺胺醋酰	眼科外用	沙眼、结膜炎、角膜炎		
TMP+SMZ	中效	呼吸道感染、尿路感染、肠道感染	$t_{1/2}$ 约 10h	TMP 不良反应轻微，长期用可致白细胞减少，血小板减少，巨幼细胞贫血
TMP+SD	中效	脑膜炎、败血症		

使用磺胺类药物的注意事项

剂量足够首加倍，局部感染应排脓。碱化尿液多饮水，甲氧苄啶疗效增。

表 43-7 使用磺胺类药物的注意事项

注意事项	说明
剂量足够，首剂加倍	因磺胺是与对氨基苯甲酸竞争二氢叶酸合成酶而达到抑菌作用，故须用足够剂量和疗程。首剂加倍，使血药浓度迅速达到有效抑菌浓度
局部感染应清创排脓	脓液中含大量对氨基苯甲酸，故用于局部感染时应清创排脓
碱化尿液，多饮水	同时服用等量 $NaHCO_3$，减少磺胺在肾中结晶而损害肾
注意药物相互作用	避免与含有对氨基苯甲酸的药物如普鲁卡因、干酵母合用
可合用甲氧苄啶	二者从两个不同环节同时阻断叶酸合成，起到双重阻断作用，可增加疗效，并减缓细菌产生抗药性

三、其他合成类抗菌药

甲氧苄啶（TMP）

抑制 FH_2 还原酶，强于异噁数十倍。单独应用易耐药，常用复方新诺明[1]。

应用广泛毒性低，双重阻断能杀菌。

注释：[1] 复方新诺明是 SMZ 和 TMP 按 5 : 1 比例制成的复方制剂，二者合用发挥双重阻断作用，应用很广泛。

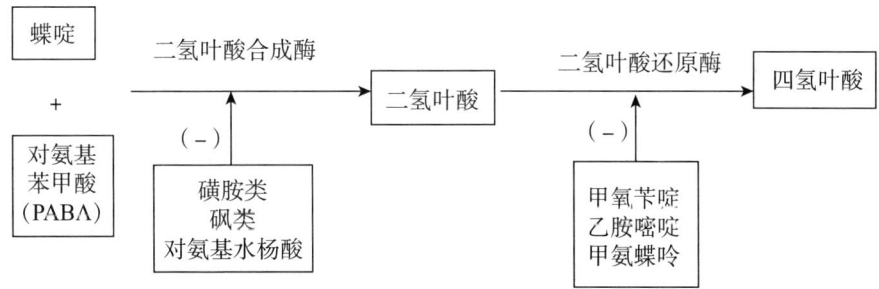

图 43-2 磺胺类及其他化疗药的作用环节

磺胺与甲氧苄啶均可阻碍敏感细菌叶酸的代谢和利用，两者合用，可从两个不同环节同时阻断叶酸合成，起到双重阻断作用，使抗菌作用增强数十倍，甚至有杀菌作用，而且可减缓细菌产生抗药性，甚至对耐磺胺药菌株也有抗菌作用。另外，两药的药动学特点相似，合用后各自的 $t_{1/2}$ 不变，保持血药浓度高峰一致，两药合用有协同作用

呋喃妥因与呋喃唑酮

抑杀多数革兰阴，效差铜绿与变形。妥因机制还原酶，全身感染不能用。

前者多用泌尿感，后者肠感溃疡病。

甲硝唑

抗厌氧菌破伤风,脆弱杆菌尤为敏。尚抗滴虫与原虫,治疗口腹盆腔病。
特效溃疡假膜肠,注意胃肠与过敏。

硝基咪唑类

甲硝唑抗厌氧菌,胃肠反应发生高。替硝唑则反应少,低毒长效效更好。
两药均能杀原虫,需氧细菌多无效。

表 43-8 硝基呋喃类和硝基咪唑类药物的作用特点

药物	作用	应用	不良反应
硝基呋喃类			
呋喃妥因（呋喃坦啶）	口服吸收快而完全,对大肠埃希菌、金黄色葡萄球菌、表皮葡萄球菌、腐生葡萄球菌、肠球菌都有杀灭作用	主要用于敏感菌所致的急性肾炎、膀胱炎、前列腺炎等尿路感染	消化道反应较常见,偶有过敏反应,大剂量可引起周围神经炎
呋喃唑酮（痢特灵）	口服吸收少（5%）,肠内浓度高,对沙门氏菌属、志贺氏菌属、肠杆菌属、金黄色葡萄球菌、粪肠球菌、霍乱弧菌、弯曲菌属均有抗菌作用	主要用于菌痢和旅游者腹泻,也可用于尿路感染、副伤寒、霍乱	除消化道和过敏反应外,偶见溶血性贫血和黄疸
硝基咪唑类			
甲硝唑	对 G^- 和 G^+ 厌氧菌有抗菌作用,机制是其硝基可被厌氧菌还原产生细胞毒性物质,抑制敏感菌的 DNA 合成使细菌死亡	手术后厌氧菌感染的预防,厌氧菌感染的治疗,牙周炎、阴道滴虫等治疗（见第四十章）	消化道反应,大剂量可引起神经系统反应,头痛、头晕,偶见过敏反应,感觉异常,肢体麻木等
替硝唑（甲硝磺酰咪唑）	作用同甲硝唑,对厌氧菌活性比甲硝唑强,而对梭状芽孢杆菌属作用略强	主要用于厌氧菌感染的预防和治疗,是治疗厌氧菌感染的理想药物	不良反应较少。偶有恶心、呕吐、皮疹等

第四十四章 抗病毒药和抗真菌药

一、抗病毒药

概述

根据用途分两类，抗反转录抗非类。两者各分三小类，各类机制不相同。阿昔洛韦首问世，新药一般毒性低。

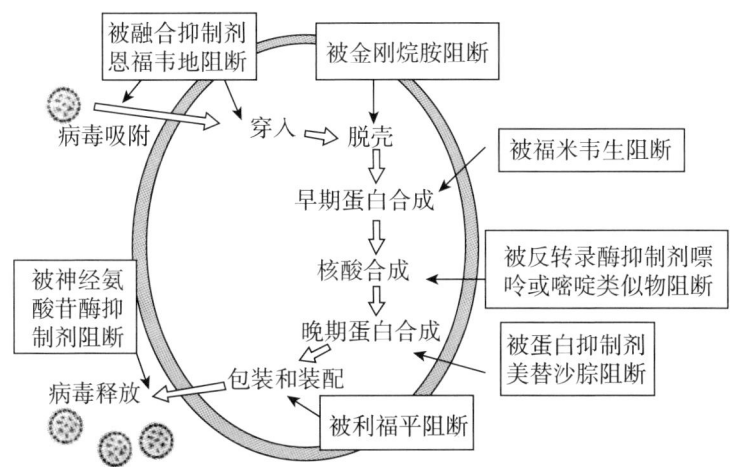

图 44-1 抗病毒药的作用靶点

常用抗病毒药

（1）

聚肌胞诱干扰素，利巴韦林都广谱。碘苷鸟苷阿糖苷，偏于疱疹尤眼部。齐多夫定治艾滋，吗啉胍抗呼吸毒。

（2）

病毒灵专呼吸道，鸟腺碘苷偏痘疱。病毒唑则作用广，呼肠腺疱都有效。广谱抗毒促免疫，诱生干扰聚肌胞。

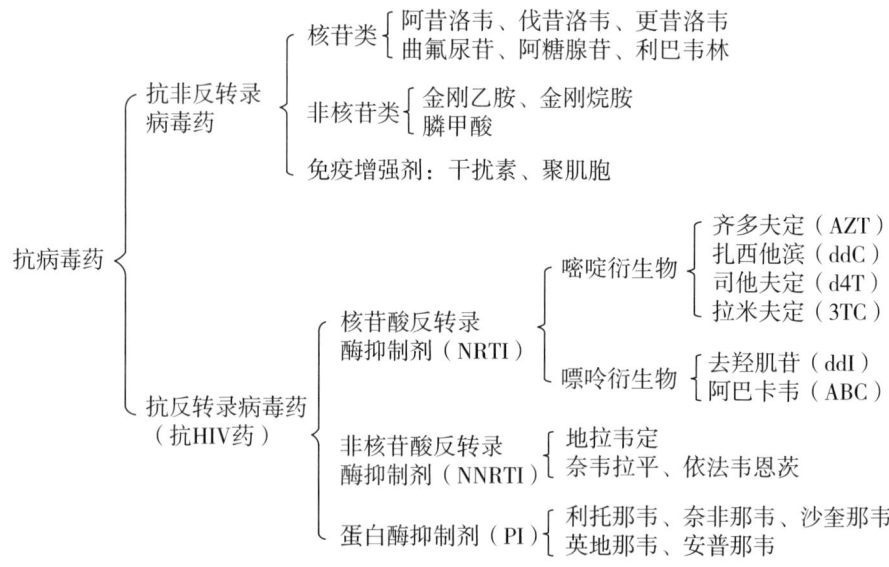

图 44-2 抗病毒药的类型及常用药

表 44-1 常用抗病毒药物的作用特点、临床适应证及不良反应

药物	抗病毒谱	作用机制	临床适应证	不良反应
金刚烷胺	甲型流感病毒	干扰病毒进入宿主细胞,抑制病毒脱壳及核酸释放	甲型流感的防治	厌食、恶心、头痛、眩晕、失眠、共济失调
碘苷(疱疹净)	皮肤疱疹病毒、牛痘病毒	竞争性抑制胸苷酸合成酶,抑制DNA病毒	急性上皮型疱疹性角膜炎	局部痛、痒,结膜炎,水肿
阿昔洛韦(无环鸟苷)	乙型肝炎病毒	在细胞中生成三磷酸无环鸟苷,抑制病毒DNA多聚酶	HSV感染,带状疱疹病毒、EB单纯性疱疹性角膜炎	少
阿糖腺苷(Ara-A)	疱疹病毒、痘病毒	抑制DNA复制	HSV脑炎、角膜炎、新生儿单纯疱疹、艾滋病合并带状疱疹	胃肠道反应,血栓性静脉炎,血清转氨酶增高
利巴韦林	甲、乙型流感病毒,腺病毒,甲型肝炎病毒,疱疹病毒,麻疹病毒	核苷、次黄嘌呤核苷类似物,能抑制病毒核酸合成	甲、乙型流感,甲型肝炎,腺病毒肺炎,疱疹、麻疹	贫血(可逆性),肝功能改变
齐多夫定	抑制HIV病毒	抑制病毒反转录	艾滋病	骨髓抑制

注释:HSV为单纯疱疹病毒,EB为人类疱疹病毒。

阿昔洛韦

首个广谱高效药，单纯疱疹效最好。强大抑制多聚酶，疱疹 EB 都有效。
广泛治疗诸疱疹，常见反应胃肠道。

利巴韦林

人工合成广谱药，多种病毒有疗效。甲丙肝炎腺疱疹，甲乙流感合胞好。
机制抑制脱氢酶，注意血红细胞少。

非核苷类抗病毒药

金刚乙胺和烷胺，均抗 A 和 B 流感。烷胺尚能抗震颤，注意焦虑与幻觉。
磷甲酸治艾滋病，CMV 性网膜炎 [1]。

注释：[1] 磷甲酸还可有效对抗巨细胞病毒（CMV），因而可以治疗 CMV 性视网膜炎。

免疫增强剂

干扰素和聚肌酸，糖蛋白和合成链，前者干扰各阶段，治疗急慢病毒染。
后者广谱抗病毒，主治乙脑和乙肝。

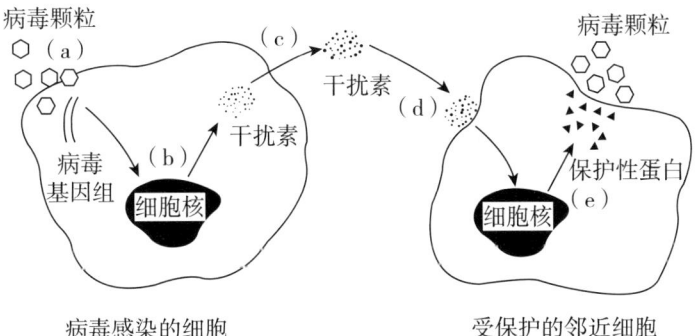

图 44-3　干扰素的作用机制
a. 病毒颗粒进入细胞，在胞质释出病毒基因组；b. 病毒基因通过与核相互作用刺激细胞产生干扰素；c. 细胞分泌干扰素；d. 分泌出的干扰素与相邻细胞表面的受体结合；e. 形成的保护性蛋白抑制邻近细胞病毒的复制

抗 HIV 药

三类机制各不同 [1]，鸡尾酒法疗效增 [2]。齐夫多定首选药，拉米肌酐常合用。
严重干扰首肌酐，不良反应肝胰心。

注释：[1] 抗艾滋病药物有三类，即 NRTI、NNRTI 与 PI，由于三类抗 HIV 药机制不同，故可获得协同作用。① NRTI 类首先被宿主细胞磷酸化，与内源性核苷三磷酸盐竞争反转录酶，并被插入 DNA，进而导致 DNA 链合成终止；② NNRTI 类不需磷酸化激活，可直接结合到反转录酶并破坏催化点，从而抑制反转录酶；③ PI 类阻止前体蛋白裂解，导致非成熟非感染性病毒颗粒堆积，进而产生抗病毒作用。

[2] 临床应用——鸡尾酒疗法：鸡尾酒疗法是 1995 年推出的，即 3 类抗 HIV 药的 3~4 种不同组合，同时或序贯联合应用。研究证明，联合用药可增强持续抑制艾滋病毒复制作用，具有相加或协同作用，同时也延缓或阻止因 HIV 变异而产生的耐药性。

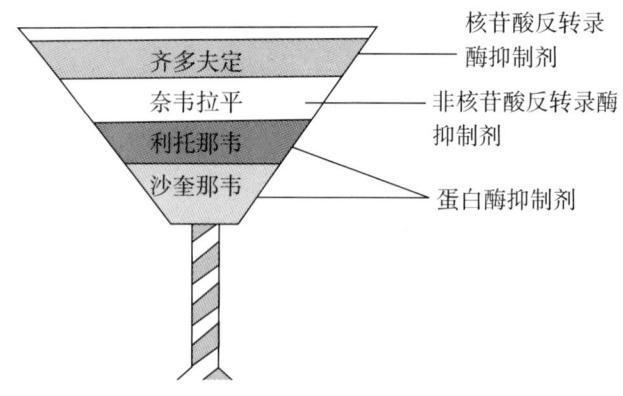

图 44-4 艾滋病的鸡尾酒疗法

二、抗真菌药

分类及常用药

抗真菌药深浅分，深部白念新隐菌。浅疾各种癣菌致，化学结构有四种。
抗生素类与唑类，丙烯胺类和嘧啶。作用机制分两种，抑制胞膜核酸成。

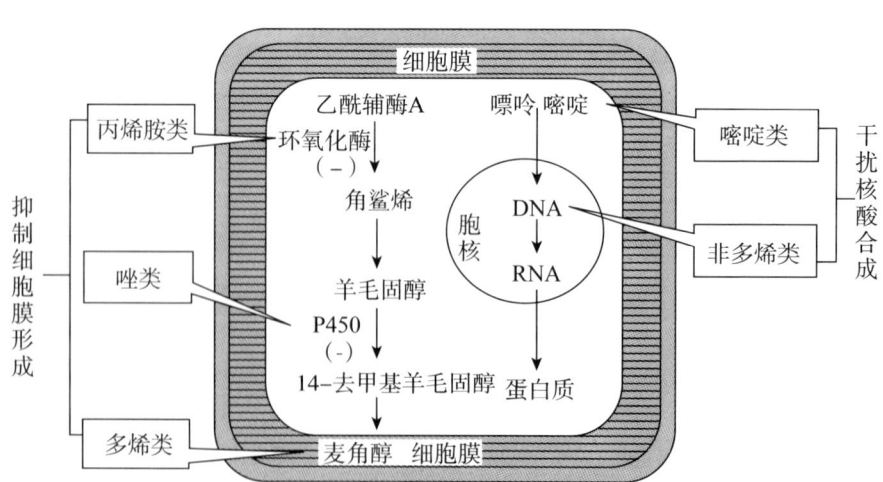

图 44-5 抗真菌药的作用机制

表 44-2　常用抗真菌药

代表药物	机制	药理作用	临床应用	不良反应
抗生素类				
两性霉素 B	与麦角固醇结合，增加胞膜通透性	抑制深部真菌	深部真菌感染首选	肾毒性、急性毒性、心脏毒性
制霉菌素	同两性霉素 B	抑制深部真菌	局部真菌感染（皮肤、口腔和阴道）	偶见胃肠反应
灰黄霉素	干扰真菌有丝分裂	抑制浅表皮肤癣菌病	浅表皮肤癣菌病	过敏反应、毒性反应
唑类				
酮康唑	抑制麦角固醇合成，增加胞膜通透性	广谱抗真菌	多种真菌病	肝毒性、胃肠反应、干扰激素合成
伊曲康唑	同酮康唑	同酮康唑	荚膜组织胞浆菌病、芽生菌病首选	轻度头痛、胃肠反应、脱发
其他类				
特比萘芬	抑制麦角固醇合成	广谱抗真菌	多种真菌病	少
氟胞嘧啶	干扰核酸合成	抑制真菌，高浓度可杀菌	念珠菌病、隐球菌病	胃肠反应、转氨酶升高
外用				
克霉唑	抑制 Cyt P-450 依赖性 14α-去甲基酶，抑制麦角固醇形成	广谱抗真菌	皮肤癣菌病、阴道黏膜念珠菌感染	
咪康唑		全身用药毒性大		
阿莫罗芬	抑制 14 位还原酶、7~8 位异构酶，抑制麦角固醇形成	对皮肤癣菌和念珠菌有抗菌作用	皮肤癣菌病、阴道黏膜念珠菌感染	
制霉菌素	与麦角固醇结合，增加膜通透性	对念珠菌作用较强，口服难吸收	肠道真菌感染，皮肤、口腔、阴道念珠菌感染	

两性霉素 B

首选真菌疾患重，提效降毒新剂型。广谱抗菌高浓杀，隐白芽美孢子菌。
局部感染静滴深，口服肠感损肝肾。

酮康唑

首个广谱可口服，有效抗菌深浅部。局部用药表浅染，二碱化物胃酸足。
口服胃肠反应多，内分泌异偶肝毒。

伊曲康唑

抗真菌谱比较广，深浅感染抗菌强。首选罕见真菌病，芽生菌感亦首当。
不良反应胃肠道，肝毒低于酮康唑。

抗真菌药的应用

灰黄治癣常有毒，两 B 制霉生深部。益咪酮氟诸康唑，克霉疗霉均广谱。

第四十五章 抗结核药及抗麻风药

一、抗结核药

抗结核药概况

根据特点分三类,作用机制划五型。一线二线新一代,利福衍生效更胜。
一线氯霉异烟肼,乙胺吡嗪利福平。二线对氨水杨酸,丙硫异胺利福汀。
早期联合需长程,定查肝功防毒性。

表45-1 抗结核药分类

分类方法	分类	药物
按疗效及应用分类	第一线抗结核药	异烟肼、利福平、乙胺丁醇、链霉素、吡嗪酰胺等
	第二线抗结核药	对氨基水杨酸、氨硫脲、卡那霉素、乙硫异烟胺、卷曲霉素、环丝氨酸等
	新一代抗结核药	利福喷汀、利福定、司帕沙星
按作用机制分类	阻碍细菌细胞壁合成的药物	环丝氨酸、乙硫异烟胺
	干扰结核菌代谢的药物	对氨基水杨酸钠
	抑制RNA合成药	利福平
	抑制结核杆菌蛋白质合成药	链霉素、卷曲霉素、紫霉素
	多种机制作用药	异烟肼、乙胺丁醇

一线抗结核药

一线药物疗效高,毒副作用比较小。抗结核药应首选,治疗失败二线上。

表45-2 一线抗结核药与二线抗结核药的比较

	一线抗结核药	二线抗结核药
抗菌作用	强	较弱
抗结核病疗效	高	低
毒性	小	大
应用	抗结核病首选	用于耐药菌及一线抗结核药治疗失败的患者

	一线抗结核药	二线抗结核药
常用药物	异烟肼、利福平、乙胺丁醇、链霉素、吡嗪酰胺	卡那霉素、阿米卡星、对氨基水杨酸（PAS）、环丙沙星、氧氟沙星、氨硫脲、环丝氨酸、卷曲霉素、乙硫异烟胺等

异烟肼

杀菌力强反应少，活动结核首选好。早期轻症单独用，规范化疗联用巧。
代谢类型定给药[1]，肝功血象动态晓。
注释：[1] 根据患者的不同代谢类型（快、中、慢）确定给药方案。

利福平

抗菌谱广作用强，不仅结核与麻风。多种革阴阳球菌，抗衣原体需高浓。
联用各型结核药，定期复查肝功能。

表 45-3 利福平与异烟肼的比较

	利福平（RFP）	异烟肼（INH）
药理特点	广谱抗菌，对结核、麻风强，作用与 INH 相当	对结核杆菌有很强的抑制和杀菌作用
	对多种 G^+、G^- 菌有效	对繁殖期和静止期的结核菌均有效
	对沙眼衣原体与病毒也有作用	单用易耐药
	机制：特异性与 RNA 多聚酶结合，阻碍 mRNA 合成	机制：抑制分枝菌酸生物合成，从而抑制 DNA 的合成
临床应用	治疗各型肺结核，包括初治及复发患者，也可治疗麻风和耐药金黄色葡萄球菌及其他敏感菌感染	各种类型结核的首选药
不良反应	胃肠道反应，肝毒性，流感综合征	周围神经炎，肝毒性，粒细胞减少、皮疹等

乙胺丁醇

较强抑菌与杀菌，干扰 RNA 合用[1]。他菌对其不敏感，单用易生耐药性。
主治各种结核病，注意球后视神经。
注释：[1] 乙胺丁醇与 Mg^{2+} 结合，干扰 RNA 合成，从而抑制结核杆菌。

其他一线抗结核药

首个链霉抗结核，不及异利疗效好。结脑效差易过敏，吡嗪酰胺转酶高。
吡嗪单用易耐药，酸性环境效强超。

表 45-4　常用一线抗结核药的比较

药物	抗菌谱	抗菌力	穿透力	耐受性	不良反应
异烟肼	结核杆菌	强（+++）	强	易	外周神经炎、肝损害
利福平	G^+、G^- 菌、结核杆菌	强（++）	强	较易	肝损害
链霉素	G^+、G^- 菌、结核杆菌	较强（++）	强	易	耳毒性等
乙胺丁醇	结核杆菌	较强（++）	强	较慢	视神经炎
吡嗪酰胺	结核杆菌	较强（++）	强	易	肝损害、诱发痛风、关节痛等

二线抗结核药

卷曲乙丙硫异胺，环丝对氨水杨酸。对氨仅抑胞外菌，抗菌谱窄可损肝。
抑菌机制同磺胺，不良反应亦相般。

表 45-5　二线抗结核药

药名	作用	应用	不良反应
氨硫脲	作用与 PAS 相当或稍差	对异烟肼耐药患者，也用于麻风病	胃肠道反应、皮疹、剥脱性皮炎等
乙硫异烟胺	作用弱于异烟肼，强于链霉素，易产生耐药	对异烟肼、链霉素耐药患者	胃肠道反应、肝炎
丙硫异烟胺	作用与乙硫异烟胺类似	与乙硫异烟胺相同	胃肠道反应
对氨水杨酸异烟肼	作用与 PAS 和异烟肼相同	同异烟肼、PAS，也用于麻风病	轻
卷曲霉素	抑制结核分枝杆菌	二线抗结核药，用于复治耐药结核患者	肾与第Ⅷ对脑神经损害
环丝氨酸	作用弱于异烟肼、链霉素	复治耐药结核患者	胃肠道反应、头痛、眩晕、嗜睡、震颤等

新一代抗结核药

利福喷汀利福定,司帕沙星共三种。喷汀每周用两次,强度七倍利福平。
利福定变现少用,司帕沙星有前景。

表 45-6　新一代抗结核药

药物	特点
利福喷汀	利福霉素的衍生物,特点是半衰期长,由于 $t_{1/2}$ 为 26h,每周只需给药 2 次,其抗菌强度七倍于利福平,且具有一定抗艾滋病能力
利福定	我国首先用于临床的人工合成利福霉素衍生物。抗菌作用强大,抗菌谱广,其抗结核能力强于利福平。利福定稳定性差,易改变晶形而失效,且发生率较高,故现已少用
司帕沙星	属第三代氟喹诺酮类。抗菌谱广,对临床分离的 G^+ 和 G^- 菌、厌氧菌、支原体、衣原体、分枝杆菌均有较强杀灭作用。对耐异烟肼、利福平的结核杆菌有效,可用于对其他抗结核药(如异烟肼、利福平)产生耐药性的结核病治疗,是一类有发展前景的新型抗结核药,但有严重不良反应,如光敏反应,宜慎用

抗结核药的应用原则

早期联合适量用,全程规则应坚持。

表 45-7　抗结核药的应用原则

应用原则	说明
早期用药	一旦确诊立即给药治疗
联合用药	可增强疗效、避免严重的不良反应,延续耐药性的产生
适量用药	用药剂量适当,不宜过大或用量不足
坚持全程规则用药	有规律的长期用药,不随意改变药物剂量或品种,不过早停药

二、抗麻风药

抗麻风药

通常合用疗各型,传统首选氨苯砜。不良反应常溶贫,砜苯咪唑是新型。
氯法齐明利福平,罗红克拉亦堪用。

表 45-8 抗麻风药的作用特点比较

药名	作用	应用	不良反应
氨苯砜（DDS）	拮抗对氨苯甲酸，抑制叶酸合成，抑制麻风杆菌	治疗麻风病首选药，单用或联合应用治疗各型麻风	溶血、贫血、胃肠道反应、过敏反应、肝损害、氨苯砜综合征
氯法齐明	杀菌作用，抗炎作用	对氨苯砜过敏或耐药患者，抗麻风反应	胃肠道反应、皮肤瘙痒、皮肤红染
利福平	杀菌作用	作为多药联合治疗方案中的一种药物	肝损害
巯苯咪唑（麻风宁）	抗麻风作用强	对氨苯砜过敏或耐药患者	毒性低
培氟沙星	杀菌作用，延迟其生长	各型麻风病	胃肠道反应、皮疹、头痛、眩晕、失眠
氧氟沙星	抗麻风作用强	各型麻风病	胃肠道反应
斯帕沙星	抗麻风作用强	各型麻风病	胃肠道反应
克拉霉素	抗麻风作用强	各型麻风病	胃肠道反应
罗红霉素	抗麻风作用强	各型麻风病	胃肠道反应

第四十六章 抗寄生虫药

一、抗疟药

概述

抗疟药分三类型：症状传播控病因，氯喹伯喹青蒿素，乙胺嘧啶和奎宁。伯喹氯喹主治疗，乙胺嘧啶预防用。

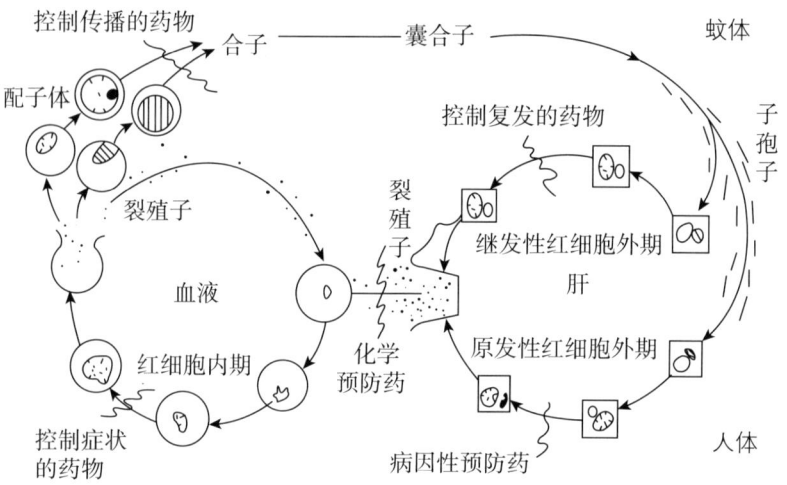

图 46-1 疟原虫生活史和各类抗疟药的作用部位

表 46-1 抗疟药的分类

分类	代表药	作用机制
主要用于控制症状的抗疟药	氯喹、奎宁、青蒿素等	杀灭红细胞内期的裂殖体，中断疟原虫的无性生殖周期
主要用于控制复发和传播的抗疟药	伯氨喹等	杀灭间日疟继发性红细胞外期的子孢子及各种疟原虫的配子体
主要用于病因性预防的抗疟药	乙胺嘧啶、磺胺类等	杀灭原发性红细胞外期的疟原虫

常用药物

氯喹控症效强长，青蒿可透脑屏障。伯喹根治抗复发，乙胺嘧啶主预防。

表 46-2　几种常用抗疟药的作用、应用及不良反应

药物	作用	应用	不良反应
氯喹	①抑制疟原虫对血红蛋白的消化，作用于血红蛋白的处置，减少了疟原虫生存必需氨基酸的供应　②抑制血红蛋白聚合酶活性，使有毒的血红蛋白转化为疟色素受阻，从而减少对人体的伤害	用于间日疟，三日疟，恶性疟控制症状	轻度头晕、头痛、胃肠不适、皮疹、视力障碍，肝肾损害
奎宁	作用机制与氯喹相似	控制各型疟疾症状，对氯喹耐药的恶性疟以及严重脑型疟	金鸡纳反应，心肌抑制，特异质反应，子宫兴奋作用，中枢神经抑制
甲氟喹	奎宁的衍生物，作用类似奎宁	控制症状，与奎宁、氯喹无交叉耐药性	治疗量可出现消化道反应，头痛、失眠、焦虑、急性精神病、癫痫等
伯氨喹	杀灭肝中的休眠子和各种疟虫的配子体	用于控制疟疾的复发和传播，很少产生耐药	毒性比较大，每日剂量超过30mg可有乏力、头晕、恶心、呕吐、发绀、腹痛等。禁止注射给药
青蒿素	杀灭红细胞内期裂殖体，控制症状	用于间日疟、恶性疟、脑型疟疗效好，与磺胺多辛、乙胺嘧啶合用可延缓耐药性发生，与伯氨喹合用可降低复发率	较少，有轻度的消化道反应，有时有四肢麻木、心动过速等
乙胺嘧啶	抑制二氢叶酸还原酶的活性，阻止疟原虫核酸合成，抑制疟原虫红细胞外期增生，含药血液被吸入蚊体后，能阻止疟原虫在蚊体的增殖	用于控制恶性疟疾症状发作，控制传播	长期大剂量用药可引起巨细胞性贫血
磺胺和氨苯砜	都能与PABA竞争二氢叶酸合成酶，抑制疟原虫二氢叶酸的合成，抑制疟原虫红细胞内期的增生，与乙胺嘧啶或TMP合用可增效	主要用于耐氯喹的恶性疟	见磺胺类和砜类药物

注释：乙胺嘧啶与周效磺胺合用，对疟原虫叶酸代谢产生双重阻断作用，既可增加疗效，又可减少抗药性的产生。

表 46-3 抗疟药对疟原虫各期的抗疟作用比较

抗疟药	红外期速发型	红外期迟发型	红细胞内期		蚊体内繁殖期
	病因预防	防止复发	裂殖体（控制症状与预防）	配子体（防治传播）	防治传播
主要控制症状的药物：氯喹、奎宁	−	−		−	−
主要控制复发和传播的药物：伯氨喹	±	++	+（良性）	+++	
主要用于病因预防的药物：乙胺嘧啶	++	−	++（未成熟裂殖体）	−	++

注释：+ 略有效，++ 有效，+++ 强效，− 无效。

其他抗疟药

其他抗疟药数种，根据临床可选用。

表 46-4 其他抗疟药

药物	类别	抗疟作用	临床用途
咯萘啶	控制症状药物	破坏疟原虫复合膜及食物泡，杀灭红细胞内期裂殖体	治疗各型疟疾，包括脑型疟和对氯喹有抗药性患者
木芴醇	控制症状药物	对间日疟的有性体和无性体及恶性疟的无性体有杀灭作用	用于间日疟及抗氯喹或多药抗性的恶性疟
双氢青蒿素	控制症状药物	青蒿素及蒿甲醚的有效代谢产物，作用同青蒿素	同青蒿素，有效率100%，复发率低，约为2%
磺胺多辛、氨苯砜	病因性预防药	抑制二氢叶酸合成酶，影响疟原虫二氢叶酸的生成	单用效果差，与乙胺嘧啶合用可增强疗效

抗疟药的联合应用

根据原虫生活史，联合用药可根治。

表 46-5　抗疟药的联合应用

临床症状	联合用药	用药目的
发作期控制症状	氯喹+伯氨喹	控制症状+防止复发+预防传播
脑型恶性疟	青蒿素+奎宁（静脉滴注）	脑内药物浓度高
耐氯喹恶性疟	青蒿素+甲氟喹 乙胺嘧啶+磺胺多辛+甲氟喹	协同作用
预防用药	乙胺嘧啶+氯喹	病因性预防+症状性预防
休止期用药	乙胺嘧啶+伯氨喹	防止复发

二、抗阿米巴病药及抗滴虫药

抗阿米巴病药

抗阿米巴药三类：肠外氯喹依米丁，甲硝替硝肠内外，肠内氯尼特巴龙。选药部位类型定，皆有胃肠道反应。

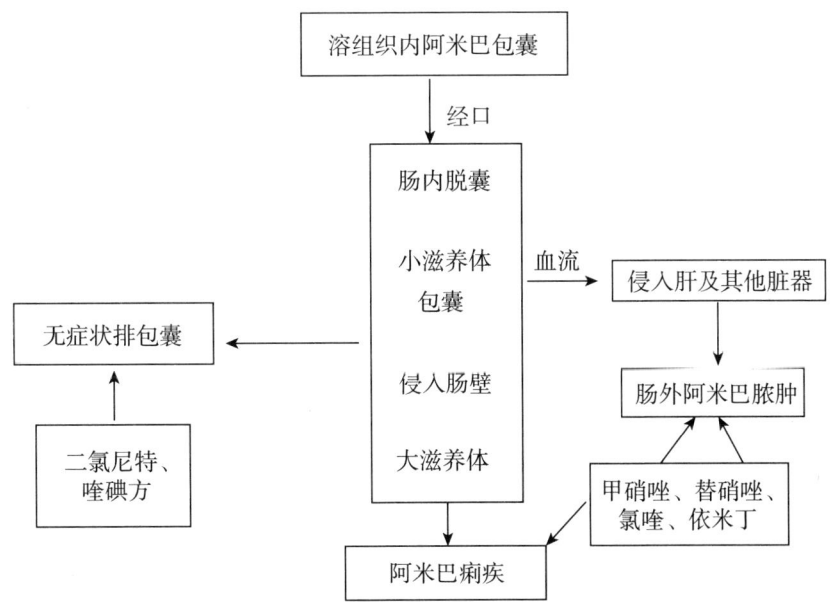

图 46-2　阿米巴病及抗阿米巴病药物的作用特点

表 46-6　抗阿米巴病药的分类

分类	代表药物
抗肠内外阿米巴病药	甲硝唑、替硝唑、依米丁（吐根碱）
抗肠内阿米巴病药	卤化喹啉药、某些抗生素（巴龙霉素、土霉素）、二氯尼特
抗肠外阿米巴病药	氯喹

表 46-7　常用抗阿米巴病药物比较表

药物	作用特点	体内分布特点	适应证	不良反应
甲硝唑	对大滋养体作用强，对小滋养体和包囊作用弱	吸收完全，分布广，组织浓度高，肠腔浓度低	各型阿米巴病首选	胃肠道反应，偶有白细胞暂时性减少
依米丁	直接杀灭大滋养体，对小滋养体无效	肠腔内浓度低，肠外肠壁中可达有效浓度	急性阿米巴痢疾，肠外阿米巴病不能口服甲硝唑者	毒性大，出现中毒性心肌炎、胃肠道刺激等
氯喹	直接杀灭大滋养体，对肠内阿米巴无效	口服吸收完全，肝中浓度高，肠壁、肠腔内很低	肝阿米巴脓肿	长期、大量应用可致心律失常，视网膜病变
喹碘方	作用弱，抑制肠道共生菌的生长和直接杀灭作用	口服不易吸收，肠腔浓度高	无症状包囊携带者	大剂量可致腹泻，肝肾功能不良、甲亢和碘过敏者禁用
二氯尼特	直接杀灭滋养体，对肠外阿米巴无效	口服肠内吸收，主要从尿中排泄	肠内阿米巴病，无症状包囊携带者首选	不良反应轻微
抗生素（巴龙霉素、土霉素、红霉素）	作用强，抗肠道共生菌生长，还有直接杀灭作用	不易吸收，肠内浓度高	急、慢性阿米巴痢疾	不良反应轻微

表 46-8　阿米巴病的药物治疗

	首选药物	次选药物
无症状排包囊者	二氯尼特	巴龙霉素
轻、中度肠道感染（非痢疾性肠炎）	甲硝唑＋二氯尼特/巴龙霉素	二氯尼特/巴龙霉素
严重肠道感染（痢疾）	甲硝唑＋二氯尼特，病重不能口服者，先静脉滴注甲硝唑，能口服时改用上述药物	巴龙霉素＋二氯尼特，病重不能口服者，先皮下注射去氢依米丁或依米丁，能口服时改用上述药物
阿米巴肝脓肿	甲硝唑＋二氯尼特	去氢依米丁/依米丁或氯喹＋二氯尼特
脑阿米巴病或其他肠外阿米巴病	甲硝唑＋二氯尼特	同阿米巴肝脓肿，但氯喹疗效较差

抗滴虫病药——甲硝唑

肠内肠外作用强，杀灭阿米巴滋养。鞭毛滴虫疗效好，还抗革阳阴厌氧。
脆弱杆菌很敏感，吐泻恶心腹痛常。

表 46-9　抗滴虫病药

药物	作用特点	适应证	不良反应
甲硝唑	杀灭阿米巴大滋养体，抗滴虫及贾第鞭毛虫，抗厌氧菌，不易产生耐药	急性阿米巴痢疾和肠外阿米巴病，泌尿生殖道滴虫，厌氧菌感染，贾第鞭毛虫病	恶心、口腔金属味、四肢麻木、感觉异常等。饮酒可致急性酒精中毒
替硝唑	作用类似甲硝唑，半衰期长	阿米巴痢疾，肠外阿米巴病，阴道滴虫病	少
乙酰胂胺（滴维净）	直接杀死滴虫，肠道局部使用	阴道滴虫病	阴道分泌物增多

注释：甲硝唑是目前治疗阴道滴虫病最有效的药物，抗甲硝唑滴虫感染可用乙酰胂胺、曲古霉素等治疗。

三、抗血吸虫病药和抗丝虫病药

药物种类

吡喹酮治血吸虫，高效低毒疗程短。血肠肺络华支睾，各型吸虫疗效好。
乙胺嗪即海群生，杀灭丝虫反应轻。

四、抗肠蠕虫药

药物种类

（1）
广谱抗蠕有三种，甲苯阿苯噻嘧啶。哌嗪驱蛔又驱蛲，左旋咪唑多线虫。
氯硝柳胺杀绦虫，抗吸驱绦吡喹酮。

（2）
线虫广谱肠虫清，甲苯达唑噻嘧啶。兼增免疫左咪唑，蛔蛲软瘫驱蛔灵。
丝虫专用海群生，绦虫理当灭绦灵。吸绦都用吡喹酮，线吸绦全肠虫清。

甲苯达唑

高效低毒抗虫广，蛔蛲钩绦都有效。机制之一抑代谢，其二 ATP 干扰。
禁用肝肾不全者，不良反应比较少。

表 46-10 常用抗肠蠕虫药物的作用比较

药物	作用靶点	抗虫谱	不良反应
甲苯达唑	使线虫微管消失，抑制虫体对葡萄糖的摄取，减少糖原量，阻碍虫体生长发育，可杀灭钩虫卵、蛔虫卵、鞭虫卵	线虫、蛔虫、蛲虫、鞭虫、钩虫、绦虫	腹痛、腹泻、过敏反应
阿苯达唑（肠虫清）	同甲苯达唑，对棘球蚴病、囊虫病、旋毛虫病、华支睾吸虫病、肺吸虫病、脑囊虫病有效	蛔虫、蛲虫、钩虫、鞭虫、粪类圆线虫、绦虫、华支睾吸虫、旋毛虫、肺吸虫病	消化道反应、头晕、嗜睡、头痛
吡喹酮	增加虫体对 Ca^{2+} 的通透性，使虫体麻痹	绦虫（牛带、猪带绦虫、阔节裂头绦虫、短膜壳绦虫）、华支睾吸虫、肝吸虫、肺吸虫、姜片虫	腹部不适
哌嗪（驱蛔灵）	使虫体肌肉膜超极化，抑制神经-肌肉传递，致虫体发生弛缓性麻痹而随肠蠕动排出	蛔虫、蛲虫	少见
噻嘧啶（驱虫灵）	使虫体神经-肌肉去极化，引起虫体痉挛和麻痹	蛔虫、钩虫、蛲虫、毛圆线虫	胃肠不适、头晕、发热
氯硝柳胺	抑制绦虫线粒体ADP的无氧磷酸化，阻碍产能过程，抑制葡萄糖摄取，从而杀死其头节和近端节片	牛带绦虫	消化道反应
左旋咪唑	抑制琥珀酸脱氢酶，导致ATP↓	线虫、钩虫、蛔虫、绦虫、囊虫	少，妊娠早期、肝功能不全者禁用

抗蠕虫病药的选择

合理选药很重要，药效安全要参考。价格来源病特点，首选次选需记牢。

实质驱虫适应证，首选甲苯阿苯好。

表 46-11　肠蠕虫病药物的适应证及合理选用

适应证	首选药物	次选药物
蛔虫感染	甲苯达唑、阿苯达唑	噻嘧啶、哌嗪、左旋咪唑
蛲虫感染	甲苯达唑、阿苯达唑	噻嘧啶、哌嗪、恩波吡维胺
钩虫感染	甲苯达唑、阿苯达唑	噻嘧啶
鞭虫感染	甲苯达唑	
绦虫感染	吡喹酮	氯硝柳胺
姜片虫感染	吡喹酮	
华支睾吸虫感染	吡喹酮	阿苯达唑
猪囊尾蚴病	吡喹酮、阿苯达唑	
棘球蚴病	阿苯达唑	吡喹酮、甲苯达唑
包虫感染	阿苯达唑	甲苯达唑、吡喹酮

第四十七章 抗肿瘤药

一、抗肿瘤药的分类

分类

总体分类有三种：根据来源分六种，周期特异非特异，生化机制最多用，具体又分六亚型，新型多环节作用。

表 47-1 抗肿瘤药的分类方法

分类方法	药物类型
根据药物化学结构和来源分类	烷化剂、抗代谢物、抗肿瘤抗生素、抗肿瘤植物药、激素类、杂类
根据抗肿瘤作用的生化机制分类	干扰核酸生物合成的药物、直接影响 DNA 结构与功能的药物、干扰转录过程和阻止 RNA 合成的药物、干扰蛋白质合成与功能的药物、影响激素平衡、抑制肿瘤的药物、新型
根据药物作用的周期或时相特异性分类	细胞周期非特异性药物、细胞周期（时相）特异性药物

抗肿瘤药物对细胞增殖周期的影响

周期特异性药物，作用 SMG_1 期。周期非特异药物，G_0 期也能杀癌 C。

表 47-2 抗肿瘤药物对细胞增殖周期的影响

	细胞周期特异性药物	细胞周期非特异性药物
分类及代表药	①作用于 S 期的药物：抗代谢物和 MTX，5-FU，Ara-C，6-MP ②作用于 M 期的药物：生物碱类，如长春新碱、紫杉醇 ③作用于 G_1 期的药物：L-门冬酰胺酶	①烷化剂：如氮芥、环磷酰胺、塞替派、白消安 ②亚硝基脲类：卡莫司汀 ③抗肿瘤抗生素：阿霉素、柔红霉素、丝裂霉素 C、博来霉素 ④顺铂、激素类
药物作用特点	主要杀灭增生周期某一时期的特异性药物，对高生长比率的癌症有效	对增生周期任何时相甚至静止期细胞均有杀灭作用。对低生长比率的癌，如实体癌和高生长比率的癌症都有效

注释：MTX，甲氨蝶呤；5-FU，氟尿嘧啶；Ara-c，阿糖胞苷；6-MP，巯嘌呤。

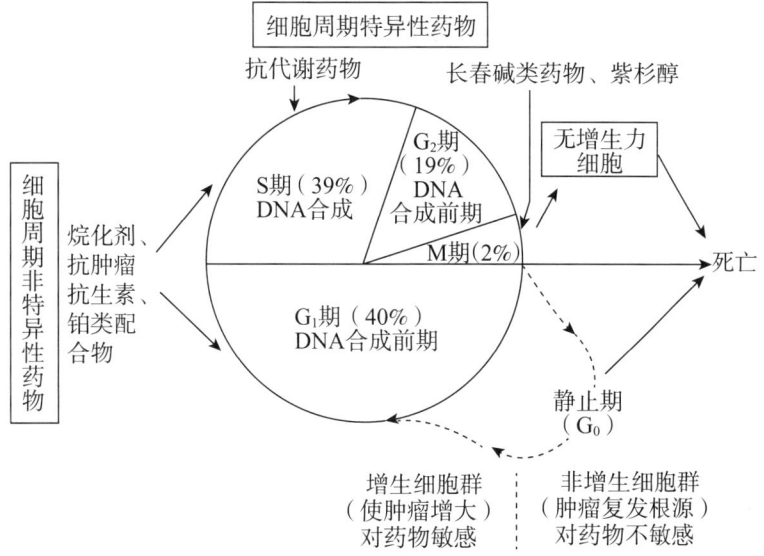

图 47-1　细胞增殖周期及药物作用示意图

二、常用抗肿瘤药

（一）细胞毒类抗肿瘤药

概述

细胞毒类抗癌药，抑制癌细胞增殖。影响核酸之合成，干扰核酸之功能。阻止转录 RNA，抑制蛋白质合成。

表 47-3　细胞毒类抗肿瘤药的分类

按作用机制分类	代表药物
影响核酸生物合成的药物	
二氢叶酸还原酶抑制剂	氨甲蝶呤
胸苷酸合成酶抑制剂	氟尿嘧啶
嘌呤核苷酸互变抑制剂	巯嘌呤
核苷酸还原酶抑制剂	羟基脲
DNA 多聚酶抑制剂	阿糖胞苷
影响 DNA 结构与功能的药物	
烷化剂	氮芥、环磷酰胺、塞替派、白消安、卡莫司汀
破坏 DNA 的铂类配合物	顺铂、卡铂
破坏 DNA 的抗生素类	丝裂霉素、博来霉素
拓扑异构酶抑制剂	喜树碱类 - 喜树碱 鬼臼毒素衍生物 - 依托泊苷

续表

按作用机制分类	代表药物
干扰转录过程和阻止RNA合成的药物	放线菌素、多柔比星、柔红霉素
抑制蛋白质合成与功能的药物	
微量蛋白抑制剂	长春碱类：长春碱、长春新碱、长春地辛、长春瑞滨
干扰核蛋白体功能的药物	紫杉醇类：紫杉醇
	碱尖杉酯碱、高三尖杉酯碱
影响氨基酸代谢的药物	L-门冬酰胺酶

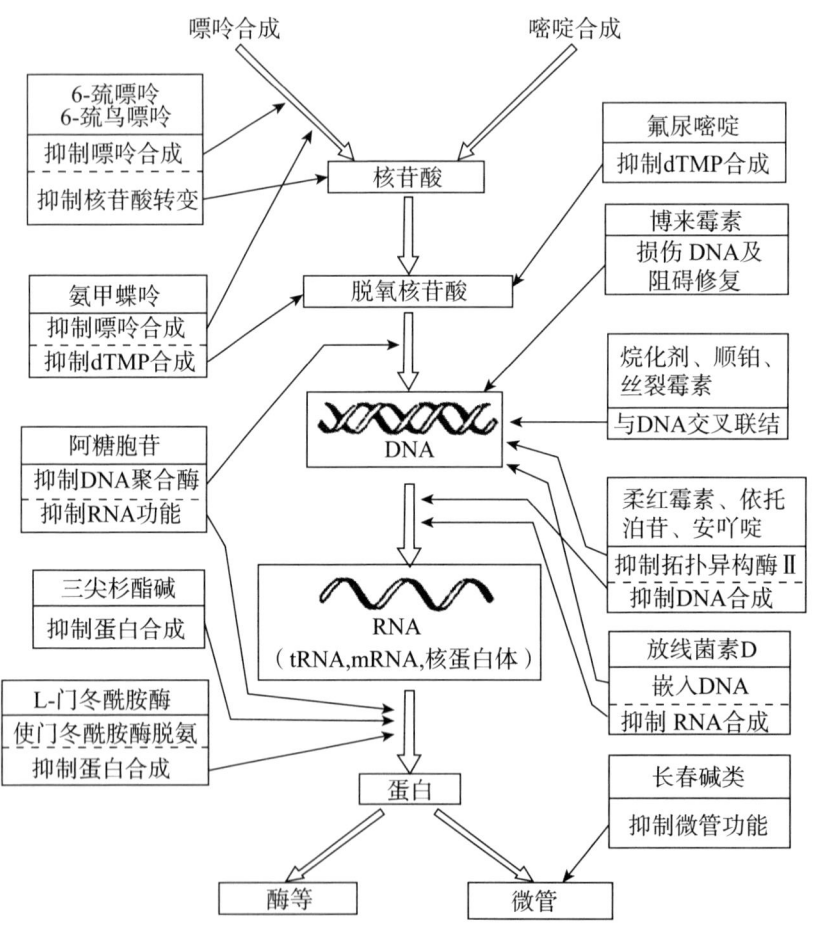

图 47-2　抗肿瘤药的作用部位示意图

干扰核酸合成常用药物

药物均周期特异,氨甲蝶呤羟基脲。氟尿嘧啶巯嘌呤,阿糖胞无耐药性。
上述多为酶抑制,互变抑制是巯嘌[1]。

注释:[1] 上述药物多为酶抑制剂,6-MP 是嘌呤核苷酸互变抑制剂。

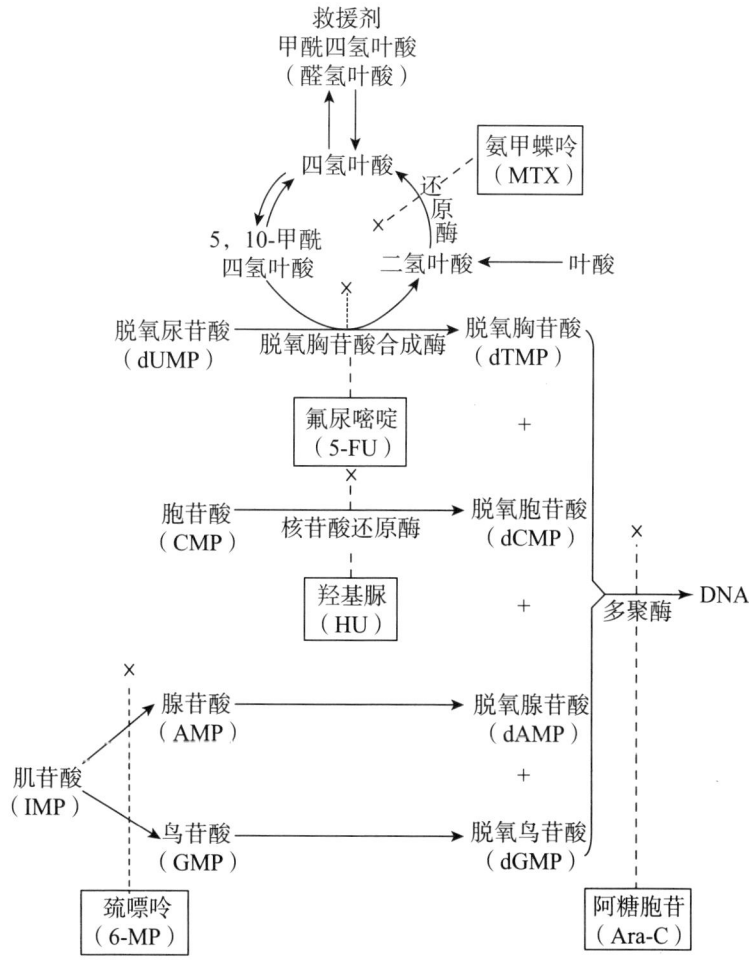

图 47-3 抗代谢的抗肿瘤药阻断 DNA 合成的作用环节

氟尿嘧啶

胸苷酸酶抑制药,核酸蛋白均干扰。主治消化乳腺癌,宫颈膀胱与卵巢。
头颈肿瘤也有效,毒性骨髓消化道。

表 47-4 常用影响核酸生物合成药物的作用、应用和不良反应

分类	药物	作用	应用	不良反应
叶酸拮抗药	氨甲蝶呤（MTX）	能与二氢叶酸竞争，抑制二氢叶酸还原酶的活性，使二氢叶酸不能变为四氢叶酸。因此脱氧尿苷酸不能变成脱氧胸腺嘧啶核苷酸，阻止了DNA的合成。主要作用于细胞周期的S期	对儿童急性淋巴细胞白血病疗效较好，对绒癌有效率约85%，高剂量MTX加醛氢叶酸治疗成骨肉瘤也可获得较好疗效	主要对胃肠道上皮和骨髓呈毒性反应，如口腔炎、胃炎、腹泻、血便，白细胞、血小板减少，久用可致肝硬化和肝纤维化。其他尚有脱发、皮炎、流产、畸胎等不良反应
嘧啶拮抗药	氟尿嘧啶（5-FU）	在体内转化为5-氟尿嘧啶脱氧核苷酸（5-FUdRP），与胸苷酸合成酶的活性中心形成共价结合，抑制此酶的活性，使脱氧胸苷酸缺乏，DNA合成受阻。本品也可变成三磷酸氟尿嘧啶核苷（FUTP），以伪代谢物形式掺入RNA，影响RNA和蛋白质合成。对S期和其他各期细胞都有作用	主要用于治疗消化道肿瘤，如胃癌、肠癌、肝癌，对其他实体瘤如乳腺癌、卵巢癌、肺癌、绒癌、膀胱癌、宫颈癌、胰腺癌等也有效	食欲缺乏、恶心、呕吐、肠道口腔炎症，重者血性腹泻可致死亡。骨髓抑制、脱发、共济失调，因刺激可致静脉或动脉炎，偶见肝功和肾功损害
嘌呤拮抗药	巯嘌呤（6-MP）	嘌呤类拮抗剂，在体内受次黄嘌呤核苷焦磷酸酶（HCPRT）催化变为硫代肌苷酸（TIMP）才有活性。TIMP可抑制肌苷酸转变为腺苷酸和鸟苷酸，干扰嘌呤代谢，阻止DNA合成。主要作用于S期细胞	主要用于治疗白血病，单用可使25%儿童和10%成人完全缓解，对绒癌、恶性葡萄胎、肾病综合征、红斑狼疮等有一定疗效	主要有骨髓抑制，也有胃肠道反应，成人厌食、恶心、呕吐发生率为25%，约1/3出现黄疸，少见肝炎和腹泻，也有脱发、致畸胎作用，偶见高尿酸血症
	硫代鸟嘌呤（6-TG）	作用与6-MP相似，在体内转变为硫代乌嘌呤核苷酸（6-TGRP）才显活性。6-TGRP是嘌呤生物合成开始的羟基转移酶反馈阻滞剂，也具有阻滞次黄苷酸转变成乌苷酸（GMP）和GMP转化为GDP和GTP的作用。本品能变为脱氧乌嘌呤核苷酸，掺入DNA干扰其合成，属S期特异性药	用于各型急性白血病，特别是对某些治疗白血病产生抗药的病例有效	有骨髓抑制、胃肠反应、高尿酸血症，肝肾功能不良，有胆道疾病、痛风史和尿酸盐结石者应慎用

续表

分类	药物	作用	应用	不良反应
核苷酸还原酶抑制药	羟基脲（HU）	阻止核糖核酸还原为脱氧核糖核苷酸，抑制DNA合成，属S期特异性药物	主要用于慢性粒细胞白血病，也用于其他癌症	骨髓抑制、消化道反应、脱发、眩晕、皮疹、致畸、孕妇忌用
DNA多聚酶抑制药	阿糖胞苷（Ara-C）	属嘧啶类抗代谢药，在体内受磷酸激酶活化变成三磷酸阿糖胞苷，对DNA多聚酶有强的抑制作用，并可抑制核苷酸还原酶，阻止胞嘧啶核苷酸还原成脱氧胞嘧啶核苷酸，影响DNA复制，使癌细胞死亡，属S期特异性药物	用于各类急性白血病，对其他癌症也有一定疗效	骨髓抑制，久用可出现恶心、呕吐、口腔溃疡、血栓静脉炎和肝功能受损

（二）直接影响DNA结构与功能的药物

🌿 烷化剂——环磷酰胺（CTX）

广谱抗瘤应用广，烷化错码细胞亡。淋巴瘤恶效果显，骨血乳卵睾差强。
肺癌神经母亦效，注意脱发与胃肠。

🌿 卡铂

卡铂铂类第二代，交联破坏DNA。细胞周期非特异，活性较强低毒害。
不良反应抑骨髓，主治肺卵睾鳞癌。

表47-5 影响DNA结构与功能药物的作用和应用特点及不良反应

药物	作用和应用特点	不良反应
烷化剂氮芥（HN₂）	与DNA交叉联结，或在DNA和蛋白质之间交叉联结，阻止DNA复制造成细胞损伤或死亡，对亚性淋巴瘤和未分化的肺癌效果较好，对头颈部肿瘤、乳腺癌、卵巢癌、绒癌、慢性白血病也有效。适用于"半身化疗"	主要有骨髓抑制，其次是胃肠道反应，并有头痛、眩晕、耳鸣、脱发和血象变化等
环磷酰胺（CTX）	体外无药理活性，在体内经肝微粒体酶系统氧化活化，与DNA碱基结合形成交叉联结，影响DNA功能，杀灭癌细胞，用于急慢性淋巴细胞白血病，恶性淋巴瘤疗效显著。对卵巢、乳腺、鼻咽、肺、宫颈、前列腺、结肠等癌症也有效	骨髓抑制，胃肠道刺激，膀胱尿道刺激可致血尿、脱发，大剂量可引起心、肺、肝毒性，少数人头晕幻视，久用致闭经、少精，孕妇致畸等

续表

药物	作用和应用特点	不良反应
塞替派（TSPA）	在体内硫代磷酰胺可先转变为三乙撑磷酰胺（硫变为氧）活化起烷化作用，对多种肿瘤有效，如乳腺癌、卵巢癌、膀胱癌、肝癌、宫颈癌、肺癌、甲状腺癌、食管癌、胃癌、直肠癌等	主要为骨髓抑制，偶有白细胞减少，胃肠道反应少而轻
白消安（BUS）	可与DNA交叉联结，主要用于慢性粒细胞白血病，也可用于慢性淋巴细胞白血病和淋巴瘤	骨髓抑制、粒细胞血小板减少，胃肠反应轻，久用或大剂量可致肺纤维化、皮肤色素沉着、高尿酸血症、闭经、睾丸萎缩等
卡莫司汀（BCNU）	除了烷化DNA外，对蛋白质和RNA也有烷化作用，并能透过血-脑屏障。治疗原发或颅内转移瘤、恶性淋巴瘤、骨髓瘤等	骨髓抑制、胃肠道反应、肺部毒性

破坏DNA的抗生素

丝裂霉素与博来，均使DNA破坏。丝裂烷化双链断，博来络合单链开。
前者谱广胃肺血，后者鳞状上皮癌。

表47-6 丝裂霉素与博来霉素的比较

	丝裂霉素（MMC）	博来霉素（BLM）
化学结构	具有乙撑亚胺及氨甲酰酯基团（烷化作用）	含多肽糖肽（络合作用）
作用机制	DNA双链断裂	DNA单链断裂
临床用途	胃癌、肺癌、白血病等	各种鳞状上皮癌
不良反应	主要是骨髓抑制，其次是消化道反应	发热、脱发等，肺毒性最严重

（三）阻止RNA合成的抗生素

概述

更生柔红阿三种，两种蒽环更常用[1]。放线菌D为窄谱，恶葡绒毛母癌肾。
二柔谱广疗效好，心脏毒性较严重。
注释：[1] 柔红霉素和阿霉素都属于蒽环类抗生素。

表 47-7　干扰 DNA 转录过程的抗癌药物的作用及特点

药　物	作　用	应　用	不良反应
放线菌素 D，更生霉素（DACT）	多肽类抗肿瘤抗生素，能嵌入到 DNA 双螺旋中相邻的鸟嘌呤和胞嘧啶碱基之间，阻碍 RNA 多聚酶的功能，阻止 RNA 特别是 mRNA 的合成。虽属周期非特异性药物，但对 G_1 期作用较强，且可阻止 G_1 期向 S 期转变	抗瘤谱窄，对恶性葡萄胎、绒毛膜上皮癌、霍奇金病和恶性淋巴瘤、肾母细胞瘤、骨骼肌肉瘤及神经母细胞瘤疗效较好，联合应用放疗，可提高肿瘤对放疗的敏感性	消化道反应，如恶心、呕吐、口腔炎等；骨髓抑制，血小板减少，甚至全血细胞减少；少数患者出现脱发、皮炎和畸胎等
柔红霉素，柔毛霉素，红比霉素，正定霉素（DNR）	与 DNA 形成复合物，抑制 DNA、RNA 合成，特别是抑制 mRNA 合成	用于对常用抗肿瘤药耐药的急性淋巴细胞白血病或粒细胞白血病，但缓解期短	骨髓抑制、消化道反应和心脏毒性
阿霉素，多柔霉素（ADM）	蒽环类抗生素，嵌入 DNA 碱基对之间，结合到 DNA 上，阻止 RNA 转录，抑制 DNA 合成，也能阻止 DNA 复制，对 S 期细胞更敏感	抗瘤谱广，疗效强。主要用于对常用抗肿瘤药耐药的急性淋巴细胞白血病或粒细胞白血病、恶性淋巴瘤、乳腺癌、卵巢癌、小细胞肺癌、胃癌、肝癌、膀胱癌等	最严重的不良反应是引起心肌退行性病变和心肌间质水肿，还可引起骨髓抑制、消化道反应、皮肤色素沉着、脱发等
普卡霉素（MTH）	与 DNA 结合部位是鸟嘌呤，抑制依赖 DNA 的 RNA 聚合酶，干扰 RNA 合成	对各种肿瘤引起的高钙血症疗效好，对脑胶质细胞瘤、脑转移性癌、恶性黑色素瘤、鼻咽癌、乳腺癌、胃肠道肿瘤等有效	胃肠道刺激、骨髓抑制、局部刺激，少数患者出现头痛、乏力、烦躁等

（四）抑制蛋白质合成与功能的药物

概述

抑蛋白药常用三：长春紫杉抑微管，抑核蛋白三尖杉，门冬酶抑氨基酸。长春新碱最常用，儿童急淋高缓解。

表 47-8　干扰蛋白质合成与功能的药物

分类	药物	作用	应用	不良反应
微管蛋白活性抑制剂	长春碱（VLB）	与微管蛋白结合，使纺锤丝不能形成，细胞有丝分裂停止于中期	急性白血病、恶性淋巴瘤、绒癌、睾丸癌	骨髓抑制，神经毒性，消化道反应，脱发
	长春新碱（VCR）	同上	对儿童急性淋巴细胞白血病疗效较好，起效快	骨髓抑制不明显，神经毒性较大
	紫杉醇	新型抗微管药物，促进微管聚合，抑制微管解聚，影响纺锤体的功能，抑制瘤细胞的有丝分裂	对卵巢癌、乳腺癌有独特疗效，对顺铂耐药及未控制的卵巢癌也有效，对肺癌、食管癌等也有一定疗效	骨髓抑制，过敏反应，神经毒性，心脏毒性
干扰核蛋白体功能药物	高三尖杉酯碱	抑制蛋白质合成的起始阶段，使核糖体分解，抑制有丝分裂	对急性粒细胞性白血病疗效好，对急性单核细胞白血病也有效	骨髓抑制，消化道反应，脱发
影响氨基酸供应药	门冬酰胺酶	水解血清门冬酰胺，使肿瘤细胞缺乏门冬酰胺供应，生长受抑	对急性淋巴细胞白血病疗效显著	消化道反应，精神症状，低蛋白血症

肿瘤化疗药物的毒性或不良反应

抗癌药物有毒性，实质器官易受损。细胞代谢越旺盛，不良反应易发生。

表 47-9　肿瘤化疗药物的毒性

毒性部位	药物
肾	顺铂、MTX
肝	6-MP、CTX、白消安
肺	博来霉素、白消安、丙卡巴肼
心	阿霉素、柔红霉素
神经	长春新碱、顺铂、紫杉醇
免疫系统	CTX、阿糖胞苷、放线菌素、MTX
其他	CTX（出血性膀胱炎）、门冬酰胺（胰腺炎）、丙卡巴肼（白细胞增多）

三、抗癌药物联用原则

联合用药原则

联合化疗设计好，用药原则多思考。细胞增殖动力学，作用机制毒性少。

抗癌范围谱广窄，脏器组织定何药。

表 47-10　抗癌药物联合用药的原则

联合用药的原则	说明
从药物作用机制考虑	①序贯阻断：阻断同一代谢物合成的各个不同阶段，如 MTX 与 6-MP 合用可增效，且对巯嘌呤有抗药性的白血病细胞用 MTX 更敏感 ②同时阻断：阻断产生同一代谢物的几条不同途径。如 Ara-c 与 6-MP 合用，前者阻断 DNA 多聚酶，后者阻断嘌呤核苷酸互变，又能掺入 DNA，证明两者合用治疗急性粒细胞白血病比单用各药疗效更好 ③互补性阻断：直接损伤生物大分子的药物与抑制核苷酸合成的药物合用，如烷化剂与 Ara-c 合用明显增效
从药物的抗瘤谱考虑	治疗中必须考虑不同的肿瘤对不同的药物具有不同的敏感性，如研究或临床经验证明，胃肠癌宜用 5-FU，也可用塞替派、CTX、羟基脲等，鳞癌可用 BLM、MTX 等，肉瘤类可用 CTX、ADM 等
从细胞周期增殖动力学考虑	采用作用于细胞周期不同期的药物合用，如用 VCR（M 期）与 5-FU（S 期）及周期非特异性药物 CTX 合用，分别作用于细胞周期各期细胞，提高疗效
从药动学关系上考虑	抗癌药在体内的分布和代谢对其疗效有重要影响，如 VCR 可减少 MTX 向细胞外流，使 MTX 在细胞内浓度增加，停留时间延长，因此提高 MTX 疗效；又如 Ara-C 受胞苷脱氧酶催化脱氨变成阿糖乌苷而失活，同时可用四氢乌苷逆转抑制该酶，延缓 Ara-C 灭活，增强疗效
从药物的毒属考虑	选用毒性不同的药物联合应用，以增强疗效，减小毒性，如泼尼松、VCR、BLM 等对骨髓抑制不太明显的药物联合应用
其他应考虑的问题	考虑癌症患者的身体状况和医院及医生常年的工作经验所形成的处方习惯

四、非细胞毒类抗癌药

调节激素平衡的药物

某些肿瘤发生时，激素分泌可失调。激素或其拮抗药，此时应用很重要，激素平衡可恢复，可抑肿瘤之生长。

表 47-11 常用影响激素功能的抗癌药物的作用机制及临床应用

代表药物	作用机制	临床应用
肾上腺皮质激素	通过抑制有丝分裂而抑制淋巴细胞增殖	儿童急性白血病和儿童、成人恶性淋巴瘤,慢性淋巴细胞白血病
氨鲁米特	肾上腺皮质化学性切除作用,阻止雌激素产生	肾上腺癌、库欣病、乳腺癌、前列腺癌
雄激素	抑制 FSH 分泌,减少雌激素产生,抑制 LH 分泌,使催乳素水平下降	对晚期乳腺癌、绝经前后 5 年内的患者及有骨转移者疗效好
氟他胺	非类固醇雄激素拮抗剂	与促性腺激素释放激素的同类物合用于转移性前列腺癌
雌激素	减少睾酮分泌,减少肾上腺皮质分泌雄激素,直接对抗雄激素的促前列腺癌组织生长的作用	前列腺癌、绝经期后 7 年以上的晚期乳腺癌有内脏或软组织转移者
他莫昔芬	雄激素受体拮抗剂	晚期播散性乳腺癌(停经后晚期乳腺癌的首选药)、晚期卵巢癌、宫体癌
孕激素	促进子宫内膜分化成熟,抑制催乳素分泌或促进卵泡素分泌	子宫内膜癌、乳腺癌
亮丙瑞林	初期增加 FSH 和 LH 的分泌,用药 2～4 周后,使垂体 FSH 和 LH 受体下调,最终减少促性腺激素分泌	晚期前列腺癌、绝经期前乳腺癌、中枢性性早熟、子宫肌瘤出血所致贫血、子宫内膜异位症
奥曲肽	生长抑素同类物	胃肠道肿瘤,如血管活性肠肽瘤、胰高血糖素瘤、类癌瘤、促胃液素瘤
依西美坦	抑制芳香化酶,阻止雌激素产生	绝经期后晚期乳腺癌

注释:FSH,促卵泡素;LH,黄体生成素。

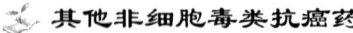

其他非细胞毒类抗癌药

其他药物有多种,治疗肿瘤建奇功。

表 47-12 其他非细胞毒类抗肿瘤药

分 类	药物名称	作用机制	适应证
单克隆抗体	曲妥珠单抗	能高选择性结合到人表皮生长因子受体蛋白（HER-2 蛋白）的细胞外区域，抑制 HER-2 过度表达的肿瘤细胞	HER-2 过度表达的转移性乳腺癌
	利妥昔单抗	能与 B 淋巴细胞上的 CD20 结合并引起 B 细胞溶解，还可使耐药的 B 细胞对某些化疗药物再次敏感	复发或化疗耐药的 B 淋巴细胞型非霍奇金淋巴瘤
信号转导抑制剂	伊巴替尼	酪氨酸激酶抑制剂	费城染色体阳性的慢性髓细胞白血病，某些恶性胃肠道间质肿瘤
	吉非替尼	表皮生长因子受体酪氨酸激酶的强效抑制剂	铂类抗肿瘤药治疗失败后的晚期非小细胞肺癌
细胞分化诱导剂	维 A 酸	调变和降解急性早幼粒细胞白血病（APL）发病中起关键作用的 PML-RARa 融合蛋白	APL
细胞凋亡诱导剂	亚砷酸	降解 PML-RARa 融合蛋白，下调 *Bcc*12 基团表达等，诱导白血病细胞凋亡	APL
新生血管生成抑制剂	重组人血管内皮抑素	抑制肿瘤内皮细胞的生长，从而抑制肿瘤血管生成，诱导肿瘤细胞凋亡，防止肿瘤侵袭和转移	非小细胞肺癌（与化疗药合用）

第四十八章 影响免疫功能的药物

免疫应答的基本过程

免疫应答三阶段：抗原识别和提呈，淋巴活化与分化，细胞因子起效应。

表 48-1 免疫反应的基本过程

基本过程	说明
感应期	巨噬细胞和免疫活性细胞处理的识别抗原的阶段
增殖分化期	免疫活性细胞被抗原激活后分化增殖，产生免疫活性物质
效应期	致敏淋巴细胞或抗体与相应靶细胞或抗原接触，产生细胞免疫或体液免疫效应

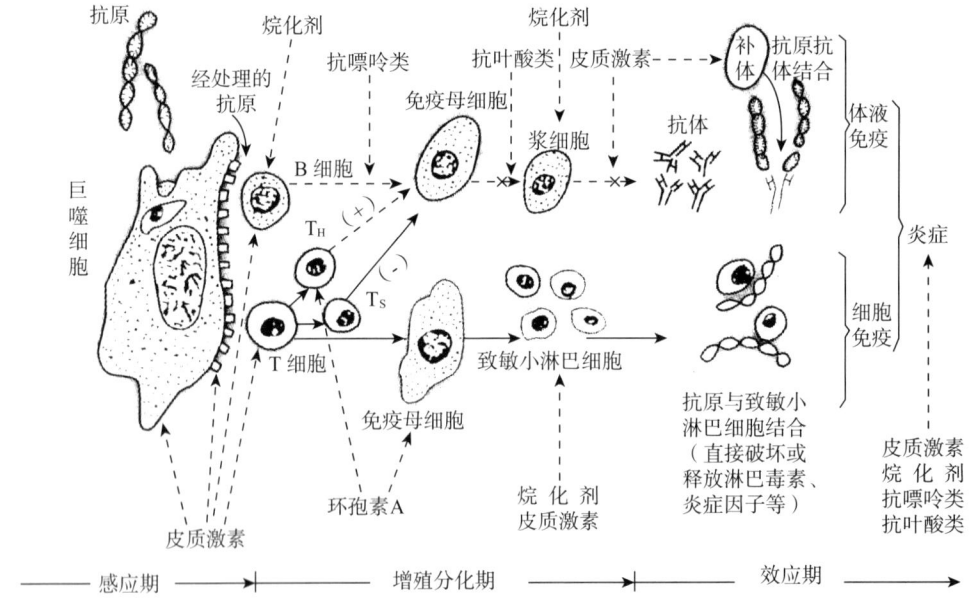

图 48-1 免疫反应的基本过程及免疫抑制剂的作用环节

（+）表示促进作用，（–）表示抑制作用，→表示药物的作用环节；T_H 为辅助性 T 细胞；T_S 为抑制性 T 细胞 免疫抑制剂通过对抗原的吞噬和处理，杀伤淋巴细胞，阻止其分化增生，抑制抗体的合成，阻止补体参与反应及抑制免疫炎症反应等过程，发挥免疫抑制作用。一种药物可作用于某一过程或多个过程。

一、免疫抑制剂

常用药物种类

两类药物共八种,激素烷化抗嘌呤,传统还有抗叶酸,环孢他克属新型。ALG 与 ATG,霉酯来氟抗增生。

```
           ┌ 传统 ┬ 皮质激素类:泼尼松、泼尼松龙、地塞米松
           │      ├ 烷化剂:环磷酰胺(CTX)、卡氮芥(BCNU)
           │      └ 抗代谢药:硫唑嘌呤(AZP)、氨甲蝶呤(MTX)
免疫抑制剂 ┤
           │      ┌ 环孢素A(CyA)
           │      │ 他克莫司(FK506)
           └ 新型 ┤ 抗淋巴细胞球蛋白(ALG)、抗胸腺细胞球蛋白(ATG)
                  │ 霉酚酸酯
                  └ 来氟米特
```

图 48-2 免疫抑制剂的分类

免疫抑制剂的主要用途

(1)

治疗自身免疫病,器官移植更常用。

(2)

环磷酰胺依木兰,环孢素 A 塞替派,皮质激素氨蝶呤,抑制免疫抗变态。

表 48-2 免疫抑制剂的主要临床应用

疾病	免疫抑制剂	疗效
自身免疫紊乱		
特发性血小板减少性紫癜	首选皮质激素、长春新碱,次选嘌呤类和 γ 球蛋白	好
自身免疫性溶血性贫血	首选皮质激素配用环磷酰胺、硫唑嘌呤	好
急性肾小球肾炎	首选皮质激素配用环磷酰胺、硫唑嘌呤	好
获得性第八因子抗体(多发性肉芽肿)	环磷酰胺+第八因子	好
误认细胞"自身反应"紊乱	皮质激素、环磷酰胺或硫唑嘌呤	好
器官移植	环孢素A、他克莫司、霉酚酸酯	
肾	硫唑嘌呤或泼尼松	很好
心	抗淋巴细胞IgG、放线菌素D、环磷酰胺、环孢素A、他克莫司、霉酚酸酯	一般

疾病	免疫抑制剂	疗效
肝	环孢素A、皮质激素	一般
骨髓	环孢素A、他克莫司、霉酚酸酯、皮质激素、氨甲蝶呤、抗淋巴细胞IgG	要求供者严格(同型)

表 48-3 免疫抑制剂的用药原则及不良反应

用药原则	不良反应
免疫是机体正常的防卫功能,应用免疫抑制剂必须谨慎,切勿滥用	减低免疫力,易引起继发感染
对免疫或过敏性疾病有外来抗原者,必须防止接触或设法去除致敏原	削弱对细胞恶变的免疫监管力,有致癌危险
应首选影响免疫反应传出相的缓解药,如哮喘用拟肾上腺素类和茶碱类,关节炎用非甾体抗炎药	影响生殖功能,可引起闭经、少精、畸胎或死胎
必须应用时应采用多药小剂量合用,对自身免疫性疾病和器官移植者用药必须控制剂量和疗程。严重期过后应用维持量	其他反应,如肝肾毒性,某些抗肿瘤药物作为免疫抑制剂应用,具有前述抗肿瘤药物的不良反应
警惕变态反应,一旦发生应立即停药、对症处理	

环孢素A

环孢素抑T细胞,辅助细胞明显少,也能抑制细胞毒,器官移植应用好。

还治自身免疫病,肝毒肾毒出现早。

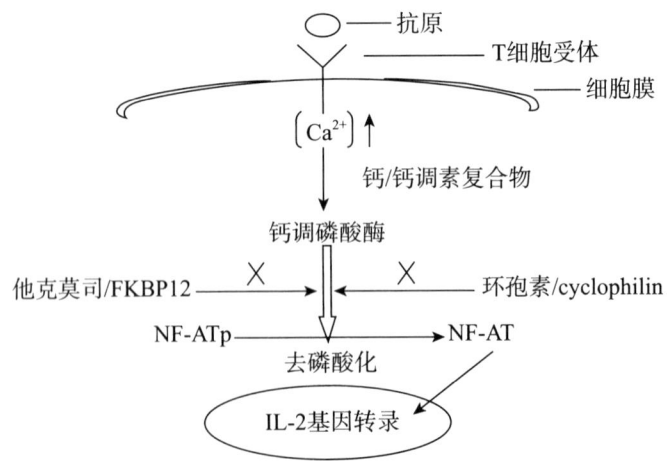

图 48-3 环孢素与他克莫司的作用位点

FKB12,他克莫司结合蛋白;cyclophilin,环孢素结合蛋白;NF-AT,活化T细胞核因子;NF-ATP,磷酸化的T细胞核因子(无活性)

表 48-4　三种具有免疫抑制作用抗生素的作用位点及机制

药物	作用位点及机制
环孢素	作用于钙调磷酸酶并抑制其活性，抑制 IL-2 及其受体表达
他克莫司	作用于钙调磷酸酶并抑制其活性，抑制 IL-2 及其受体表达
霉酚酸酯	抑制次黄嘌呤单核苷酸脱氢酶的活性

表 48-5　常用免疫抑制药的比较

药物	作用	应用	不良反应
环孢素	选择性抑制 T 淋巴细胞活化	防止器官或组织移植后排异反应，自身免疫性疾病	肝、肾损害
肾上腺皮质激素	影响免疫反应的许多环节，抑制细胞免疫和体液免疫	自身免疫病，排异反应	药源性皮质功能亢进，诱发或加重感染
他克莫司	类似环孢素免疫作用，作用强 10～100 倍	防止器官移植排异反应，对肝移植效果优于环孢素	肾毒性、神经毒性、胃肠道毒性、心血管毒性
烷化剂	烷化 DNA，杀伤淋巴细胞免疫作用强而久，对 B 细胞作用强，抑制 NK 细胞	自身免疫，排异反应，常用环磷酰胺、白消安、塞替派等	骨髓抑制作用相对较小，胃肠道反应、继发感染
抗淋巴细胞球蛋白	直接抗淋巴细胞的抗体，可与淋巴细胞结合，在补体的共同作用下，使淋巴裂解，特异性高，作用强	器官移植的排异反应，对急性排异期效果好	速发型变态反应发生率高，无骨髓抑制作用

二、免疫增强药

免疫增强药的分类

免疫增强药三类：细胞体液二者兼。

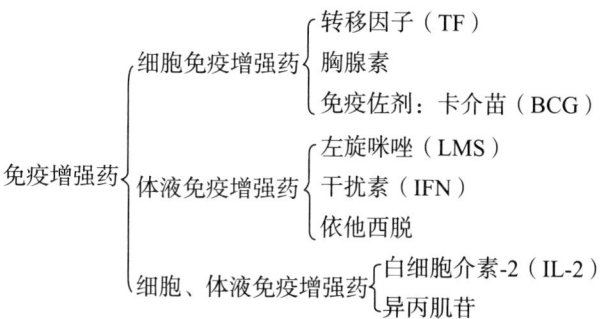

图 48-4　免疫增强药分类

常用免疫增强药

（1）

各种多糖左咪唑，转移因子胸腺肽。白介素与干扰素，增强免疫辅治癌。

（2）

细胞体液功能增，主治免疫缺陷病。慢性感染性疾病，辅助治疗抗癌症。
前者卡介转因子，胸腺素用基因品[1]；后者左旋咪唑好，白介异苷全提升。

注释：[1] 胸腺素是从胸腺分离的一组活性多肽。现已采用基因工程生物合成，并广泛应用。

表 48-6　免疫增强药的分类及应用

药物分类	代表药物	药理作用	临床应用	不良反应
来源于微生物的免疫增强药	卡介苗（BCG）	对各种抗原的免疫性均有增强作用，但以细胞免疫为主	结核病的预防接种，肿瘤的辅助治疗，防治慢性支气管炎、感冒等	可出现过敏反应，免疫功能低下者禁用
	短棒菌苗（CP）	增强体液免疫	抗肿瘤辅助治疗	可出现过敏反应，免疫功能低下者禁用
合成的免疫增强药	左旋咪唑（LMS）	使低下的或受抑制的细胞免疫功能增强，也能间接作用于B细胞，提高抗体水平	感染，恶性肿瘤的辅助治疗	消化道反应，药物性脑膜炎及粒细胞减少
	异丙肌苷（IPI）	促进细胞和体液免疫，增强巨噬细胞功能	病毒性脑炎、流感及肿瘤辅助治疗	不良反应轻
维生素类	维生素A及维A酸	提高免疫功能，增强免疫力	肿瘤的辅助治疗	过量可引起严重中毒
	维生素C	具有多种功能，其中包括提高细胞和体液免疫，增强抵抗力	预防感冒，肝炎、心肌炎和肿瘤的辅助治疗	大量应用可引起停药后坏血症、草酸钙等肾结石
细胞因子类免疫增强药	干扰素	抑制病毒增生，抑制肿瘤细胞分裂增生，激活巨噬细胞和NK细胞，对淋巴细胞具有调节作用	抗肿瘤和病毒感染	可引起发热、流感样症状，肝肾功能异常，白细胞减少及过敏反应
	白介素-2（IL-2）	促进细胞和体液免疫	抗肿瘤	可引起过敏反应
	胸腺素（TH）	提高细胞免疫功能	感染性疾病，肿瘤的辅助治疗	可引起过敏反应和肝功损害
	依他西脱	阻断TNF受体，抑制由TNF受体介导的异常免疫反应及炎症过程	治疗类风湿关节炎	注射局部有刺激反应

续表

药物分类	代表药物	药理作用	临床应用	不良反应
	转移因子	对细胞免疫有增强和抑制双向调节作用,对体液免疫无影响,促进干扰素的释放	原发性或继发性免疫缺陷病,难治性病毒或真菌感染	过敏、心悸、恶心、血压升高等

附录一　常用名词术语

名词	英文名	定义或概念
药物	drug	指可以改变或查明生理功能及病理状态，可用以预防、诊断和治疗疾病的物质
药理学	pharmacology	研究药物与机体（含病原体）相互作用及作用规律的学科，为临床合理用药防治疾病提供基本理论的基础科学，包括药物效应动力学和药物代谢动力学
药物效应动力学	pharmacodynamics	研究药物对机体的作用。在整体、系统、器官、细胞及分子水平上阐明药物的作用及其作用机制，对指导临床合理选用药物、合理理解并尽可能减少药物毒副作用提供基础理论依据
药物代谢动力学	pharmacokinetics	研究药物在机体的影响下所发生的变化及其规律。包括药物在体内的空间变化，如吸收、分布、代谢和排泄过程，以及药物在体内的时间变化
新药	new drug	指新的化学物质、新的药物组分和新的药理作用的药物。在我国，指未曾在中国境内上市销售的药品
药理作用	drug action	药物引起的初始反应，是动因
药理效应	pharmacological effect	药物作用的结果，是机体反应的表现
兴奋	excitation	机体器官原有功能提高
抑制	inhibition	机体器官原有功能降低
（药物作用的）特异性	specificity	多数药物是通过化学反应而产生药理效应的。这种化学反应的专一性使药物的作用具有特异性
（药物作用的）选择性	selectivity	有些药物可影响机体的多种功能，有些药物只影响机体的一种功能，前者选择性低，后者选择性高
治疗效果（疗效）	therapeutic effect	指药物作用的结果有利于改变患者的生理、生化功能或病理过程，使患病的机体恢复正常
对因治疗	etiological treatment	用药目的在于消除原发致病因子，彻底治愈疾病，称为对因治疗
对症治疗	symptomatic treatment	用药目的在于改善症状，称为对症治疗
不良反应	adverse reaction	凡与用药目的无关，并为患者带来不适或痛苦的反应
副反应	side reaction	由于选择性低，药理效应涉及多个器官，当某一效应用作治疗目的时，其他效应就成为副作用

名词	英文名	定义或概念
毒性反应	toxic reaction	剂量过大或药物在体内蓄积过多时发生的危害性反应，一般比较严重
后遗效应	residual effect	指停药后血浆药物浓度已降至阈浓度以下时残留的药理效应
停药反应（回跃反应）	withdrawal reaction（rebound reaction）	指突然停药后原有疾病加剧
变态反应（超敏反应）	allergic reaction（hypersensitive reaction）	一类免疫反应。非肽类药物作为半抗原与机体蛋白结合为抗原后，经过接触10天左右的敏感化过程而发生的反应。常见于过敏体质患者。反应性质与药物原有效应无关，用药理性拮抗药解救无效
特异质反应	idiosyncratic reaction	少数特异体质患者对某些药物反应特别敏感，反应性质也可能与常人不同，但与药物固有的药理作用基本一致，反应严重程度与剂量成比例，药理性拮抗救治可能有效，是一类先天遗传异常所致的反应
药源性疾病	drug-induced disease	由药物引起的、较严重的、较难恢复的不良反应
剂量-效应关系（量-效关系）	dose-effect relationship	药理效应与剂量在一定范围内成比例，这就是剂量-效应关系
量-效曲线	dose-effect curve	以效应强度为纵坐标，药物剂量或药物浓度为横坐标作图则得量-效曲线
量反应	graded response	效应的强弱呈连续增减的变化，可用具体数量或最大反应的百分率表示者称为量反应
最小有效量（最低有效浓度，阈剂量，阈浓度）	minimal effective dose（minimal effective concentrations, threshold dose or concentration）	指刚能引起效应的最小量或最小药物浓度
最大效应（效能）	maximal effect, E_{max}（efficacy）	随着剂量或浓度的增加，效应也增加，当效应增加到一定程度后，若继续增加浓度或剂量而其效应不再继续增加，这一药理效应的极限称为最大效应或效能
半最大效应浓度	concentration for 50% of maximal effect, EC_{50}	能引起50%最大效应的浓度
效价强度	potency	指能引起等效反应（一般采用50%效应量）的相对浓度或剂量，其值越小则强度越大
质反应	quantal response（all-or-none response）	如果药理效应不是随着药物剂量或浓度的增减呈连续性量的变化，而表现为反应性质的变化，则称为质反应。质反应以阳性或阴性、全或无的方式表现

续表

名词	英文名	定义或概念
半数有效量	median effective dose, ED_{50}	能引起50%的实验动物出现阳性反应时的药物剂量
半数致死量	median lethal dose, LD_{50}	能引起50%实验动物死亡的药物剂量
治疗指数	therapeutic index, TI	通常将药物的LD_{50}/ED_{50}的比值称为治疗指数,用来表示药物的安全性
治疗窗	therapeutic window	反映药物安全性的另一参数,即治疗浓度的范围,是指介于最小有效浓度和最小中毒浓度之间的血药浓度
受体	receptor	一类介导细胞信号转导的功能蛋白质,能识别周围环境中某种微量化学物质,首先与之结合,并通过中介的信息放大系统,触发后续的生理反应或药理效应
药物作用机制	mechanism of action	研究药物如何与机体细胞结合而发挥作用
配体（第一信使）	ligand (first messenger)	体内能与受体特异性结合的物质称为配体,也称第一信使。指多肽类激素、神经递质及细胞因子等细胞外信使物质
（受体的）结合位点（受点）	binding site	配体与受体大分子中的一小部分结合,该部位叫做结合位点或受点
激动药	agonist	指既有亲和力又有内在活性的药物,能与受体结合并激活受体而产生效应
完全激动药	full agonist	具有较强亲和力和较强内在活性（α=1）
部分激动药	partial agonist	有较强的亲和力,但内在活性不强,只引起较弱的效应,有时还可对抗激动药的部分效应,即表现为部分阻断作用
拮抗药	antagonist	能与受体结合,具有较强亲和力而无内在活性（α=0）的药物
竞争性拮抗药	competitive antagonist	能与激动药竞争相同受体,其结合是可逆的。通过增加激动药的剂量与拮抗药竞争结合部位,可使量-效曲线平行右移,但最大效能不变
拮抗参数	pA_2	表示竞争性拮抗药的作用强度,其含义为当激动药与拮抗药合用时,若两倍浓度激动药所产生的效应恰好等于未加入拮抗药时激动药所引起的效应,则所加入拮抗药的摩尔浓度的负对数值为pA_2

名词	英文名	定义或概念
非竞争性拮抗药	noncompetitive antagonist	非竞争性拮抗药与激动药并用时，可使亲和力与活性均降低，即不仅使激动药的量-效曲线右移，而且也降低其最大效能。与受体结合非常牢固，产生不可逆结合的药物也能产生类似效应
储备受体	spare receptor	一些活性高的药物只需与一部分受体结合就能发挥最大效能，在产生最大效能时，常有95%~99%受体未被占领，剩余的未结合的受体称为储备受体
反向激动药	inverse agonists	药物与受体结合后引起与激动药相反的效应，称为反向激动药
占领学说	occupation theory	药物必须占领受体才能产生效应，药物效应取决于药物与受体之间的亲和力和内在活性，药物效应与其效能有关
第二信使	second messenger	第一信使作用于靶细胞后在胞质内产生的信息分子
第三信使	third messenger	指负责细胞核内外信息传递的物质，包括生长因子、转化因子等
受体脱敏	receptor desensitization	指在长期使用一种激动药后，组织或细胞对激动药的敏感性和反应性下降的现象
激动药特异性脱敏	agonist-specific desensitization	指在长期使用一种激动药后，组织或细胞仅对一种类型的受体激动药的反应性下降，而对其他类型受体激动药的反应性不变，则称之为激动药特异性脱敏
激动药非特异性脱敏	agonist-nonspecific desensitization	组织或细胞对一种类型激动药脱敏，对其他类型受体激动药也不敏感，则称为激动药非特异性脱敏
受体增敏	receptor hypersensitization	与受体脱敏相反的一种现象，可因受体激动药水平降低或长期应用拮抗药而造成
简单扩散	simple diffusion	非极性药物分子以其所具有的脂溶性溶解于细胞膜的脂质层，顺浓度差通过细胞膜，称为简单扩散，是被动转运方式之一
载体转运	carrier-mediated transport	指跨膜蛋白在细胞膜的一侧与药物或生物活性物质结合后，发生构型改变，在细胞膜的另一侧将结合的药物或生物活性物质释出
药物吸收	absorption	指药物自用药部位进入血液循环的过程
药物排泄	excretion	药物以原形或其代谢产物通过排泄器官或分泌器官排出体外的转运过程

续表

名词	英文名	定义或概念
一室模型	one-compartment model	如果给药后，体内药物瞬时在各部位达到平衡，即血药浓度和全身各组织器官部位浓度迅速达到平衡，可看成一室模型
二室模型	two-compartment model	多数情况下，药物在某些部位的浓度可与血药浓度迅速达到平衡，而在另一些部位的转运中有一延后的、但彼此相似的速率过程，迅速达到血药浓度平衡的部位为中央室，随后达到平衡的部位为周边室，称为二室模型
离子障	ion trapping	分子状态（非解离型）药物疏水而亲脂，易通过细胞膜；离子状态药物极性高，不易通过细胞膜脂质层的现象
吸收	absorption	药物由给药部位进入血液循环的过程
pKa 值	pKa value	弱酸性物质或弱碱性物质50%解离时溶液的pH
首过消除	first pass elimination	从胃肠道吸收入门静脉系统的药物在到达全身血循环前必须通过肝，如果肝对其代谢能力很强，或由胆汁排泄的量大，则使进入全身血循环内的有效药物量明显减少
分布	distribution	药物吸收后从血循环到达机体各个部位和组织的过程
肠肝循环	enterohepatic cycle	被分泌到胆汁内的药物及其代谢产物经由胆道及胆总管进入肠腔，然后随粪便排泄出去。经胆汁排入肠腔的药物部分可再经小肠上皮细胞吸收经肝进入血液循环，这种肝、胆汁、小肠间的循环称肠肝循环
一级消除动力学	first-order elimination kinetics	体内药物在单位时间内消除的药物百分率不变，也就是单位时间内消除的药物量与血浆药物浓度成正比
零级消除动力学	zero-order elimination kinetics	药物在体内以恒定的速率消除，即不论血浆药物浓度高低，单位时间内消除的药物量不变
稳态浓度	steady-state concentration, C_{ss}	按照一级动力学规律消除的药物，其体内药物总量随着不断给药而逐步增多，直到从体内消除的药物量和进入体内的药物量相等时，体内药物总量不再增加而达到稳定状态，此时的血浆药物浓度称为稳态浓度
半衰期	half life, $t_{1/2}$	血浆药物浓度下降一半所需要的时间，其长短可反映体内药物消除速度
清除率	clearance, CL	机体消除器官在单位时间内消除药物的血浆容积，也就是单位时间内有多少毫升血浆中所含药物被机体清除

续表

名词	英文名	定义或概念
表观分布容积	apparent volume of distribution, V_d	当血浆和组织内药物分布达到平衡后,体内药物按此时的血浆药物浓度在体内分布时所需体液容积
生物利用度	bioavailability	经任何给药途径给予一定剂量的药物后到达全身血循环内药物的相对量
绝对生物利用度	absolute bioavailability	以血管外给药(如口服)的 AUC 和静脉注射的 AUC 进行比较
相对生物利用度	relative bioavailability	对同一血管外给药途径的某一种药物制剂(如不同剂型、不同药厂生产的相同剂型、同一药厂生产的同一品种的不同批号等)的 AUC 与相同的标准制剂进行比较
生物等效性	bioequivalence	两个药学等同的药品,若其所含的有效成分的生物利用度无显著差别,则称为生物等效
药物的代谢	metabolism	指药物在体内发生化学结构的改变
药物相互作用	drug interaction	两种或两种以上药物同时或先后序贯应用时,药物之间的相互影响和干扰,可改变药物的体内过程(吸收、分布、代谢和排泄)及机体对药物的反应性,从而使药物的药理效应或毒性发生变化
协同作用	synergism	指联合应用两种或两种以上药物以达到增加疗效的目的
拮抗作用	antagonism	指联合用药以达到减少药物不良反应的目的
安慰剂	placebo	一般指由本身没有特殊药理活性的中性物质如乳糖、淀粉等制成的外形似药的制剂。但从广义上讲,安慰剂还包括那些本身没有特殊作用的医疗措施如假手术等
安慰剂效应	psychologic factors; placebo effect	安慰剂产生的效应称为安慰剂效应
耐受性	tolerance	机体在连续多次用药后反应性降低。增加剂量可恢复反应,停药后耐受性可消失,再次连续用药又可发生
急性耐受性	acute tolerance/tachyphylaxis	有的药物仅在应用很少几个剂量后就可迅速产生耐受性的现象
交叉耐受性	cross tolerance	对一种药物产生耐受性后,在应用同一类药物(即使是第一次使用)时也会产生耐受性
耐药性	drug resistance	指病原体或肿瘤细胞对反复应用的化学治疗药物的敏感性降低,也称抗药性

续表

名词	英文名	定义或概念
依赖性	dependence	在长期应用某种药物后，机体对这种药物产生了生理性的或是精神性的依赖和需求，分生理依赖性和精神依赖性两种
精神依赖性	psychological dependence	指由于停药引起的主观上不适的感觉，精神上渴望再次用药
躯体依赖性	physical dependence	指某些药品（如吗啡）用药时产生欣快感，停药后会出现严重戒断症状
成瘾性	addiction	患者对药物产生依赖性，一旦停药，患者表现出精神和躯体生理功能紊乱的戒断症状
脱敏反应	desensitivity	某药可使组织或受体对其敏感性降低。如长期使用激动药，使受体敏感性下降，只有增加剂量后，才能维持原有疗效
特异质反应	idiosyncrasy	指某些个体对药物产生不同于常人的反应，通常是有害的反应，该反应与遗传缺陷有关
神经递质	neurotransmitters	负责神经元与神经元之间，神经元与靶细胞之间传递信息的化学物质
胞裂外排	exocytosis	当神经冲动到达神经末梢时，钙离子进入神经末梢，促进囊泡膜与突触前膜融合，随即囊泡相关膜蛋白和突触小体相关蛋白融合，形成裂孔，通过裂孔将囊泡内容物一并排出至突触间隙，不同递质可与其相应受体结合，产生效应，此即为胞裂外排
共同传递	cotransmission	许多神经均贮存有2种或3种递质可供释放，如许多去甲肾上腺素能神经末梢亦可同时释放ATP、多巴胺和神经肽Y，此现象称为共同传递
摄取1	uptake 1	指神经末梢释放的去甲肾上腺素在突触传递中发挥作用后，又被神经末梢突触前膜摄取失活的方式
摄取2	uptake 2	指神经末梢释放的去甲肾上腺素在突触传递中发挥作用后，被非神经组织（如心肌、平滑肌等）摄取失活的方式
胆碱受体激动药	cholinoceptor agonist	可激动胆碱受体，产生与乙酰胆碱类似作用的药物
乙酰胆碱	acetylcholine	胆碱能神经递质，性质不稳定，易被体内乙酰胆碱酯酶水解，且作用广泛，选择性差，无临床实用价值，主要用作研究工具药
调节痉挛	regulative spasm	拟胆碱药可激动眼睫状肌M受体，使环状肌收缩，悬韧带松弛，晶状体凸度增加，屈光能力增强，只适合于视近物，难于看清远物，此现象称为调节痉挛

名词	英文名	定义或概念
胆碱酯酶	cholinesterase	一类糖蛋白,主要存在于胆碱能神经末梢突触间隙,特异性较高,可终止ACh作用,使其水解为胆碱和乙酸
抗胆碱酯酶药	anticholinesterase agents	一类能与乙酰胆碱酯酶牢固结合的药物,水解较慢,可抑制乙酰胆碱酯酶,使乙酰胆碱堆积,产生拟胆碱作用
重症肌无力	myasthenia gravis	神经肌肉接头传递障碍所致慢性疾病,表现为受累骨骼肌极易疲劳。属于自身免疫性疾病,主要是机体对自身突触后运动终板的NM受体产生免疫反应,在患者血清中可见抗NM受体的抗体,导致NM受体数目减少
急性胆碱能危象	acute cholinergic crisis	因有机磷酸酯类农药中毒使乙酰胆碱在机体内广泛蓄积所致的严重疾病状态,因ACh作用极其广泛,故中毒症状表现多样化,主要为毒蕈碱样(M样)和烟碱样(N样)症状,严重的可危及患者生命
胆碱酯酶老化	aging of cholinesterase	有机磷酸酯类与AChE结合生成磷酰化AChE,并进一步转化为单烷氧基磷酰化AChE后,难以恢复活性,须等待新生的AChE出现,此现象称为胆碱酯酶老化
胆碱酯酶复活药	cholinesterase reactivators	一类能使被有机磷酸酯类抑制的AChE恢复活性,并能与体内游离的有机磷酸酯类直接结合,成为无毒物质,由尿排出
M胆碱受体阻断药	muscarinic cholinoceptor blocking drugs	指对M胆碱受体有亲和力,但无内在活性,从而竞争性阻止ACh或其他拟胆碱药与M胆碱受体结合的药物
阿托品	atropine	从颠茄等茄科天然植物中提取的生物碱为不稳定的左旋莨菪碱,在提取过程中可得到稳定的消旋莨菪碱即为阿托品
阿托品化	atropinization	即阿托品轻度中毒症状,表现为口干、视物模糊、心率加快、瞳孔扩大及皮肤潮红等
调节麻痹	paralysis of accommodation	阿托品能使睫状肌松弛而退向外缘,使悬韧带拉紧,晶状体变为扁平,其折光度降低,只适合看远物,而不能将近物清晰地成像于视网膜上,造成视近物模糊不清,即调节麻痹
神经节阻滞药	ganglionic blocking agents	此类药物能选择性与神经节细胞的N_N受体结合,竞争性阻断ACh与受体结合,使ACh不能引起神经节细胞除极化,从而阻滞了神经冲动在神经节的传递

续表

名词	英文名	定义或概念
骨骼肌松弛药	skeletal muscle relaxant	又称为 N_M 受体阻断药，能作用于神经肌肉接头后膜的 N_M 胆碱受体，产生神经肌肉阻滞的作用，故亦称为神经肌肉阻滞药（neuromuscular blocking drug），为全麻用药的重要组成部分
去极化型肌松药	depolarizing muscular relaxants	这类药物又称为非竞争型肌松药（noncompetitive muscular relaxants），其分子结构与 ACh 相似，与神经肌肉接头后膜的胆碱受体有较强亲和力，且在神经肌肉接头处不易被胆碱酯酶分解，因而产生与 ACh 相似但较持久的除极化作用，使神经肌肉接头后膜的 N_M 胆碱受体不能对 ACh 起反应，此时神经肌肉的阻滞方式已由除极化转变为非除极化，前者为 I 相阻断，后者为 II 相阻断，从而使骨骼肌松弛
非去极化型肌松药	non-depolarizing muscular relaxants	又称竞争型肌松药（competitive muscular relaxants）。这类药物能与 ACh 竞争神经肌肉接头的 N_M 胆碱受体，但不激动受体，能竞争阻断 ACh 的除极化作用，使骨骼肌松弛。抗胆碱酯酶药可拮抗其肌松作用，故过量可用适量的新斯的明解救
拟肾上腺素药	adrenergic	一类与肾上腺素、去甲肾上腺素的化学结构和药理作用相似的药物，与肾上腺素受体结合后可激动受体，产生肾上腺素样作用
儿茶酚胺类药物	catecholamine drugs	指肾上腺素、去甲肾上腺素、异丙肾上腺素和多巴胺类等化学物质，在苯环 3、4 位碳原子上都有羟基形成儿茶酚，故称为儿茶酚胺类药物
肾上腺素受体激动药	adrenoceptor agonists	即拟肾上腺素药，能与肾上腺素受体结合并激动该受体，产生肾上腺素样作用
拟交感胺类	sympathomimetic amine	肾上腺素受体激动药都是胺类，且作用又与兴奋交感神经的效应相似，故又称为拟交感胺类
快速耐受性	tachyphylaxis	指在短期内使用麻黄碱、间羟胺等药物，作用可逐渐减弱的现象，又称为脱敏（desensitization）
肾上腺素升压作用的翻转	adrenaline reversal	α 受体阻断药与 α 肾上腺素受体结合，其本身不激动或较少激动该受体，使去甲肾上腺素等不能与 α 受体结合而产生抗肾上腺素作用；结果使肾上腺素的升压作用翻转为降压作用，这种现象称为肾上腺素升压作用的翻转
竞争性 α 受体阻断药	competitive α-receptor blocker	酚妥拉明等药物与 α 受体结合后可拮抗肾上腺素的 α 型作用，但结合较疏松，易于解离，故能竞争性阻断 α 受体，使激动药的量-效曲线平行右移

名词	英文名	定义或概念
非竞争性α受体阻断药	non competitive α-receptor blocker	酚苄明等药物与α受体长时间牢固结合,可拮抗肾上腺素的α型作用,且该作用是非竞争性的
内在拟交感活性	intrinsic sympathomimetic activity, ISA	有些β受体阻断剂除能阻断β受体外,尚对β受体有弱的激动作用,称为内在拟交感活性
膜稳定作用	membrane stablebility	有些β受体阻断药降低细胞膜对离子的通透性,所具有的局麻作用和奎尼丁样作用
反跳现象	rebound phenomenon	长期应用β受体阻断药如突然停药,可引起原来病情加重,其机制与受体上调有关
神经元	neuron	中枢神经系统(CNS)基本的结构和功能单位,其最主要的功能是传递信息
神经胶质细胞	neuroglia	几乎填充了CNS内神经元间的空隙,与CNS的生理功能调节、一些神经精神疾病(如帕金森病、脑卒中、精神分裂症、药物成瘾等)的发生和发展密切相关,已经成为研制神经保护药的重要靶标
神经环路	neuronal circuit	不同的神经元组成各种神经环路,是神经元参与神经调节活动的通路
突触	synapse	神经元之间或神经元与效应细胞之间的连接,包括突触前膜、突触后膜和突触间隙
神经调质	neuromodulator	与受体结合后能诱发缓慢的突触后电位,并不直接引起突触后生物学效应,但能调制神经递质在突触前的释放及突触后细胞的兴奋性,调制突触后细胞对递质的反应
神经激素	neurohormone	神经末梢释放的化学物质,进入血液循环,在远隔的靶器官发挥作用
局部麻醉药	local anesthetics	一类以适当浓度、局部应用于神经组织后能可逆地阻断与神经传导有关的动作电位的药物
表面麻醉	surface anesthesia	指将穿透性强的局麻药根据需要涂于黏膜表面,使黏膜下神经末梢麻醉
浸润麻醉	infiltration anesthesia	指将局部麻醉药溶液注入皮下或手术术野附近组织,使局部神经末梢麻醉
传导麻醉	caonduction anaesthesia	指将局部麻醉药溶液注射到外周神经干附近,阻断神经冲动传导,使该神经所分布的区域麻醉
蛛网膜下腔麻醉	subarachnoidal anesthesia	指将麻醉药注入蛛网膜下隙,麻醉该部位的脊神经根

名词	英文名	定义或概念
硬膜外麻醉	epidural anesthesia	将药液注入硬膜外腔，麻醉药沿着神经鞘扩散，穿过神经孔阻断神经根
区域镇痛	regional analgesia	外周神经阻滞技术及局麻药的发展为患者提供了更理想的围术期镇痛的有效方法，通常将局麻药与阿片类药物联合应用，可减少阿片类药物的用量
全身麻醉药	general anesthetics	指能可逆地广泛抑制中枢神经系统功能，镇痛、记忆缺失、意识丧失、感觉和反射消失，以及骨骼肌松弛，辅助外科手术进行的药物
分离麻醉	dissociation anesthesia	指应用氯胺酮后，患者痛觉消失而意识可能部分存在，对环境变化无反应等的浅麻醉状态
麻醉前给药	preanesthetic medication	指患者进入手术室前应用的药物，其中包括镇静剂，目的是消除患者的紧张情绪以及使用M受体阻断药以减少麻醉中腺体分泌带来的并发症等
复合麻醉	combined anesthesia	指同时或先后应用两种以上麻醉药物或其他辅助药物，以达到完善手术中和术后镇痛及满意的外科手术条件
基础麻醉	basal anesthesia	进入手术室前给患者大剂量的催眠药，使其达到深睡状态，在此基础上进行麻醉，可使药量减少，麻醉平稳
神经安定镇痛术	neuroleptanalgesia	常用氟哌利多及芬太尼按50:1制成合剂作静脉注射，使患者意识模糊、自主活动停止、痛觉消失，适用于外科小手术
最小肺泡浓度	minimal alveolar concentration（MAC）	指在一个标准大气压下，能使50%患者痛觉消失的肺泡气体中全麻药的浓度
诱导麻醉	induction of anesthesia	应用诱导期短的硫喷妥钠或氧化亚氮，使其迅速进入外科麻醉期，避免诱导期的不良反应，然后改用其他药维持麻醉
低温麻醉	hypothermic anesthesia	合用氯丙嗪使体温在物理降温时下降至较低水平（28~30℃），降低心、脑等生命器官的耗氧量
控制性降压	controlled hypotension	加用短时作用的血管扩张药硝普钠或钙拮抗剂，使血压适度下降，并抬高手术部位，以减少出血
镇静药	sedatives	能缓解和消除烦躁不安、恢复安定情绪的药物
催眠药	hypnotics	能促进和维持近似生理睡眠的药物
抗焦虑药	anxiolytic	能缓解焦虑、不安、失眠以及相应躯体症状的药物
宿醉	hangover	服用催眠剂量镇静催眠药后，次晨可出现头晕、困倦、嗜睡、精神不振及定向障碍等症状

续表

名词	英文名	定义或概念
戒断症状	abstinence syndrome	长期应用镇静催眠药后,患者对此产生精神和躯体上的依赖,一旦停药后,出现失眠、焦虑、兴奋、呕吐、出汗、心动过速、震颤甚至惊厥
中枢兴奋药	central stimulants	一类能选择性提高中枢神经系统功能活动的药物
促智药物	nootropic drug	又称为大脑激活药(cereboactive drugs),可选择性作用于大脑皮质,对不正常神经细胞具有激活、保护和恢复功能的作用,能促进学习、增强记忆力
癫痫	epilepsy	一种反复发作的神经系统疾病,发作时伴有脑局部病灶的神经元兴奋性过高,而产生阵发性异常放电,并向周围扩散而出现大脑功能短暂失调的综合征
强直后增强(PTP)	posttetanic potentiation	反复高频电刺激突触前神经纤维后,引起突触传递易化,使突触后纤维反应增强的现象
抗惊厥药	anticonvulsant	用于缓解各种原因引起的惊厥症状的药物
神经退行性疾病	neurodegenerative disease	一类慢性、进行性、不可逆性神经组织退行性病变所致疾病的总称
人工冬眠	artifical hibernation	氯丙嗪与其他中枢抑制药(哌替啶、异丙嗪)合用,可使患者深睡,体温、基础代谢及组织耗氧量均降低,增强患者对缺氧的耐受力,减轻机体对伤害性刺激的反应,并可使自主神经传导阻滞及中枢神经系统反应性降低,此种状态称为"人工冬眠",有利于机体度过危险的缺氧缺能阶段
帕金森综合征	parkinsonism	长期大量服用氯丙嗪可出现肌张力增高、面容呆板、动作迟缓、肌肉震颤、流涎等,是由于氯丙嗪阻断了黑质-纹状体通路的D_2样受体,使纹状体中的DA功能减弱,ACh的功能增强而引起。可用减少药量、停药来减轻或消除,也可用抗胆碱药缓解
静坐不能	akathisia	长期大量服用氯丙嗪可出现坐立不安、反复徘徊症状,是由于氯丙嗪阻断了黑质-纹状体通路的D_2样受体,使纹状体中的DA功能减弱、ACh的功能增强而引起,可用减少药量、停药来减轻或消除,也可用抗胆碱药以缓解
急性肌张力障碍	acute dystonia	多出现在氯丙嗪用药后第1至第5天。由于舌、面、颈及背部肌肉痉挛,患者可出现强迫性张口、伸舌、斜颈、呼吸运动障碍及吞咽困难,是由于氯丙嗪阻断了黑质-纹状体通路的D_2样受体,使纹状体中的DA功能减弱、ACh的功能增强而引起的,可用减少药量、停药来减轻或消除,也可用抗胆碱药以缓解

续表

名词	英文名	定义或概念
迟发性运动障碍	tardive dyskinesia	长期服用氯丙嗪后，部分患者还可出现一种特殊而持久的运动障碍，称为迟发性运动障碍，表现为口-面部不自主的刻板运动，广泛性舞蹈样手足徐动症，停药后仍长期不消失。其机制可能是因DA受体长期被阻断、受体敏感性增加或反馈性促进突触前膜DA释放增加所致
开关现象	on-off phenomenon	在应用左旋多巴治疗帕金森病时，有些患者出现少动，即肌肉强直性运动不能，即所谓的"关"，此现象持续数分钟或数小时后，又突然恢复到良好状态，但常伴有运动障碍，即所谓"开"
阿尔茨海默病	Alzheimer disease	一种与年龄高度相关，以进行性认知障碍和记忆力损伤为主的中枢神经系统退行性病变
抗精神失常	antipsychotic drugs	治疗精神分裂症、躁狂抑郁症和焦虑症等精神失常疾病的药物
躯体痛	somatic pain	由于身体表面和身体深层组织的痛觉感受器受到各类伤害性刺激所致，可分为急性痛（acute pain，亦称锐痛）和慢性痛（chronic pain，亦称钝痛）两种。前者为尖锐而定位清楚的刺痛，伤害性刺激达到阈值后立即发生，刺激撤除后很快消失；后者为强烈而定位模糊的"烧灼痛"，发生较慢，持续时间较长
内脏痛	visceral pain	由于内脏器官、体腔壁浆膜及盆腔器官组织部位的痛觉感受器受到炎症、压力、摩擦或牵拉等刺激所致
神经性痛	neuropathic pain	由于神经系统损伤或受到肿瘤压迫或浸润所致
快递质	fast transmitter	谷氨酸被释放后仅局限于该突触间隙内，作用于突触后膜的NMDA受体和AMPA受体而将痛觉信号传递给下一级神经元，其作用的发生和消除均很快
慢递质	slow transmitter	P物质（SP）等神经肽被释放后扩散到一定范围且同时持续影响多个神经元的兴奋性而使疼痛信号扩散，其作用缓慢而持久
阿片类镇痛药	opioid analgesics	作用于中枢神经系统特定部位，在不影响患者意识状态下选择性地解除或减轻疼痛，并同时缓解疼痛引起的不愉快情绪的药物。因其镇痛作用与激动阿片受体有关，且易产生药物依赖性或成瘾性的药物，又称麻醉性镇痛药
耐受性	tolerance	长期用药后中枢神经系统对其敏感性降低，需要增加剂量才能达到原来的药效

续表

名词	英文名	定义或概念
依赖性	dependence	反复用药后,使用者将对其产生瘾癖的特性
生理依赖性	physical dependence	机体对药物产生的适应性改变,一旦停药则产生难以忍受的不适感,如兴奋、失眠、流泪、流涕、出汗、呕吐、腹泻甚至虚脱、意识丧失等,又称戒断综合征(withdrawal syndrome)
精神依赖性	psychological dependence	药物对中枢神经系统作用所产生的一种精神活动,迫使患者继续需求药物的一种病态心理。阿片类药物可引起欣快,患者感觉心情舒畅、情绪高涨以及飘飘欲仙等
非甾体抗炎药	non-steroidal anti-inflammatory drugs	化学结构中无甾体核而具有解热镇痛作用,且大多数具有抗炎抗风湿作用的一大类药物,多次用药后不引起体内激素调节紊乱,但可引起胃出血
阿司匹林哮喘	aspirin asthma	服用阿司匹林后产生的哮喘,见于对阿司匹林过敏者或原有哮喘者。可能是由于阿司匹林使支气喘平滑肌PGE减少,支气管平滑肌张力增加、痉挛,亦可促使体内白三烯等内源性支气管收缩物质增多所致
瑞夷综合征	Reye's syndrome	病毒性感染伴有发热的儿童或青年服用阿司匹林后出现高热、寒战、严重肝功能不良合并脑病等症状
水杨酸反应	salicylism reaction	大剂量服用阿司匹林可出现头痛、眩晕、恶心、呕吐、耳鸣、听力减退等症状,称为水杨酸反应
离子通道	ion channels	细胞膜中跨膜蛋白质分子,在脂质双分子层上构成具有高度选择性的亲水性孔道,对某些离子能选择通透,其功能是细胞生物电活动的基础
钙拮抗药(钙通道阻滞药)	calcium antagonists (calcium channel blockers)	一类选择性阻滞钙通道,抑制细胞外 Ca^{2+} 内流,降低细胞内 Ca^{2+} 浓度的药物
钾通道调控剂	potassium channel modulators	指通过影响钾通道闸门的启闭而发挥药理作用的药物,包括钾通道阻滞药及通道开放药
频率依赖性	frequecy dependence	单位时间内离子通道开放次数越多,药物进入细胞内越多,对通道的阻滞作用也越强
心律失常	arrhythmia	心动节律和频率异常
折返	reentry	一次冲动下传后,又可顺着另一环行通路折回,再次兴奋原已兴奋过的心肌,是引发快速型心律失常的重要机制之一
膜反应性	membrane responsiveness	指心肌细胞在不同静息电位水平受到刺激时所表现的去极化反应,即0相上升最大速率与膜电位水平之间的关系。静息膜电位负值愈小,0相上升速率愈慢,心肌传导速度愈慢,即膜反应性愈低

续表

名词	英文名	定义或概念
早后除极	early afterdepolarization	指在心肌细胞复极化早期发生的振荡性去极化，多发生在动作电位复极的第2或第3相
迟后除极	delayed afterdepolarization	指发生在心肌细胞完全复极化后的震荡性去极化，多发生在动作电位复极的第4相
触发激动	triggered activity	如果后去极时的振荡性去极幅度升高达到阈电位水平，即可引起异常的冲动发放
有效不应期	effective refractory period	心肌细胞动作电位从0期去极化开始到膜电位复极到-60mV不能产生新的动作电位的时期，称为有效不应期
肾素-血管紧张素系统	renin-angiotensin system, RAS	由肾素、血管紧张素及其受体构成的重要体液系统，在调节心血管系统的正常生理功能与高血压、心肌肥大、充血性心力衰竭等的病理过程中具有重要作用。RAS不仅存在于体液系统，而且在肾、心脏、血管与脑组织中也有RAS，协同激肽系统调节局部的病理生理过程
血管紧张素转化酶（激肽酶Ⅱ）	angiotensin converting enzyme, ACE (kinase Ⅱ)	肽基二肽水解酶，是由1306个氨基酸构成的含锌的金属蛋白水解酶。ACE对底物的选择性不高，不但可降解血管紧张素Ⅰ为血管紧张素Ⅱ，也能降解缓激肽、P物质与内啡肽，使之失活
肾素	renin	一种酸性蛋白水解酶，主要来自肾，可水解血管紧张素原，生成血管紧张素Ⅰ
利尿药	diuretics	作用于肾，增加Na^+、Cl^-等电解质和水的排出，产生利尿作用
碳酸酐酶抑制药	carbonic anhydrase inhibitors	主要作用于近曲小管，抑制碳酸酐酶活性，利尿作用弱，代表药物为乙酰唑胺
渗透性利尿药（脱水药）	osmotic diuretics	主要作用于髓袢及肾小管其他部位，代表药为甘露醇。这些药物通过肾时，不易被重吸收，使水在髓袢升支和近曲小管的重吸收减少，增加水和部分离子的排出，产生渗透性利尿作用
袢利尿药（高效能利尿药，Na^+-K^+-$2Cl^-$同向转运子抑制药）	loop diuretics (high efficacy diuretics)	主要作用于髓袢升支粗段，利尿作用强，代表药为呋塞米

名词	英文名	定义或概念
噻嗪类利尿药（中效能利尿药，Na^+-Cl^-同向转运子抑制药）	thiazide diuretics (moderate efficacy diuretics)	主要作用于远曲小管近端，如氢氯噻嗪
保钾利尿药	potassium-retaining diuretics	主要作用于远曲小管和集合管，利尿作用弱，能减少K^+排出，通过直接拮抗醛固酮受体（如螺内酯）或抑制管腔膜上的Na^+通道（氨苯蝶啶、阿米洛利）而起作用
脱水药	dehydrate agents	又称为渗透性利尿药，能提高血浆渗透压，经肾小球滤过进入肾小管后不易被肾小管重吸收，使肾小管液渗透压增高，阻止肾小管对原尿的重吸收而达到利尿作用
抗高血压药	antihypertensive drugs	凡能降低血压而用于高血压治疗的药物称为抗高血压药
钾通道开放药	potassium channel openers	钾通道开放，钾外流增多，细胞膜超极化，膜兴奋性降低，Ca^{2+}内流减少，血管平滑肌舒张，血压下降
血压波动性	blood pressure variability, BPV	血压在24小时内存在自发性波动，称为血压波动性
一线抗高血压药	first-line antihypertensive drugs	指高血压病初始治疗首先选用的降压药，包括利尿药、钙拮抗药、β受体阻断药、血管紧张素转化酶抑制药及血管紧张素Ⅱ受体阻断药
中枢性降压药	central nervous system antihypertensive	通过作用于中枢神经系统的相关受体而使血压降低的一类药物
神经节阻滞药	ganglionic blocking agent	通过阻断神经节而发挥降压作用的药物
血管紧张素转化酶抑制药（ACEI）	angiotensin converting enzyme innibitor	通过阻止AngⅡ的生成，取消AngⅡ收缩血管、刺激醛固酮释放、增加血容量，升高血压与促进心血管肥大增生等作用，有利于高血压、心力衰竭与心血管重构的防治
AT_1型受体拮抗药（ARB）	angiotensin receptor blocker	AT_1型受体被阻断后，AngⅡ收缩血管与刺激肾上腺皮质释放醛固酮的作用被抑制，导致血压降低
高血压危象	hypertensive crisis	因紧张、疲劳、寒冷、嗜铬细胞瘤阵发性高血压发作、突然停服降压药等原因，小动脉强烈收缩，血压急剧上升，影响重要器官血液供应而产生危急症状
正性肌力药物	positive inotropic drugs	能够加强心肌收缩力，用于治疗充血性心力衰竭的药物

续表

名词	英文名	定义或概念
强心苷	cardiac glycosides	具有正性肌力作用的苷类
心脏重构	cardiac remodeling	心脏损伤或在血流动力学的应激反应时,由于分子和基因表达的变化导致心脏形态结构和功能发生变化
充血性心力衰竭	congestive heart failure(CHF)	又称为慢性心功能不全,是指在有充分静脉回流的前提下,心脏输出量绝对或相对减少,不能满足全身组织器官代谢需要的一种病理状态
动脉粥样硬化	atherosclerosis	以受累动脉内膜脂质沉积、单核细胞和淋巴细胞浸润以及血管平滑肌增殖形成泡沫细胞和纤维斑块为主要表现的病变,是心脑血管病的主要病理学基础
调血脂药	lipid regulating agents	指通过调整血浆脂蛋白或脂质的紊乱,治疗高脂血症及产生抗动脉粥样硬化作用的药物
HMG-CoA还原酶抑制剂	HMG-CoA reductase inhibitors	即他汀类药物,能抑制羟甲戊二酸单酰辅酶A(HMG-CoA)还原酶活性,阻止肝细胞合成胆固醇,使胆固醇含量减少,临床用于治疗高胆固醇血症
HMG-CoA还原酶抑制药的多效性作用	pleiotropic effects of HMG-CoA reductase inhibitor	指HMG-CoA还原酶抑制药能通过非调血脂作用来稳定动脉粥样硬化斑块,发挥抗动脉粥样硬化作用,包括抑制新生血管内膜炎症、抗血小板和抗血栓作用及改善内皮细胞功能等
冠心病	coronary heart disease	冠状动脉粥样硬化性心脏病的简称,指由于冠状动脉粥样硬化,使血管腔狭窄或阻塞,或因冠状动脉痉挛导致心肌缺氧或坏死而引起的心脏病,又称为缺血性心脏病
心绞痛	angina pectoris	因冠状动脉供血不足引起的心肌急剧、暂时的缺血与缺氧综合征,其典型临床表现为阵发性胸骨后压榨性疼痛并向左上肢放散
劳累性心绞痛	angina of effort	由劳累、情绪波动或其他增加心肌耗氧量的因素所诱发,休息或舌下含服硝酸甘油可缓解。根据病程、发作频率及转归,又可分为稳定型心绞痛、初发型心绞痛及恶化型心绞痛
自发性心绞痛	angina pectoris at rest	心绞痛发作与心肌耗氧量无明显关系,多发生于安静状态,发作时症状重、持续时间长,且不易被硝酸甘油缓解,包括卧位型(休息或熟睡时发生)、变异型(冠脉痉挛所诱发)、中间综合征和梗死后心绞痛
变异型心绞痛	variant angina pectoris	冠状动脉痉挛所诱发的自发性心绞痛的一种类型。其特点是疼痛发生与心肌需氧量增加无明显关系,而与冠状动脉血流贮备量的减少有关。疼痛时间长且重,不易被硝酸甘油缓解

续表

名词	英文名	定义或概念
抗凝血药	anticoagulants	通过影响凝血因子，阻止血液凝固过程的药物，临床主要用于血栓栓塞性疾病的预防与治疗
纤维蛋白溶解药	fibrinolytic drugs	可使纤维蛋白溶酶原转变为纤维蛋白溶酶，纤溶酶通过降解纤维蛋白和纤维蛋白原而限制血栓增大和溶解血栓
低分子量肝素	low molecular weight heparin	指分子量低于6.5kD的肝素，具有选择性抗凝血因子Xa活性，而对凝血酶及其他凝血因子的影响较小
贫血	anemia	循环血液中红细胞数和血红蛋白量低于正常
促红细胞生成素	erythropoietin，EPO	由肾合成和分泌的特殊蛋白质，能刺激红系干细胞生成，促进红细胞成熟，使网织红细胞从骨髓中释放出来，并提高红细胞抗氧化功能，从而增加红细胞数量
粒细胞集落刺激因子	granulocyte colony stimulating factor	又称为非格司亭（filgrastim），是一种糖蛋白，能增加中性粒细胞的生成，也能增强中性粒细胞的趋化及吞噬等功能
自体活性物质	autacoids	又称为局部激素，主要因机体受到伤害性刺激后产生，以旁分泌方式到达邻近部位发挥作用
血小板活化因子	platelet activating factor，PAF	一种强效生物活性磷脂，可由多种组织细胞产生，通过与靶细胞膜上的PAF受体结合而发挥作用
抗组胺药	antihistamines	又称为组胺受体拮抗药，指能在组胺受体水平竞争性阻断组胺作用的药物
组胺1-样效应	H_1-like effects	H_1受体被激活后，通过G蛋白PLC-IP_3、DG-Ca^{2+}信号转导途径激活蛋白激酶C，使胃肠、气管和支气管平滑肌收缩；通过释放NO和PGI_2，使小血管扩张，通透性增高
内皮素	endothelins	由内皮细胞释放的多肽，有3种异型体，是最强烈的缩血管物质，在体内外均可产生强而持久的缩血管作用
缺血预适应作用	ischemic preconditioning	指经短暂缺血后，对随后较长时间缺血的耐受性明显增强的现象
阻塞性肺疾病	obstructive lung disease	呼吸系统常见疾病，其主要症状有喘息、咳嗽、咳痰等
支气管哮喘	bronchial asthma	一种慢性变态反应性炎症性疾病。慢性支气管哮喘反复发作可引起肺部和气道炎症、超敏感性、支气管平滑肌痉挛和气道重塑等
平喘药	antiasthmatic drug	能缓解喘息症状的药物
镇咳药	antitussives drug	一类能通过抑制咳嗽中枢或咳嗽反射弧中任何一个环节而发挥止咳作用的药物

续表

名词	英文名	定义或概念
中枢性镇咳药	central antitussives drug	直接抑制延髓咳嗽中枢而发挥镇咳作用的药物
外周性镇咳药	peripheral antitussives drug	通过抑制咳嗽反射弧中的感受器、传入神经、传出神经或效应器中的任何一个环节而发挥镇咳作用的药物
祛痰药	expectorants drug	一类能使痰液变稀、黏稠度降低而易于咳出的药物,同时能加速呼吸道黏膜纤毛运动,改善痰液转运功能,故又称为黏液促动药
抗酸药	antacids	一类弱碱性物质,口服后能中和胃酸并降低胃蛋白酶活性,发挥缓解疼痛和促进溃疡愈合的作用
质子泵抑制药	inhibitory drugs of Na^+-K^+-ATPase	即 H^+-K^+-ATP 酶抑制药,通过抑制质子泵的活动,抑制 H^+ 的分泌,治疗消化性溃疡,常用奥美拉唑
泻药	cathartic	能增加肠内水分、促进蠕动、转化粪便或润滑肠道、促进排便的药物
刺激性泻药	contant cathartics	可刺激结肠推进性蠕动产生导泻作用的药物,又称为接触性泻药
渗透性泻药	osmotic cathartics	又称为容积性泻药,口服后肠道很少吸收,可增加肠容积而促进排便的药物
子宫平滑肌兴奋药	excitative drugs of uterine smooth muscles	一类能促进子宫平滑肌收缩活动的药物,临床主要用于促进子宫复原、止血、催产和引产
子宫平滑肌抑制药	inhibitory drugs of uterine smooth muscles	又称为抗分娩药,能抑制子宫平滑肌收缩,临床上主要用于防治早产和痛经
性激素	sex hormone	由性腺分泌的激素,一般包括雌激素、孕激素和雄激素,属于类固醇化合物。临床上主要用作避孕药物,还能治疗某些疾病
绝经期综合征	menopausal syndrome	也称为更年期综合征,妇女到了更年期,由于卵巢功能降低,雌激素分泌不足,而垂体促性腺激素分泌增多,产生内分泌平衡失调现象,因而出现一系列症状,如面颈红热、恶心、失眠、情绪不安等
同化激素	anabolic hormones	一类同化作用较好、雄激素作用较弱的睾酮衍生物,临床主要用于蛋白质同化或吸收不足以及分解亢进或蛋白质损失过多的患者
抗着床避孕药	anti-implantation contraceptives	也称探亲避孕药,可使子宫内膜发生各种功能和形态变化,阻碍孕卵着床的药物
雌激素拮抗药	estrogens antagonists	指能与雌激素受体结合,发挥竞争性拮抗雌激素作用,又称为选择性雌激素受体调节剂
肾上腺皮质激素	adrenocortical hormone	肾上腺皮质所分泌的激素的总称,属甾体类化合物,可分为盐皮质激素,糖皮质激素和性激素三类

续表

名词	英文名	定义或概念
允许作用	pemissive action	糖皮质激素对某些组织细胞虽无直接活性,但可给其他激素发挥作用创造有利条件,称为允许作用
反跳现象	rebound phenomenon	长期用药因减量过快或突然停药所致原病复发或恶化的现象
医源性肾上腺皮质功能亢进症	iatrogenic hyper adreno-corticism	过量糖皮质激素引起的脂质代谢和水盐代谢紊乱的结果,表现为满月脸、水牛背、皮肤变薄、痤疮、多毛、水肿、低血钾、高血压、糖尿等肾上腺皮质功能亢进症状,停药后可自行消退,必要时采取对症治疗
医源性肾上腺皮质功能不全	iatrogenic hypoadreno-corticism	长期大量应用糖皮质激素,尤其是连日给药的患者,血中糖皮质激素水平超过正常,对下丘脑、腺垂体的负反馈抑制作用增强,ACTH 分泌减少,肾上腺皮质萎缩,分泌功能减退。一旦停药,外源性糖皮质激素减少,而肾上腺皮质内分泌不足,可出现肾上腺皮质功能不全,称为医源性肾上腺皮质功能不全
甲状腺激素	thyroid hormones	由甲状腺合成和分泌,能促进蛋白质合成及骨骼、中枢神经系统生长发育的激素,包括 T_4 和 T_3
甲状腺功能亢进症	hyperthyroidism	简称为甲亢,是指多种原因所致血液循环中甲状腺激素过多,引起代谢紊乱为特征的一种综合征
抗甲状腺药	antithyroid drugs	用以治疗甲亢,能长期或暂时控制其症状的药物
卢戈液	Lugol's solution	又称为复方碘口服液,含碘 5%、碘化钾 10%,可用于治疗单纯性甲状腺肿、甲亢术前准备、甲状腺危象
甲状腺危象	thyroid storm	甲亢患者由于感染、外伤、手术、情绪激动等诱因,使甲状腺激素突然大量释放入血,使患者发生高热、虚脱、心力衰竭、肺水肿、水和电解质紊乱等,严重时可致死亡,称为甲状腺危象
胰岛素抵抗性	insulin resistance	指由于各种原因使血中拮抗胰岛素的物质增多,胰岛素抗体增多,胰岛素受体基因异常,受体数目和亲和力减少等妨碍了胰岛素对机体的作用
单组分胰岛素	monocomponent insulin, McI	高纯度胰岛素(纯度大于 99%)。用过普通胰岛素的患者改用 McI 后,体内胰岛素抗体逐渐减少,胰岛素的需要量也同样降低
胰高血糖素样肽 -1	glucagons-like peptide-1, GLP-1	一种肠促胰素,由肠道 L 细胞分泌。主要作用是增强胰岛功能
α- 葡萄糖苷酶抑制药	α-glucosidase inhibitors	通过抑制小肠中各种 α- 葡萄糖苷酶,阻止 1,4- 糖苷键水解,使淀粉和蔗糖等分解为葡萄糖的速度减慢,而使餐后血糖降低的药物

续表

名词	英文名	定义或概念
低血糖症	hepoglycemia	胰岛素过量最常见、最重要的不良反应，早期表现为饥饿感、出汗、心跳加快、焦虑、震颤等症状，严重者可引起昏迷、休克及脑损伤，甚至死亡，应及时补充糖类物质
化学治疗学	chemotherapeutics	研究药物、病原体和宿主之间相互作用、作用机制和作用规律的学科
抗菌药	antibacterial drugs	指对细菌有抑制或杀灭作用的药物，包括抗生素和人工合成药物（磺胺类和喹诺酮类等）
抗生素	antibiotics	由各种微生物（包括细菌、真菌、放线菌属）产生的、能杀灭或抑制其他微生物的物质
抗菌谱	antibacterial spectrum	指抗菌药物的抗菌范围。广谱抗菌药对多种病原微生物有效，窄谱抗菌药仅对一种细菌或局限于某属细菌有抗菌作用
抑菌药	bacteriostatic drugs	指仅具有抑制细菌生长繁殖而无杀灭细菌作用的抗菌药物，如四环素类、红霉素类、磺胺类等
杀菌药	bactericidal drugs	指具有杀灭细菌作用的抗菌药物，如青霉素类、头孢菌素类、氨基糖苷类等
最低抑菌浓度	minimum inhibitory concentration	测定抗菌药物抗菌活性大小的一个指标，指在体外培养细菌18小时后能抑制培养基内病原菌生长的最低药物浓度
最低杀菌浓度	minimum bactericidal concentration, MBC	衡量抗菌药物抗菌活性大小的指标，能够杀灭培养基内细菌或使细菌数量减少99.9%的最低药物浓度
抗菌活性	antibacterial activity	指药物抑制和杀灭病原菌的能力
化疗指数	chemotherapeuticindex, CI	评价化学治疗药物有效性与安全性的指标，常以化疗药物的半数致死量 LD_{50} 与治疗感染动物的半数有效量 ED_{50} 之比来表示，即 LD_{50}/ED_{50}，或者用5%的致死量 LD_5 与95%的有效量 ED_{95} 之比来表示，即 LD_5/ED_{95}。化疗指数越大，表明该药物的毒性越小，临床应用价值越高
抗菌后效应	post antibiotic effect, PAE	指细菌与抗生素短暂接触，抗生素浓度下降，低于MIC或消失后，细菌生长仍受到持续抑制的效应
首次接触效应	first expose effect	抗菌药物在初次接触细菌时有强大的抗菌效应，再度接触或连续与细菌接触，并不明显地增强或再次出现这种明显的效应，需要间隔相当时间（数小时）以后，才会再起作用

续表

名词	英文名	定义或概念
细菌耐药性	bacterial resistance	细菌产生对抗生素不敏感的现象,产生原因是细菌在自身生存过程中的一种特殊表现形式。可分为固有耐药和获得性耐药
固有耐药	intrinsic resistance	又称天然耐药性,是由细菌染色体基因决定,代代相传,不会改变的,如链球菌对氨基糖苷类抗生素天然耐药
获得性耐药	acquired resistance	由于细菌与抗生素接触后,由质粒介导,通过改变自身的代谢途径,使其不被抗生素杀灭。如金黄色葡萄球菌产生β-内酰胺酶而对β-内酰胺类抗生素耐药
多重耐药	multi-drug resistance,MDR	指细菌对多种抗菌药物耐药,又名多药耐药
β-内酰胺类抗生素	β-lactam antibiotics	指化学结构中含有β-内酰胺环的一类抗生素。包括青霉素类、非典型β-内酰胺类和β-内酰胺酶抑制剂等
青霉素结合蛋白	penicillin-binding proteins,PBPs	存在于细胞质膜上的蛋白,根据相对分子质量大小不同分为两类,一类是大相对分子质量,具有转肽酶和转糖基酶活性,参与细菌细胞壁合成,另一类为小分子量,具有羧肽酶活性,与细菌细胞分裂和维持形态有关
牵制机制	trapping mechanism	β-内酰胺可与某些耐酶β-内酰胺类抗生素迅速结合,使药物停留在胞质膜外间隙中,不能到达作用靶位,即PBPs而发挥抗菌作用。此非水解机制的耐药性称为"陷阱机制"或"牵制机制"
赫氏反应	Herxheimer reaction	应用青霉素G治疗梅毒、钩端螺旋体、雅司、鼠咬热或炭疽等感染时,可有症状加剧现象,表现为全身不适、寒战、发热、咽痛、肌痛、心跳加快等症状。此反应可能是由大量病原体被杀死后释放的物质所引起的
大环内酯类抗生素	macrolides antibiotics	一类含有14、15和16元大环内酯环的具有抗菌作用的抗生素
红人综合征	red man syndrome	快速静脉注射万古霉素时,出现极度皮肤潮红、红斑、荨麻疹、心动过速和低血压等特征性症状
神经肌肉阻滞作用	neuromuscular blockade	药物与Ca^{2+}络合,使体内Ca^{2+}水平降低,或由于药物与Ca^{2+}竞争,抑制神经末梢释放乙酰胆碱并降低突触后膜对乙酰胆碱的敏感性,造成神经肌肉接头处传递阻断,引起呼吸肌麻痹,葡萄糖酸钙和新斯的明能翻转这种阻断

续表

名词	英文名	定义或概念
亚临床耳毒性	subclinical ototoxicity	药物的耳毒性发生早期,临床症状不明显,先表现为高频听力受影响,然后表现为低频听力受影响的现象
二重感染	superinfection	正常人的口腔、咽喉部、胃肠道存在完整的微生态系统。长期口服或注射广谱抗生素时,敏感菌被抑制,不敏感菌趁机大量繁殖,由原来的劣势菌群变为优势菌群,造成新的感染
灰婴综合征	gray baby syndrome	早产儿和新生儿肝内缺乏葡萄糖醛酸转移酶,肾排泄功能不完善,对氯霉素解毒能力差;药物剂量过大可致中毒,表现为循环衰竭、呼吸困难、进行性血压下降、皮肤苍白和发绀
广谱抗菌药	broad-spectrum antibiotics	指对革兰阳性菌、革兰阴性菌、立克次体、衣原体、支原体、螺旋体、阿米巴等均有抑制作用的药物
DNA 回旋酶	DNA gyrase	此酶是由两个 A 亚基和两个 2B 亚基组成的四聚体,A 亚基先将正超螺旋后侧切断形成切口,B 亚基结合 ATP 并催化其水解,使 DNA 的前侧经切口后移,A 亚基再将此切口封闭,形成 DNA 负超螺旋
拓扑异构酶 IV	topoisomerase IV	此酶是由两个 C 亚基和两个 E 亚基组成的四聚体,在 DNA 复制后期姐妹染色体的分离过程中起重要作用
交叉耐药性	cross drug risistance	病原微生物对一种抗生素产生耐药后,对另一种未接触过的化学结构相似的抗生素也有耐药性的现象,称为交叉耐药
喹诺酮类药物	quinolones	一类以 4-喹诺酮母核为基本结构的人工合成抗菌药
光敏反应	photosensitivity reaction	皮肤对光线敏感引起的皮肤病。应用某些喹诺酮类药物后也可发生。表现为经白炽光或直接照射、接触温水后出现皮肤痒感、红斑、水肿等症状,严重者可起水疱,溃破后形成糜烂或溃疡
抗病毒药	antiviral agents	治疗与预防病毒感染性疾病的药物
艾滋病	acquired immunodeficiency	由人免疫缺陷病毒引起的获得性免疫缺陷综合征,简称为艾滋病
核苷反转录酶抑制剂	nucleoside reverse transcriptase inhibitors (NRTIS)	嘌呤或嘧啶衍生物,通过抑制反转录酶(RNA 依赖性 DNA 多聚酶)而发挥抗 HIV 作用
干扰素	interferon	机体在病毒感染或受其他刺激后,体内产生的一类抗病毒的糖蛋白物质,有 α、β、γ 三种类型
抗真菌药	antifungal agents	能治疗与预防浅部真菌和深部真菌感染性疾病的药物

续表

名词	英文名	定义或概念
第一线抗结核病药	first-line antituberculosis drugs	指临床疗效较高，不良反应较少的抗结核病药，包括异烟肼、利福平、吡嗪酰胺、乙胺丁醇和链霉素
第二线抗结核病药	second-line antituberculosis drugs	指临床疗效较低、毒性较大，仅在一线抗结核病药产生耐药或患者不能耐受一线药物时才使用的抗结核病药，如环丙沙星、对氨基水杨酸等
分枝菌酸	mycolic acid	分枝杆菌的专有成分，是结核杆菌细胞壁的主要组分
砜综合征	Sulfone syndrome	又称为麻风反应，是指使用砜类药物早期或增量过快时，引起瘤型麻风症状加剧的现象，是机体对菌体裂解产生的磷脂颗粒的过敏反应
抗疟药	antimalarial drugs	用于病因性预防、控制疟疾症状、阻止复发和传播的药物
红细胞内期	erythrocytic phase	指疟原虫从肝细胞逸出的裂殖体进入血流，一部分被吞噬细胞吞噬杀灭，一部分侵入红细胞并在其内发育增殖，故称为红细胞内期
金鸡纳反应	cinchonism	使用奎宁后表现为恶心、呕吐、耳鸣、头痛、听力和视力减退、精神不振等，甚至发生暂时性耳聋，这种不良反应称为金鸡纳反应（因奎宁得自金鸡纳树皮，金鸡纳树中的其他生物碱也有此反应）
肠外阿米巴病	extraintestinal amebiasis	阿米巴大滋养体可经血流至肝、肺和其他器官引起阿米巴炎症和脓肿，统称为肠外阿米巴病
细胞周期非特异性药物	cell cycle non-specific agents	指对处于增生周期各时相的细胞，甚至包括 G_0 期细胞均有杀灭作用的抗肿瘤药，如烷化剂和抗肿瘤抗生素
细胞周期特异性药物	cell cycle specific agents	指仅对增殖周期的某些时相敏感而对 G_0 期细胞不敏感的药物，如阿糖胞苷、甲氨蝶呤等
生长比率	growth fraction	指肿瘤增生细胞群与全部肿瘤细胞群之比
烷化剂	alkylating agents	一类高度活泼的化合物，具有一个或两个烷基，所含烷基能与细胞的 DNA、RNA 或蛋白质中亲核基团起烷化作用，常形成交叉连接或引起脱嘌呤，使 DNA 链断裂，在下一次复制时，又可使碱基配对错码，造成 DNA 结构和功能的损害，严重时可致细胞死亡
药物外排	drug efflux	多药耐药性的一种机制，由于耐药细胞上出现一种跨膜蛋白，能介导药物转运、降低细胞内药物浓度
分子靶向治疗	molecular targeted therapy	指针对肿瘤特异性分子变化，例如细胞受体、关键基因和调控分子等为靶点的治疗
免疫抑制剂	immunosuppressants	一类具有免疫抑制作用的药物。临床上主要用于器官移植的排斥反应和自身免疫反应性疾病

名词	英文名	定义或概念
免疫增强剂	immunostimulants	指单独或同时与抗原使用时，能增强机体免疫应答的物质，主要用于免疫缺陷、慢性感染性疾病，也常作为肿瘤的辅助治疗药物
免疫病理反应	immune pathological reaction	当机体免疫功能异常时，可出现的病理反应，包括过敏反应、自身免疫性疾病、免疫缺陷和免疫增殖病等，表现为机体的免疫功能低下或免疫功能过度增强，严重时可导致机体死亡
基因工程	gene engineering	又称为DNA重组技术，是指把不同生物的基因或DNA分子进行人工剪切、组合和拼接，通过病毒或质粒或噬菌体载体导入到宿主细胞内繁殖扩增，使目的基因在宿主细胞内表达，产生所需的基因片段及蛋白质产物
基因治疗	gene therapy	在基因水平上将正常有功能的基因或其他外源基因通过基因转移方式导入到患者体内，并使之表达功能正常的基因，或者表达原来不存在或表达水平很低的基因，使其获得治疗效果
基因工程药物	gene engineering drug	指将有治疗价值的目的基因导入细菌、酵母或哺乳动物细胞或转基因动植物等宿主细胞进行表达，并经分离纯化获得的蛋白质产物
旁观者效应	bystander effect	用外源自杀基因转染肿瘤细胞后，未被转染的肿瘤细胞可因邻近的少数肿瘤细胞携带有自杀基因而被前体药物杀伤的效应
基因增强	gene augmentation	将正常功能的基因转移到有基因缺陷或基因丢失的细胞中，以表达正常产物，从而弥补缺陷基因的功能
基因失活	gene inactivation	指不去除异常基因，特异封闭某些基因的翻译和转录，以达到抑制某些异常基因表达的目的
自杀基因	suicide gene	一些来自病毒或细胞的基因具有一些特殊的功能，其表达产物可将原先对哺乳动物细胞无毒或毒性极低的前药转换成毒性产物，导致这些细胞死亡。这类基因称为自杀基因，又称为前药转换酶基因或药物敏感基因
生物导弹	biologic missile	利用单克隆抗体特异性导向靶细胞的特点，把单克隆抗体与放射性核素、毒素、药物结合形成导向药物，可用于肿瘤的导向治疗及早期诊断等

附录二 孕妇禁用药

药物	对胎儿的影响或不良后果	禁止应用时间
细胞毒药物	使生殖细胞染色体损伤或细胞分裂障碍、畸胎	受孕前
反应停	缺肢、面部畸形	孕后4～6周
丙咪嗪	畸形	孕后8周内
右旋苯丙异胺	先天性心脏缺损	
甲氨蝶呤、环磷酰胺、苯乙酸氮芥、丝裂霉素C、白消安	头骨发育不全、腭裂、耳下垂、流产、生长迟缓、智力低下，尚可致死胎	
抗凝血药	畸形、鼻发育不全	
性激素（丙酸睾酮、甲睾酮）	女婴男性化，如阴唇吻合、阴蒂肥大等，骨龄增加	
苯妥英钠、醛固酮、肾上腺皮质激素、抗组胺药、抗甲状腺药、维A（大量）	颅面畸形、腭裂、兔唇、先天性心脏病、智力低下、低体重、颅面畸形、胎儿畸形、流产	孕后14周内
两性霉素B	多发畸形、流产	
氯喹	视网膜出血、耳聋、死亡	
乙胺嘧啶	应与甲酰叶酸合用，否则可能引起胎儿畸形	
甲苯磺丁脲	阻止细胞内叶酸形成，抑制细胞分裂	
甲氧苄啶	可能引起畸形	
大量饮酒	颅面畸形，四肢、心脏缺损，胎儿发育延迟，智力延迟，致胎儿乙醇综合征	
链霉素、卡那霉素	永久性耳聋、肾损害	孕14周后至分娩
肾上腺皮质激素	胎盘功能不良、死胎	孕35周后
四环素	乳发黄、牙釉质发育不良、骨生长障碍	
止痛药	损伤中枢神经系统、发生智力或行为改变	
吸入性麻醉药	中枢神经系统障碍或呼吸抑制、流产	
碘剂、放射性碘剂、丙硫氧嘧啶、甲巯咪唑、甲硫氧嘧啶	甲状腺肿大、甚至压迫气道引起窒息，精神迟缓，先天性甲状腺功能低下（但在14周前，对甲状腺影响不大）	

续表

药物	对胎儿的影响或不良后果	禁止应用时间
噻嗪类利尿剂	全身钠量降低、血小板减少、紫癜、出血、死胎	孕35周后，长期或连续
吩噻嗪类、地西泮	新生儿锥体外系反应，新生儿可产生"戒断综合征"，"松软婴儿综合征"，至出生后2周缓解	
氯丙嗪	视网膜病变	
异丙嗪	减少血小板凝聚	
奎宁	先天性耳聋、智力低下、死胎	
奎尼丁	血小板减少、耳聋	
氯化铵	酸中毒	
维生素D（过量）	高血钙症、智能低下、无脑儿	
茶碱、氨茶碱	减低子宫活动、影响胎儿发育	
铅中毒	脑损伤、低体重	
黄体分泌素类（炔诺酮、异炔诺酮、乙炔睾酮）	女性婴儿男性化	
普萘洛尔	胎盘缩小、胎儿发育迟缓、新生儿心动过缓、低血糖	长期应用
抗糖尿病药	新生儿长期血糖过低	
汞中毒	惊厥、失眠或神经系统损害	
红霉素	肝损害	
新生霉素	高胆红素血症	
呋喃妥因	溶血症	
异烟肼	精神运动活动迟缓	
降血糖药	减少氧的消耗、组织缺氧	
胰岛素	致畸	
苯妥英钠	出血	
苯丙胺	血管、胆道畸形	
磺胺类	高胆红素血症、核黄疸	
地西泮（大于30mg/d）	新生儿窒息、肌张力明显低下、吸吮力弱、体温不升	
卡波卡因	胎儿心动过缓、窒息、惊厥	
美散痛	戒断综合征	

续表

药物	对胎儿的影响或不良后果	禁止应用时间
麻醉药、镇静药、甲丙氧酯	抑制中枢神经系统，使新生儿不吃、不哭、体温低、心动过缓、循环衰竭	
利血平	使新生儿心动过缓、厌食、鼻充血、嗜睡、呼吸抑制，甚至死亡	
溴化六甲双胺、樟磺咪芬	麻痹性肠梗阻	
阿司匹林、维生素 K_3 类	高胆红素血症、溶血性贫血	分娩时
右旋苯异丙胺	高胆红素血症	
安钠咖	核黄疸	
催产素（大量）	黄疸、胎儿窘迫症、低血钠、不安、搐搦，甚至呼吸暂停	
硫酸镁	高血镁、肌无力、神经-肌肉阻滞、嗜睡等	
水杨酸、双香豆素类	凝血酶原过低、出血	
巴比妥类	呼吸抑制	
非那西丁	高铁血红蛋白血症	
氯霉素	灰婴综合征	

附录三　运动员禁用药

分类	药　物
精神和神经刺激药	安非拉酮、安非他尼、阿米庚酸、阿米苯唑、苯丙胺、苄非拉明、咖啡因、苯丙醇胺
	对氯苯丁胺、氯苄雷司、氯喘、氯丙那林、可卡因、麻黄碱、克罗丙胺、巴酰乙酰胺、二甲非他明、乙非君、香草二乙胺、乙非他明、芬坎法明、芬普雷司、呋芬雷司、美芬雷司、双苯斯酮胺、甲氧那明、甲基麻黄碱、哌甲酯（利他林）、吗拉宗、尼可刹米、匹莫林、戊四氮、苯甲曲嗪、芬美曲嗪、芬特明、苯丙醇胺、N-苯丙醇胺、哌苯甲醇、普罗林坦、丙己君、吡咯戊酮、士的宁及相关化合物
麻醉止痛药	阿法罗定（安那度、安侬痛）、阿尼利定、丁丙诺啡、右丙氧芬、二醋吗啡（海洛因）、双氢可待因、地匹哌酮、依索庚嗪、左啡诺、美沙酮、吗啡、纳布啡、喷他佐辛、哌替啶、非那佐辛、乙基吗啡、三甲利定及相关化合物
促合成作用药	勃拉睾酮、勃地酮、氯司替勃、脱氢氯甲睾酮、氟甲睾酮、美睾酮、苯丙酸诺龙、美雄酮（大力补）、美替诺龙、甲睾酮、诺乙雄龙、氧雄龙、羟甲烯龙、司坦唑醇、羟甲睾酮、睾酮及相关化合物
利尿药	乙酰唑胺、阿米洛利、苄氟噻嗪、苄噻嗪、布美他尼、氯汞君、坎利酮、氯噻酮、双氯非那胺、汞撒利、依他尼酸、呋塞米（速灵）、氢氯噻嗪、螺内酯（安体舒通）、氨苯蝶啶及相关化合物
肽类激素及其类似物	人体促绒毛膜性激素及其释放因子、促皮质素及其释放因子、生长激素及其释放因子、促红细胞生成素

主要参考文献

1. 杨宝峰．药理学．8版．北京：人民卫生出版社，2013．
2. 袁秉祥，臧伟进．图表药理学．北京：人民卫生出版社，2010．
3. 陈建国．药理学．2版．北京：科学出版社，2007．
4. 陈栋梁，余承高．新编图表药理学．武汉：华中科技大学出版社，2012．
5. 乔国芬，娄建石．药理学．2版．北京：北京大学医学出版社，2010．
6. 李殊响．药理学歌诀．北京：科学出版社，2005．
7. 魏保生．药理学笔记．3版．北京：科学出版社，2014．
8. 艾静．药理学复习考试指导．北京：中国协和医科大学出版社，2010．